Schmerzfrei leben

mit der Egoscue-Methode

Pete Egoscue • Roger Gittines

Schmerzfrei leben

mit der Egoscue-Methode

Das revolutionäre Übungssystem gegen chronische Schmerzen

KOPP VERLAG

1. Auflage Juli 2017
2. Auflage November 2017
3. Auflage als Sonderausgabe März 2020

Titel der amerikanischen Originalausgabe: *Pain free – A Revolutionary Method For Stopping Chronic Pain*

Übersetzung: Dr. Ina Schicker, Claudia Magiera, Heino Nimritz, München
Umschlaggestaltung: Stefanie Huber
Lektorat, Satz, Illustrationen und Layout: opus verum, München

ISBN: 978-3-86445-743-2

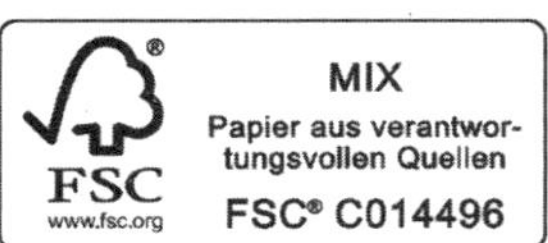

Gerne senden wir Ihnen unser Verlagsverzeichnis.
Kopp Verlag
Bertha-Benz-Straße 10
D-72108 Rottenburg
E-Mail: info@kopp-verlag.de
Tel.: (0 74 72) 98 06-10
Fax: (0 74 72) 98 06-11

Unser Buchprogramm finden Sie auch im Internet unter:
www.kopp-verlag.de

Inhalt

Vorbemerkung

Es hat sich eingebürgert, in Büchern, die Heilmethoden und Gesundheitsfragen behandeln, einen rechtlichen Enthaftungshinweis anzubringen. Seit jeher habe ich mich gegen diese Art, die Verantwortung weiterzuschieben, gewandt und empfehle stattdessen dem Leser, dieses Buch zuzuklappen und ungelesen zu lassen, wenn er meint, den Schutz einer enthaftenden Erklärung zu benötigen.

Mein Arbeitsprinzip als Autor und Übungstherapeut ist, dass der Patient die wichtigste Konsultation mit sich selbst ausführen muss. Die eigene Gesundheit beginnt mit der persönlichen Verantwortung. Jeder Hinweis auf eine übergeordnete Instanz ist von schädlichem Einfluss.

Danksagung

Die Aufgabe, eine wirksame Therapie gegen Schmerzen des Muskel- und Knochenapparats zu entwickeln, und die, ein Buch darüber zu schreiben, gleichen sich in zumindest einer Hinsicht – beide erfordern Teamwork. Deshalb will ich an dieser Stelle einige Personen nennen, denen ich besonders danken möchte. Roger Gittines, dessen Name mit dem meinen auf dem Umschlag erscheint, ist auch ein guter Freund. Er musste sich ziemlich ins Zeug legen, um sicherzustellen, dass wir am Ende das zu Papier brachten, was ich sagen wollte.

Unser Lektor bei Bantam Books, Brian Tart, hielt uns auf dem richtigen Kurs. Brian Bradley, der Leiter der Egoscue-Klinik, und Erica Lusk, die Leiterin des Video-Service, erfüllten weit mehr als ihre Pflicht beim Zusammenstellen der Übungen. Auch die übrigen Mitglieder des Klinik-Teams gaben großzügig Hilfestellung.

Nicht zuletzt aber sei all denen gedankt, die den Mut hatten, ihrem eigenen Instinkt und ihren eigenen Körpern zu vertrauen.

Pete Egoscue, San Diego, im Februar 2000
www.egoscue.com

Einleitung

Dieses Buch ist ein Buch über Körper – Körper wie den Ihren und den meinen. Wir unterscheiden uns in Körpergröße, Gewicht und vielleicht Geschlecht. Gemeinsam aber haben wir eins: die Selbstheilungskraft des menschlichen Körpers im Bestreben, schmerzfrei zu leben. Der Titel dieses Buches soll ein Ausdruck meiner Freude darüber sein, dass wir das große Glück haben, diese Fähigkeit zu besitzen. Außerdem will ich hier ein Versprechen abgeben, von dem ich weiß, dass ich es halten kann.

Ein Leben ohne Schmerz erfordert Motivation, persönlichen Einsatz und konsequentes Handeln. Schmerzfreiheit wird nicht frei Haus geliefert. Sie kommt weder aus der Pillendose, noch verdanken wir sie dem Skalpell des Chirurgen, orthopädischen Hilfsmitteln, ergonomischen Matratzen oder Sitzmöbeln. Viele tausend Frauen und Männer, die alljährlich meine Spezialklinik im kalifornischen San Diego aufsuchen, wissen dies oder finden es schnell heraus, und ich kann beobachten, wie sie ihren Lebensstil verändern, wie sie wieder die Freude am Leben und an der Gesundheit entdecken, die sie schon fast verloren glaubten. Sind die Patienten fest entschlossen, sich von (auch langjährigen) chronischen Schmerzen und Beschwerden unterschiedlichster Art zu befreien, dann gelingt es ihnen beinahe ohne Ausnahme recht leicht.

Auf den folgenden Seiten zeige ich Ihnen, wie auch Sie es schaffen. Die Methode kommt ohne Hightech-Medizin und komplizierte physikalische Therapieformen aus. Sie müssen sich weder eine Spezialausrüstung zulegen noch Experten zu Rate ziehen. In den ersten drei Kapiteln erkläre ich, wie der menschliche Körper gebaut ist, damit er seine Gesundheit und Arbeitsleistung ein langes Leben lang erhalten kann. Schmerzphasen sind nämlich Anzeichen für falsche Anforderungen, und sie lassen sich leicht behandeln, wenn man dem Körper nur erlaubt, seine ihm zugedachte Arbeit zu verrichten. Leider jedoch kennen viele von uns nicht einmal die grundlegendsten Eigenschaften und Fähigkeiten dieser genialen »Maschine«.

Diesem Überblick folgen acht Kapitel, von denen jedes eine spezielle Art chronischer Schmerzen behandelt. Vielleicht haben Sie bereits das Inhaltsverzeichnis studiert. Ich stelle die übliche Reihenfolge auf den Kopf und beginne unten: Den Füßen folgen Sprunggelenke, Knie, Hüften, Rücken, Schultern, Ellenbogen, Handgelenke, Hände, Nacken und Kopf. Diese Kapitel sind so aufgebaut, dass sie Ihnen einen schnellen und gründlichen Überblick darüber geben, was im jeweiligen Teil des Körpers vor sich geht, wenn er chronisch wehtut. Nach jeder Übersicht stelle ich eine Reihe von Übungen vor, die sowohl die quälenden lokalen Schmerzen lindern als auch ihre Ursachen beseitigen; Freunde in meiner Klinik kamen darauf, sie kurz E-Übungen für »Egoscue-Übungen« zu nennen, und daran halte ich hier gern zuweilen fest. Diese Übungen sind in einer bestimmten Reihenfolge angeordnet, leicht durchzuführen und außerordentlich wirksam. Die vielen Abbildungen und genauen Anweisungen sollen Ihnen das Mitmachen erleichtern.

Anschließend folgt ein Kapitel über hartnäckige Beschwerden, die häufig bei beliebten Sportarten und Freizeitaktivitäten auftreten. Das Abschlusskapitel enthält unter anderem eine Folge von Übungen zur Verbesserung des Allgemeinbefindens, die Sie ausführen können, wenn Ihre akuten Schmerzen nachgelassen haben.

Eine kurze »Gebrauchsanleitung«

Sicher, vorschreiben kann ein Autor seinen Lesern nicht, wie sie sein Buch lesen sollen. Trotzdem will ich es riskieren. Denn ich vermute, dass Sie gerade Schmerzen haben oder erst kürzlich welche hatten. Und deswegen möchte ich Ihnen meine »Botschaft« möglichst schnell und leicht vermitteln. Also: Nehmen Sie sich bitte unbedingt Zeit für die ersten drei Kapitel. Sie geben Ihnen wertvolle Hintergrundinformationen darüber, wie durch Mangel an sinnvoller Bewegung chronische Schmerzen entstehen und wie leicht eine Besserung erzielt werden kann. Im Anschluss können Sie die restlichen Kapitel kurz überfliegen; beachten Sie dabei besonders die Kästen und hervorgehobenen Passagen, die in knapper Form die wichtigsten Aspekte zusammenfassen. Erst danach sollten Sie sich wieder dem Kapitel zuwenden, das Ihre persönliche Problemzone behandelt. Ich hoffe zwar, dass Sie mein Buch von A bis Z lesen, weiß aber auch, dass Ihnen zunächst daran liegt, sich von Ihren akuten Schmerzen zu befreien. Wenn ich ein weiteres »Pflichtkapitel« empfehlen darf, so das Kapitel 7: In diesem geht es um die Hüfte. Deren Befindlichkeit ist im Kampf gegen chronische Schmerzen von zentraler Bedeutung.

Ich will noch eine Bemerkung riskieren – als Autor und als Therapeut: Das Lesen dieses Buches allein wird Ihnen nicht viel bringen. Wissen ist gut, Handeln jedoch ungleich besser! Alle in diesem Buch beschriebenen Übungen haben sich zu 95 Prozent als erfolgreich erwiesen. Voraussetzung ist, dass die Patienten sie sowohl in meiner Klinik als auch zu Hause konsequent ausführen. Die Egoscue-Methode besiegt chronische Schmerzen nur deswegen, weil sie die Selbstheilungskräfte der Betroffenen aktiviert. Diese Fähigkeit seines Körpers muss jeder selbst stärken und für sich nutzen. Von den fünf Prozent, die nicht von meiner Methode profitieren, haben die meisten entweder keine Zeit oder keine Lust, selber aktiv zu werden. Sie machen die Übungen nur hin und wieder oder gar nicht.

Ich empfehle Ihnen deshalb sehr, die Übungen regelmäßig durchzuführen. Sie mögen simpel erscheinen, sind indes gezielt auf jene Funktionen des Bewegungsapparats abgestimmt, die durch verschiedenste Faktoren negativ beeinflusst werden. Die Abfolge der Übungen ist so aufgebaut, dass nacheinander jeder Einzelaspekt eines bestimmten chronischen Schmerzsymptoms angesprochen wird. Daher sollten Sie die angegebene sinnvolle Reihenfolge einhalten und nicht unterbrechen, indem Sie sich mehr oder minder beliebig Übungen herauspicken. Aus demselben Grund sollten Sie bei akuten Schmerzen auch nicht irgendwelche Übungen auswählen, von denen Sie sich Linderung versprechen. Halten Sie sich vielmehr genau an die Übungsanleitungen für den Teil des Körpers, der wehtut. Wird eine Übung für eine Körperseite beschrieben, sollten Sie sie stets auf der anderen wiederholen – und zwar auch dann, wenn sie Ihnen auf dieser anderen Seite schwerer fällt oder wenn, was oft der Fall ist, scheinbar kein direkter Zusammenhang mit den Schmerzen besteht.

Kernpunkte meiner Lebensphilosophie sind Planung und Zielsetzung. Hinsichtlich der Gesundheit bewahrheitet sich nur zu oft die alte Erkenntnis: »Wer nicht plant, plant sein Versagen.« Trotzdem treffen viele Menschen, die normalerweise nichts ohne klare Zielsetzungen und ausgeklügelte Strategien unternehmen, in Fragen der Gesundheit weitreichende Entscheidungen, ohne sich genau zu überlegen, was sie wollen, und ohne die Umsetzungsmöglichkeiten und die wahren Kosten zu bedenken.

Neue Patienten frage ich zunächst, was sie von der Behandlung erwarten. Geht es ihnen vorrangig um Schmerzerleichterung, um bessere sportliche Leistungen oder einen erholsamen Nachtschlaf? Die Erwartungen sind vielfältig und individuell. Im Gegenzug erkläre ich, was wir tun können, welche Kosten anfallen werden, wie lange die Behandlung voraussichtlich dauern wird – und welche Mitarbeit vom Patienten erwartet wird. Halte ich meinen Teil der Vereinbarung nicht ein, so erhält der Patient sein Geld zurück. Diese Garantie gilt, und zwar vom ersten Besuch an. Wenn der Patient weiterhin Schmerzen verspürt und sich nach der Behandlung nicht besser fühlt, kostet ihn der gesamte Klinikaufenthalt nichts.

Erinnert Sie dies an ein Verkaufsgespräch bei einem seriösen Fachhändler oder an Verhandlungen über einen wichtigen Geschäftsvertrag? Nun, nichts wäre mir lieber. Bei jedem Anbieter von – schulmedizinischen wie alternativen – Gesundheitsdienstleistungen, der seine Karten nicht offenlegen will, ist höchste Vorsicht geboten. Ärzte und Heilpraktiker dürfen sich nicht hinter Fachwissen und komplizierten wissenschaftlichen Erklärungen verstecken. Stellen Sie als Patient keine konkreten Fragen, so verzichten Sie auf Ihr gutes Recht als mündiger Verbraucher; lassen hingegen wir Mediziner Fragen unbeantwortet, dann arbeiten wir unseriös. Ausflüchte sollten Ihnen immer zu denken geben, egal ob es sich um einen Gebrauchtwagen mit stark abgefahrenen Reifen bei verdächtig niedriger Kilometerzahl oder eine von Fachchinesisch nur so strotzende Diagnose handelt. Je weniger Sie, der Konsument, über ein Produkt wissen, desto weniger dürfen Sie der versprochenen Qualität trauen. Bei Beschwerden des Bewegungsapparats erfüllen übliche Therapieformen vielfach nicht die in sie gesetzten Hoffnungen. Auch deshalb erhalten Patienten selten klare Antworten auf vermeintlich einfache Fragen wie: »Warum habe ich Schmerzen?« Lieber sichern die Gefragten sich mit »vermutlich«, »vielleicht« oder »es ist mit großer Wahrscheinlichkeit anzunehmen, dass …« ab. Und falls sie direkt antworten, beispielsweise auf die Frage nach der Ursache von Gelenkschmerzen, wie sie etwa bei Knorpelschwund auftreten, dann weichen sie aus, sobald der Patient nachhakt: »Warum fehlt der Knorpel nur auf der rechten, aber nicht auf der linken Seite?« Diese an sich vollkommen normale Frage nach der Funktionstüchtigkeit, wie man sie beim Kauf eines Geräts dem Verkäufer stellen würde, ist in Gesundheitsbelangen ein unverzichtbares Muss.

Serviceorientierung zum Nutzen des Patienten, darauf basiert meine Arbeit als Therapeut. Denn der »Kunde« weiß am besten, was er will. Da meine Methode Schmerzen rasch lindert, hält sie Patienten zugleich davon ab, etwas zu »kaufen«, was sie eigentlich gar nicht brauchen. Warum sollten Sie beispielsweise eine Operation erwägen oder Medikamente einnehmen, wenn Sie dank der Übungen keinen Schmerz mehr verspüren?

»Weil«, so wird man Ihnen wahrscheinlich sagen, »der Schmerz wiederkommen wird.« Das ist richtig. Er wird wiederkommen. Aber die wesentliche Frage lautet: Weshalb kommt er wieder? Die Antwort bildet die Kernbotschaft der Egoscue-Methode. Solange die Behandlung sich nicht auf die ursächlichen Störungen des Bewegungsapparats konzentriert, kann die Schmerzerleichterung nur vorübergehend sein.

Niemand will und soll einen Menschen leiden lassen, aber den Schmerz kurzzeitig abzuschalten, damit ist nur der erste Schritt getan. Verzichtet man auf den zweiten, dann werden die Muskeln den Knochen weiterhin Bewegungsmuster diktieren, die dem Körper langfristig schaden. Und deshalb wird der chronische Schmerz wiederkehren.

Es lohnt sich für jeden von uns, Zeit und Mühe in einen voll funktionstüchtigen Bewegungsapparat zu investieren. Dies ist kein überflüssiger Luxus, sondern die notwendige Voraussetzung für einen gesunden, kraftvollen Körper – wie jeder ihn haben kann.

Wie ein Golfchampion schmerzfrei wurde

Es ist schon Jahre her, da hatte ich in einer Luxusgolfanlage ein erstes Gespräch mit einem möglichen neuen Patienten. Dieser zählte zu den Teilnehmern des Turniers, das demnächst auf dem Platz ausgetragen werden sollte. Als ich die Stufen zu seinem Apartment hinaufging, öffnete sich die Wohnungstür, und ich sah einen Mann, der sich auf einen jungen Mann, seinen ältesten Sohn, stützte und offensichtlich sehr starke Schmerzen hatte. Er empfing mich mit den Worten: »Es tut mir leid, dass ich Sie den weiten Weg kommen lassen musste. Aber ich bin drauf und dran, meine Meldung zum Turnier zurückzuziehen. Mein Rücken bringt mich schier um.« Ich erwiderte, dass ich eine Absage nicht für nötig hielte, und überredete ihn, mit dieser Entscheidung zu warten, bis er meine Methode getestet habe. Er war zwar sehr skeptisch, aber trotz seiner Schmerzen ein Vorbild an Geduld und Höflichkeit. Am Arm seines Sohnes begab er sich zurück in sein Apartment.

1998 nahm Jack Nicklaus, inzwischen ein guter Freund, zum 42. Mal an den U.S. Open teil. Er ist der älteste Golfer, der sich je für dieses weltbekannte Turnier qualifizieren konnte. Jack ging aktiv gegen seine Schmerzen an, und er tut es noch heute täglich. Und genauso können auch Sie aktiv werden.

Kurz nach unserer ersten Begegnung wurde Jack Nicklaus auf einen Fan aufmerksam, der ihm zu großen Turnieren nachreiste. Der Mann fiel ihm durch starkes Hinken auf. Er schleppte seine Beine förmlich von Loch zu Loch, um den Spielverlauf aus der Nähe beobachten zu können. Jack sprach ihn an und gab ihm meine Telefonnummer.

Gary, so hieß der Mann, kam tatsächlich in meine Klinik. Er hatte vor drei Jahren einen Schlaganfall erlitten und das übliche Rehabilitationsprogramm absolviert. Bei uns in den USA umfasst dieses gewöhnlich eine gewisse Anzahl von krankengymnastischen Therapiestunden. Am Ende, meist nach sechs Wochen, prüft der Arzt die körperlichen und geistigen Fähigkeiten des Patienten, um den Grad der bleibenden Behinderung festzustellen.

Man geht also davon aus, dass der Patient den in seinem Fall möglichen Fortschritt schon zu diesem Zeitpunkt vollbracht hat. Dies klingt ziemlich hart und endgültig. Selbstverständlich ermutigen die Therapeuten ihre Patienten, weiter an sich zu arbeiten, aber sie selbst haben ihre Pflicht getan, und die Behandlung endet an diesem Punkt.

Zurück zu Gary. Er wurde aus dieser Therapie »entlassen«, obwohl sein Gleichgewichtsgefühl noch sehr stark beeinträchtigt war und das Gehen sowie Armbewegungen ihm schwerfielen. Und diese Restfunktionen verschlechterten sich in den folgenden drei Jahren so sehr, dass sein Leben einem Sterben auf Raten glich. Beim ersten Treffen fragte ich Gary, ob er glaube, dass der Schlaganfall ihm einen Gehirnschaden zugefügt hätte. Er zögerte, denn das wäre eine plausible Erklärung für seine schlechte Verfassung gewesen. Ich ermutigte ihn, ehrlich zu antworten, und schließlich sagte er mit Nachdruck, dass er geistig auf der Höhe sei.

»Warum können Sie sich dann nicht bewegen?«, fragte ich.

Er zuckte mit den Schultern. Ich riet Gary, den Schlaganfall zu vergessen und sich auf das aktuelle Problem zu konzentrieren, nämlich die Wiederherstellung seiner Bewegungsfähigkeit. In der Klinik stellten wir für Gary ein Übungsprogramm zusammen: Rückenübungen, Kissenpressen mit den Knien, isoliertes Hüftbewegen – Sie werden all diesen Übungen im Buch begegnen. Garys Gang verbesserte sich rasch. Als ich am zweiten Tag mit Gary sprach, bemerkte ich seine krallenartig verkrampfte Hand, ein typisches Phänomen nach Schlaganfällen.

»Öffnen Sie Ihre Hand«, forderte ich ihn auf.

»Das kann ich schon seit drei Jahren nicht mehr.«

Ich ergriff sanft seinen Arm und führte ihn über den Kopf: »Öffnen Sie jetzt die Hand.« Und siehe da, er schaffte es.

Gary hatte noch viel Arbeit vor sich, aber er wurde aktiv und machte auf diese Weise die »bleibenden« Folgen des Schlaganfalls rückgängig.

Mit dieser Begebenheit und diesem Buch will ich Ihnen Mut machen und aufzeigen: Von vielen jener quälenden Beschwerden, mit denen wir uns »endlich abfinden« sollten, können wir uns befreien, wenn wir uns nicht von Alter, Unfällen und Krankheiten das natürliche Recht des Körpers auf Schmerzfreiheit aus der Hand nehmen lassen.

1

Chronischer Schmerz: Die moderne Gefahr, eine alte Warnung zu überhören

Die Ärzte nahmen an, ich sei bewusstlos – nur allzu verständlich auf der Intensivstation eines amerikanischen Sanitätsschiffes voller neu eingelieferter, schwer verletzter Vietnam-Soldaten. Doch ich konnte sie hören bei ihrer Visite am Nachbarlager. Auf diesem lag ein Hauptmann der Armee im Todeskampf, den vor einigen Tagen ein Bauchschuss getroffen hatte. Er konnte nicht sprechen, aber auch nicht schlafen. Nie fand er Ruhe, und so vernahm ich neben mir das unablässige Stöhnen eines Menschen, der sich vor Schmerzen wand, und das Piepsen der Herzüberwachungsgeräte.

Die Ärzte blickten auf die Kartei mit den Krankendaten und untersuchten kurz die schwere Verletzung. Einer fragte: »Glauben Sie, er wird durchkommen?« Ich hörte, wie die Kartei zurück auf den Halter gesteckt wurde. Ich wollte meinen Kopf drehen, um zu erfahren, ob sie über mich sprachen, doch es gelang mir nicht. Da waren zu viele Schläuche, und ich hatte zu starke Schmerzen. Der Gefragte antwortete lapidar: »Entweder wird man gesund, oder man stirbt.«

Ein paar Tage später starb der junge Hauptmann. In den vergangenen drei Jahrzehnten habe ich oft an ihn und die Worte des Arztes gedacht. Die Bemerkung erschütterte mich, und sie erschüttert mich heute noch mit der Kraft einer philosophischen Erkenntnis. Der Arzt hatte erfasst, dass es einen Punkt gibt, an dem sich die moderne medizinische Technologie der inneren Logik des Körpers, seinen Mechanismen und seinem Willen beugen muss. Unabhängig von allem chirurgischen Geschick, allen Antibiotika und Schmerzmitteln heißt es an diesem Punkt: Entweder man wird gesund, oder man stirbt.

Diese Feststellung hat nichts mit Fatalismus zu tun. Vielmehr drückt sich in ihr die Achtung vor der Fähigkeit des menschlichen Körpers aus, sich sein Leben und seine Gesundheit zu erhalten – unabhängig von äußeren Eingriffen, die Technologie und medizinisches Wissen an die Stelle dieser unerschöpflichen Kraft setzen wollen. Beim Anblick des von Schmerzen gepeinigten Vietnam-Soldaten erkannte der Arzt klar seine Grenzen. Sollte ich überleben und vollständig genesen, so beschloss ich in jenem Moment, würde ich nach der Antwort auf die Frage suchen: Warum werden wir entweder gesund oder nicht? Die Selbstheilungskräfte des Organismus, über sie wollte ich so viel wie möglich erfahren. Nun, heute bin ich Physiotherapeut für Sportmedizin. Diesen Beruf wählte ich nicht zuletzt, weil ich ein langwieriges Rehabilitationsprogramm absolvieren musste, um wieder den aktiven Dienst als Marineoffizier antreten zu können. Meine persönliche und berufliche Erfahrung hat mich gelehrt, dass unser Körper nicht bloß das letzte Wort hat, wenn das Leben endgültig endet, sondern im gesamten Leben den Prozess des Gesundbleibens und Heilens steuert.

So wie chronische Schmerzen nach höchstem Stand der Schulmedizin heutzutage behandelt werden, wird diese grundlegende Erkenntnis jedoch häufig ausgeblendet. Eine ganze Industrie ist entstanden, die Hüft- und Kniegelenke ersetzt, Rücken in Stützkorsetts packt, Manschetten verschreibt und den Patienten zuredet, ihre Tabletten ein- und die Dinge leichtzunehmen. Eigentlich müsste die zitierte Bemerkung des Arztes lauten: »Entweder wir machen dich gesund, oder du stirbst.« Über der Allgegenwart der medizinischen Technologie gerät die Selbstheilungskraft des Körpers in Vergessenheit. Und das ist eine Tragödie. Denn letztlich sind Erhalt und Wiederherstellung der Gesundheit nicht möglich, wenn der entscheidende Beitrag des Körpers zu unserem Wohlbefinden ignoriert wird.

Wiederbesinnung auf den Körper

Grundlage dafür, dass der menschliche Körper diesen Beitrag zu leisten vermag, ist die gediegene Funktionalität und Stabilität seiner Bauweise. Das Fundament und den Rahmen bildet der Bewegungsapparat: Muskeln, Gelenke, Knochen und Nerven. Ich schließe die Nerven ein, denn das Nervensystem steht in engster Verbindung mit dem Bewegungsapparat. Das Wechselspiel zwischen all diesen Komponenten ist dermaßen durchdacht, so unendlich komplex und so perfekt zugeschnitten auf Zweck und Material, dass jeder auch noch so gut gemeinte Eingriff zunächst mit gesunder Skepsis betrachtet werden sollte. Trotzdem sind bei chronischen Schmerzen inzwischen auch radikale operative Behandlungsmethoden Standard. Diese Methoden begreifen den naturgegebenen Aufbau des Körpers als technische Herausforderung. Alles ist möglich, oder? Das redet man uns jedenfalls ein.

So wie wir uns dann selbst einreden, dass Gesundheit und Leben nichts damit zu tun haben, wie unser Herz schlägt und sich unsere Lungen mit Luft füllen, nichts damit, wie wir auf unseren beiden Füßen stehen, unsere Hände ausstrecken und unseren Kopf aufrecht tragen.

Wenn dem so ist, weshalb bieten rein technologisch orientierte Therapiemethoden dann keine Befreiung von chronischem Schmerz? Ich glaube, dass sich echte Schmerzfreiheit nur durch ein Rückbesinnen auf den Körper und nicht durch bloßes »Restaurieren« erreichen lässt. Wenn wir uns auf den Aufbau unseres Körpers besinnen und ihm die notwendigen Arbeitsbedingungen verschaffen, können wir etliche Beschwerden und Behinderungen rückgängig machen und vermeiden.

Zum Verständnis meiner Ausführungen in den folgenden Kapiteln will ich Ihnen die wichtigsten anatomischen Grundkenntnisse vermitteln. Dabei liegt mir an Verständlichkeit, angereichert durch in der Praxis gesammelte Erfahrungen. Daher dürfte der Exkurs (hoffentlich) nicht allzu kompliziert und trocken ausfallen.

Schmerzen signalisieren nicht nur, dass wir das Falsche tun. Sie sagen uns auch, dass wir das Richtige nicht tun.

Zunächst müssen wir uns fragen, weshalb der Körper manchmal – bei vielen Menschen auch öfter – Schmerzen einsetzt. Chronischer Schmerz des Bewegungsapparats warnt einem Alarmsignal gleich vor Gefahr. »Hier tut sich etwas«, morst er, »was gefährlich werden könnte!« Unsere Aufgabe ist es dann, dem Problem auf die Schliche zu kommen. Um den Schmerz zu beseitigen, müssen wir die Ursache auffinden.

Als Erstes kommen die Muskeln in Frage, die mit den Gelenken die Knochen in Bewegung setzen. Auf sie konzentriert sich dann die konventionelle Behandlung. Alles läuft darauf hinaus, bestimmte Bewegungen möglichst zu vermeiden oder ganz bewusst zu kontrollieren. Zu guter Letzt hören die Schmerzen auf. Sollten sie jedenfalls, tun sie aber leider oft nicht. Denn chronische Schmerzen sind nun einmal hartnäckig – sie kommen, sie gehen und kommen und gehen … Was sie uns mitteilen wollen, ist offensichtlich völlig verschieden von dem, was wir verstehen wollen.

Was uns fehlt, ist die richtige Art von Bewegung! Warum leben wir? Diese Sinnfrage wird sich die Menschheit immer aufs Neue stellen. Aus Sicht des Bewegungsapparats gibt es nur eine Antwort: Wir leben, um uns zu bewegen! Der Körper ist eine Bewegungsmaschine! Die kräftigen Knochen und starken Muskeln – sie machen 60 Prozent unseres Körpergewichts aus – belegen dies deutlich. Wir mögen hochfliegende Ziele haben, erreichen können wir sie nur durch körperliche Bewegung, indem wir eine Hand über die andere und einen Fuß vor den anderen setzen. Es ist daher höchst unwahrscheinlich, dass der Organismus uns signalisiert, uns weniger oder überhaupt nicht zu bewegen; bei Überlastung würde er uns schlichtweg durch Müdigkeit zur Ruhe auffordern. Warum sollten wir nach drei Millionen Jahren Menschheitsgeschichte mit einem Mal die Bewegungen unserer Knochen und Muskeln einschränken müssen?

Das müssen wir keineswegs. Doch die panische Angst vor Schmerzen und die mangelnde Bereitschaft, auf leisere Botschaften des Körpers zu hören, haben dazu geführt, dass wir genau jene Schutzmechanismen unterdrücken, die uns gesund und schmerzfrei halten würden. Gelten Schäden an Muskeln, Knochen und Gelenken als Schmerzauslöser, so betrachtet man sie zugleich als Ursache der Beschwerden. Doch selbst wenn Körperteile tatsächlich Zeichen von Abnutzung und Verschleiß aufweisen: Die Ursachen der Schmerzen lassen sich nicht durch Gelenkoperationen, Medikamente und andere lokal begrenzte Therapieformen beseitigen. An der Bewegung führt kein Weg vorbei. Bewegung ist für die Funktionsfähigkeit des Körpers und unser allgemeines Wohlbefinden unverzichtbar.

Bewegung als notwendige Reaktion und freie Wahlmöglichkeit

Menschen gehören zu der Minderheit von Lebewesen, die nicht ausschließlich und unmittelbar von den Kräften der Natur fortbewegt werden. Für uns gibt es kein Treiben mit den Gezeiten, kein Gleiten auf Luftströmungen und kein kostenloses Mitreisen auf einem anderen Organismus. Entweder wir setzen uns aus eigener Kraft in Bewegung, oder wir gehen zugrunde. Folglich hat die Natur unseren Fortbewegungsapparat so unverwüstlich und robust gestaltet wie nur irgend möglich. Schildkröten sind mit einem harten Panzer ausgestattet, unter dem sie sich verstecken und geduldig ausharren können; wir besitzen leistungsfähige Muskeln, kräftige Knochen und bewegliche Gelenke, damit wir gehen, laufen, rennen, uns bewegen – und auf diese Weise überleben können. Allerdings machen die Knochen nur, was die Muskeln ihnen auftragen. Die Muskeln wiederum erhalten ihre Befehle über die Nervenverbindungen vom Gehirn. Diese Befehlskette versetzt uns in die Lage, den ersten Schritt hin zu den oben erwähnten höheren Zielen zu unternehmen. Zu Menschen macht uns nicht allein die Tatsache, dass wir uns aus freiem Willen fortbewegen können, und auch nicht der Umstand, dass unser Gehirn auf die Umwelt reagiert. Der Mensch wird nicht nur durch Instinkte gelenkt: Er schätzt ein, wägt ab und wählt aus. Unsere Reaktionen auf äußere Einflüsse machen unseren Körper aktiv und bewegungsfähig. Und je mehr wir uns bewegen, desto beweglicher werden wir.

Von dem Augenblick an, in dem ein menschlicher Embryo in der Gebärmutter zum ersten Mal zappelt, tritt und seine Lage verändert, reagiert er mit Bewegung auf seine Umgebung. Das wird er sein Leben lang tun, solange die Umwelt ihm Reize liefert. Das Gehirn muss also von außen stimuliert werden, wenn es die Muskeln in Bewegung setzen soll. Heute werden Kinder in eine Welt hineingeboren, die ihnen immer weniger Bewegung abverlangt. Der Mangel an Umweltreizen betrifft uns alle, ob jung oder alt. Anders als unsere Vorfahren haben wir die freie Wahl, ob wir uns bewegen wollen – oder eben nicht. Im modernen Leben wird körperliche Bewegung zur freiwilligen Aktivität. Bei Arbeit und Spiel benötigen wir nicht mehr alle zentralen Funktionen unseres Bewegungsapparats. Damit verkehrt sich das naturgegebene Muster in sein Gegenteil: Je weniger wir uns bewegen, desto unbeweglicher werden wir.

Frühwarnsystem: Schmerzlose Symptome erkennen

Schmerz erfüllt vor allem eine Funktion: uns vor Gefahr zu warnen. Chronischer Schmerz ist demnach kein Anzeichen für Gebrechlichkeit oder dafür, dass der Körper den Ansprüchen des Erdendaseins nicht mehr gewachsen ist. Vielmehr warnt er vor akutem Bewegungsmangel. In einer

Umgebung, die uns immer weniger Bewegungsanreize liefert, gehen, laufen und benutzen wir insgesamt unseren Bewegungsapparat viel zu wenig. Die Systeme unseres Körpers sind funktionsgestört, denn sie werden nicht mehr durch Bewegung aktiviert.

Wie meine praktische Erfahrung mich gelehrt hat, kennt der Körper andere Mittel als den Schmerz, um uns zu mitzuteilen, dass wir ihn nicht richtig nutzen. Er weiß uns auch ohne Schmerz zu sagen, dass es ihm an Bewegung mangelt: Wir werden träge, steif und verletzungsanfällig. Unsere Knie und Füße drehen sich immer weiter nach außen, unsere Schultern werden rund und die Hüften schief.

Helena beispielsweise kam aus Kanada in meine Klinik. Sie war Rentnerin und litt häufig unter unerklärlichen Gleichgewichtsstörungen. Schon geringfügigste Hindernisse und plötzliche Richtungswechsel beim Gehen konnten sie zu Fall bringen. Immer wieder war sie, etwa beim Aufstehen vom Stuhl oder beim Treppensteigen, gestürzt. Zwar hatte sie bislang keine schweren Verletzungen, sondern nur ein paar blaue Flecken und Kratzer davongetragen, doch wollte sie der Sache auf den Grund gehen. War das Gleichgewichtsorgan des Innenohrs gestört? War das nachlassende Sehvermögen die Ursache? Oder einfach altersbedingte Gebrechlichkeit? Im Gespräch erzählte Helena mir, dass ihre Hobbys Lesen und Theaterbesuche waren, recht inaktive Formen des Zeitvertreibs also.

Auf diese Weise hatte Helena Tausende von Stunden sitzend in der Gesellschaft ihrer Lieblingsautoren und -schauspieler verbracht. Durch diese nahezu vollständige Bewegungsabstinenz waren die Muskeln, die für das Gleichgewicht benötigt werden, einfach nicht mehr stark genug für die ihnen zugedachte Aufgabe. Helena konnte nicht mehr ohne Probleme gera-

Funktionsstörung, was ist das?

Lassen Sie mich den Begriff Funktionsstörung mithilfe eines Beispiels erklären: Zu den Aufgaben des Halses zählt es, Kopfdrehungen nach links und rechts im 180-Grad-Winkel zu ermöglichen. Sind Routinebewegungen wie diese nur eingeschränkt oder gar nicht möglich, spreche ich von Funktionsstörungen.

Die drei »W« der Egoscue-Methode

- Wiederbesinnung auf den Körper
- Wiederherstellung der Funktionen
- Wiedergewinnung der Gesundheit

deaus gehen und war unbewusst dazu übergegangen, sich beim Gehen an Wänden und Möbeln abzustützen. Zudem tat ihr der Rücken weh. Bereits nach der ersten Therapiestunde in der Klinik, in der wir ihre Haltungs- und Gehmuskulatur durch gezielte Bewegung stimuliert hatten, konnte Helena wieder geradlinig gehen. Auch ihre Rückenschmerzen ließen nach.

Durch Symptome macht der Körper uns nachhaltig auf Funktionsstörungen und Krankheiten aufmerksam, und wenn wir diese Zeichen verstehen, können wir auch Korrekturen vornehmen. Selbstbeobachtung ist die älteste Form der Gesundheitsvorsorge, denn vor drei Millionen Jahren gab es nun einmal noch keine ausgebildeten Ärzte.

Leider missachten wir allzu oft die Botschaften unseres Körpers. Wir übergehen sie mit Aufputsch- und Schmerzmitteln, mit Therapien und Operationen im Bestreben, den Körper an künstlich vom Menschen geschaffene Handlungsabläufe anzupassen.

Ich war 22 Jahre jung, als ich erstmals schweren Schmerzen ausgeliefert war. Topfit war ich gewesen, hatte in den Sommerferien als Landarbeiter gejobbt, an der Uni Football gespielt und ein Marine-Kampftraining absolviert. Urplötzlich, nachdem ein Fremder den Abzug gedrückt hatte, war ich kein junger Mann in Bestform mehr, sondern ein von unablässigen Schmerzen geplagter, behinderter Mensch. Ich war nicht mehr derselbe, das sah und spürte ich deutlich. Beim Blick in den Spiegel erinnerte ich mich daran, wie ich noch vor Kurzem gegangen war, aufrecht gestanden und andere ganz banale Tätigkeiten ausgeführt hatte. Nun gab ich schon bei den Versuchen, wie etwa die Schnürsenkel zu binden, ein sonderbares Bild ab. Nichts lief wie früher. Mein Körper bewegte sich anders, als hätte er sein Programm verändert. Doch in meinem Kopf waren die alten Bewegungsmuster noch lebhaft gegenwärtig, und ich steckte mir ihre volle Aktivierung zum Ziel. Während ich diesem Schritt für Schritt näherkam, begriff ich, dass der Körper nach einem Standardschema gestaltet ist und dass Abweichungen von diesem Schema die Ursache von Schmerzen und Bewegungseinschränkungen sind.

Diese Erkenntnis fand ich zunächst bei anderen verletzten Marinesoldaten bestätigt und nun seit Jahren bei den schmerzgeplagten Menschen, die enttäuscht von Medikamenten und Operationen meine Klinik aufsuchen. Für all diese Betroffenen und auch für Sie besteht der erste Schritt zur Schmerzfreiheit darin, sich wieder auf die natürlichen Bewegungsmuster zu besinnen.

Perfektes Design: Die menschliche Wirbelsäule

Muskeln, Gelenke, Knochen und Nerven – sie sind die Hauptbestandteile des Bewegungsapparats. Hinzu kommen harte und weiche Gewebestrukturen sowie – wie bei Knorpel, Sehnen und Bändern – Material, das sowohl weich als auch hart, porös und doch widerstandsfähig, nachgiebig wie fest ist. Bis zu diesem Punkt könnte meine Beschreibung auch auf einen Fisch, einen Vogel oder irgendein anderes Wirbeltier zutreffen.

Was den menschlichen Körper auszeichnet, ergibt sich aus der speziellen Anordnung der Muskeln, Gelenke, Knochen und Nerven. Wie unsere Verwandten unter den Wirbeltieren sind wir Menschen mit einer zentralen Wirbelsäule ausgestattet. Allerdings hat diese, und darin unterscheiden wir uns (mit den großen Affen) vom Rest der Familie, die Form eines langgestreckten S. Diese Besonderheit ermöglicht uns, aufrecht auf zwei Füßen zu stehen und die Wirbelsäule in der Bewegung mitzuführen. Ob wir uns nach vorn oder hinten beugen, nach links oder rechts drehen, uns recken, strecken, schlendern oder tanzen, die elegante S-Form ist an all diesen Bewegungen in alle denkbaren Richtungen beteiligt.

Dieser S-Bogen bildet das Kernstück einer ausgeklügelten Konstruktion, die auf parallel angeordneten, vertikalen und horizontalen Linien basiert. Die Linien schneiden sich rechtwinklig an acht Gelenken, die ich als gewichtstragende Gelenke bezeichne.

An jeder Seite des Körpers besitzen wir vier von diesen Gelenken: Schulter, Hüfte, Knie und Knöchel.

Versuchen Sie, sich ein Skelett mit einem integrierten Gerüst aus senk- und waagerechten Verstrebungen vorzustellen. Arme, Brustkorb, Beckengürtel und Beine sind an dieser perfekt ausbalancierten Grundstruktur befestigt, die, wenn man sie seitlich aus einem leichten Winkel betrachtet, ein dreidimensionales Koordinatengitter mit der S-Kurve im Zentrum darstellt (siehe Abb. rechts).

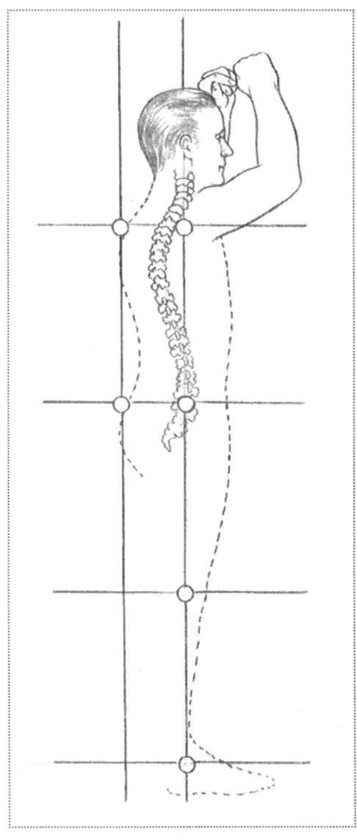

Dieses stabile Skelettgerüst könnte auch ein äußerst fachkundiger Monteur aufgestellt haben. Nur eine kleine Veränderung, und das Werk würde aus dem Gleichgewicht geraten und einstürzen. Ohne parallele Zwischenebenen wäre die Konstruktion höchst wackelig und ein Schutzhelm vonnöten. Der Monteur benutzt Klammern, um die Verbindungsteile so zu befestigen, dass die rechten Winkel eingehalten werden. Bei unserem Körper sind es die Bänder oder Ligamente, starke Bindegewebestränge, die über die Gelenke hinweg Knochen miteinander verbinden. Aber im Unterschied zum Gerüst reicht es nicht, den Körper aufzustellen; er muss sich auch geschmeidig vorwärts, rückwärts, diagonal und seitwärts bewegen können – und dies aus allen möglichen Positionen und Bewegungsabläufen heraus.

Bewegung hält gesund: Die Muskulatur

An dieser Stelle treten die Muskeln auf den Plan. Ihre Hauptaufgabe besteht darin, die Knochen in Bewegung zu versetzen. Bestimmte Muskeln bewegen bestimmte Knochen, indem sie sich entweder zusammenziehen oder entspannen. Diese Aufgabe erfüllen sie im Rahmen des auf parallelen Linien und rechten Winkeln beruhenden Aufbaus unseres Knochengerüsts, und zwar in Reaktion auf äußere Anreize. Das Nervensystem nimmt die Reize auf, verarbeitet sie und leitet sie weiter. Wenn Sie beispielsweise auf der gegenüberliegenden Straßenseite einen guten Freund entdecken, heben Sie unverzüglich die Hand und winken. Hier löst ein Reiz die entsprechende Reaktion aus: Würden Sie den Freund nicht sehen, würden Sie nicht winken. Und würden Sie gar allein auf einer einsamen Insel stranden, dann würden Sie diese Geste wohl nie wieder ausführen. Genau wie die dafür benötigten Muskeln würde am Ende sogar Ihre Erinnerung an sie schwinden.

Die Funktionen unseres Bewegungsapparats lassen sich nur durch ständigen Einsatz erhalten. Also: Wer rastet, der rostet!

Die Bedeutung der äußeren Anreize für den Bewegungsapparat und auch die anderen Systeme unseres Körpers können wir gar nicht hoch genug einschätzen. Die Nerven treiben die Muskeln nämlich nur dann dazu an, die Knochen zu bewegen, wenn es einen triftigen Grund dafür gibt. Einer der ältesten Gründe – und dennoch aktuell wie Ihre letzte Mahlzeit – ist ein knurrender Magen. Verspürten die Steinzeitmenschen Hunger, begaben sie sich auf Nahrungssuche. Dabei mussten sie Hügel auf und ab laufen, vor Raubtieren fliehen und auf Bäume klettern, um Früchte zu pflücken. In Erwiderung auf den andauernden äußeren Anreiz, das Stillen des Hungers, entwickelte ihr Bewegungsapparat eine Reihe notwendiger Fähigkeiten. Um Beute schneller nachsetzen zu können, lernten die Menschen spurten, um Obst zu ernten, auf Bäume klettern.

»Der Mensch ist, was er isst«, sagt ein altes Sprichwort. Besser müsste es heißen: »Der Mensch ist, was er tut, um zu essen.«

Stand Säbelzahntiger auf dem Speisezettel, mussten die Steinzeitmenschen sich heimlich anpirschen, listig, schnell und stark sein. Von Urzeiten an bis ins 20. Jahrhundert hinein fand sich der Mensch in einer Umgebung, die ihn intensiv zur Bewegung anregte. Die Welt war gespickt mit Hindernissen, mit wilden Tieren, Waldbränden, sich auftürmenden Bergen, blutrünstigen Feinden, weglosen Wüsten und tiefen Gewässern. Angesichts dessen entwickelten unsere Vorfahren eine Vielzahl verschiedener biomechanischer (und biochemischer) Reaktionen, die sie an die folgenden Generationen weitergaben. Der Bewegungsapparat des heutigen Menschen ist ein Ergebnis der unaufhörlichen Stimulierung einer herausfordernden Umwelt. Dieser verdanken wir unsere (voll funktionstüchtige) äußere Erscheinung, den Aufbau unserer Muskeln und Knochen. Wir leben mit einem »alten« Körper in einer völlig veränderten Welt, doch deswegen ist unser Bewegungsapparat keineswegs morsch oder überflüssig. Im Gegenteil, er hat einen drei Millionen Jahre dauernden Härtetest heil überstanden.

Gleichwohl sehe ich überall Menschen mit einem mehr oder minder funktionsgestörten Bewegungsapparat. Sind dessen Achsen nicht parallel ausgerichtet, gerät das oben beschriebene Skelettgerüst aus dem Lot. Es ist nicht mehr tragfähig und sackt in sich zusammen. Dann sind Kopf, Schultern, Hüften, Knie und Knöchel, die sich eigentlich in ausgewogenem Zusammenspiel auf jeweils gleicher Ebene bewegen sollten, nach vorn geneigt, verdreht, links oder rechts hochgezogen, haben einen Drall zur Seite oder in die verkehrte Richtung (siehe Abb. unten).

Während Muskeln und Knochen so vergebens gegen die Schwerkraft ankämpfen, wird die natürliche S-Form der Wirbelsäule verdreht, verzogen und gestaucht, bis sie eher einem I, einem auf den Kopf gestellten J oder

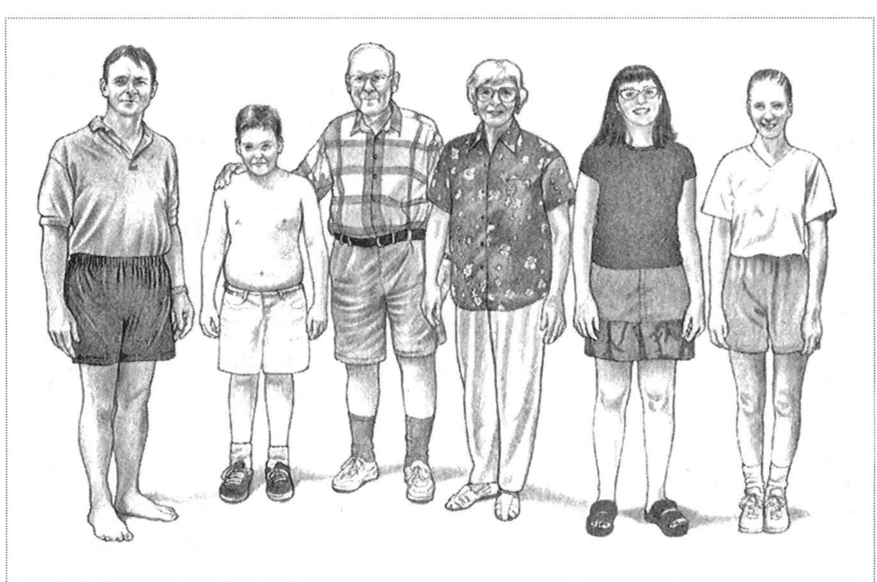

einem C ähnelt, denen die natürliche Krümmung im Lenden-, Brust- und Halsbereich fehlt. Diese Verformungen sind das Problem, nach dem wir in meiner Klinik suchen – und wir werden immer fündig.

Eine Krankheit namens Zivilisation

In den USA leiden ungefähr 35 Millionen Menschen an chronischen Schmerzen des Bewegungsapparats, und zwei von drei Erwachsenen waren mindestens einmal von starken Rückenschmerzen befallen. In anderen Industrienationen ist die Situation nicht weniger alarmierend.

Der menschliche Körper ist erstaunlich anpassungsfähig. Um als Art zu überleben, hat der *Homo sapiens* sich körperlich mit Erfolg seiner Umwelt angepasst. Unter welchen Bedingungen die Entwicklung zum Menschen vor sich gegangen ist, darüber diskutieren Wissenschaftler noch heute. Lassen Sie mich eines meiner – zugegeben unwissenschaftlichen – Lieblingsbeweisstücke anführen: Michelangelos in Florenz zu bewundernder David. In dieser berühmten Statue aus reinweißem Marmor manifestieren sich Jahrtausende der Bewegung. Wenn die Körperformen und Muskeln der Skulptur lebenden Modellen des Künstlers ähneln, dann erlauben sie Rückschlüsse auf die Lebensbedingungen, denen der Mensch in der langen Ära vor dem 15. Jahrhundert ausgesetzt war. Die raue Umwelt von David und seinen Vorfahren hatte den Körper des Jünglings zu einer Waffe geformt, die den Riesen Goliath zu töten vermochte. Die Figur erscheint nahezu göttlich und stellt doch »nur« ein menschliches Abbild dar.

Unterscheiden sich Kompensationsmuskeln von anderen Muskeln?

Nein, es besteht kein physiologischer Unterschied. Der Ersatzmuskel hat zwar eine eigene Bestimmung, wird aber für einen anderen Zweck benutzt, selbst wenn er für diesen nicht geschaffen ist. Sekundäre und periphere Nachbarmuskeln sind die üblichen Ersatzkandidaten, wenn Hauptmuskeln wegen Inaktivität ausscheiden.

Mit dem geschwungenen Rücken, den kraftvollen Schultern, Hüften und Oberschenkeln hat das Renaissancegenie Michelangelo das Überlebensrezept unserer Spezies festgehalten: Der Mensch ist anpassungsfähig. Durch Bewegung werden wir stark, geschickt und klug.

Davids Bizeps spiegelt das Ergebnis der Anpassung an eine Umwelt wider, in der Hirtenjungen in der Lage sein mussten, zum Schutz der Herde Steine mit tödlicher Kraft und Genauigkeit nach Raubtieren zu werfen. Und somit sind auch die Funktionsstörungen des Bewegungsapparats, unter denen wir heute leiden, eine Folge der Anpassung an unsere Lebensumstände. Weil uns die Umwelt gewisse biomechanische Reaktionen nicht mehr abverlangt, werden im »Programm« des Bewegungsapparats die betreffenden Funktionen gelöscht und durch andere ersetzt.

Wie der Mikrobiologe Rene Dubos in dem 1968 erschienenen Buch *So Human an Animal* ausführt, sind derartige Anpassungsprozesse nicht immer und dauerhaft von Vorteil. Vielmehr zeitigen sie häufig pathologische Spätfolgen und erweisen sich so im Verlauf eines Menschenlebens als Fehlschlag. Kriminalität, Gewalt, Stress und viele andere »Zivilisationkrankheiten«, so Dubos weiter, seien Auswirkungen der Anpassung an Umweltfaktoren. Schon vor fünfzig Jahren verwies Dubos damit auf das gestörte Zusammenspiel zwischen der Menschheit und den sie formenden Kräften der Natur. Anscheinend gut angepasst an seine moderne Umgebung, sieht sich der Mensch mit schwerwiegenden schädlichen Folgewirkungen konfrontiert.

Im Fall des Bewegungsapparats vollzieht sich der Übergang vom gesunden zum krankhaften Zustand in zwei Phasen. Zunächst legt der Körper Funktionen still, die nicht mehr gefordert werden. In den Jahrmillionen ihrer Entwicklung hat die Menschheit immer wieder Zeiten der Not und des Mangels erlebt und überlebt, indem sie sozusagen Ballast abwarf. Überflüssiges, gleich welcher Art, bedeutete eine Bedrohung für das Überleben, eine unnötige Verschwendung wertvoller Ressourcen. Aus diesem Grunde verlieren Muskeln, die nicht regelmäßig aktiviert werden, an Masse, bis sie wieder zum Einsatz kommen.

Der ersten folgt zwangsläufig die zweite, rein adaptive Phase: Ab und zu müssen selbst die bewegungsfaulsten Männer, Frauen und Kinder laufen,

Treppen steigen, sich bücken oder einen schweren Gegenstand heben. Da er um die Aufgabe nicht umhinkommt, die dafür vorgesehenen Muskeln jedoch untauglich geworden sind, »leiht« sich der Körper Muskeln, die normalerweise nur peripher an dieser Bewegung beteiligt sind. Um unausweichlichen Anforderungen genügen und überleben zu können, greift er zu Methoden der Anpassung und Improvisation. Es sind also drei Faktoren, die einander folgenschwer beeinflussen:

- 1 Reiz
- 2 Anpassung
- 3 Improvisation

Müssen sogenannte periphere Muskeln als Leiharbeiter herhalten und die Aufgabe der eigentlich zuständigen Muskeln verrichten, dann gerät der natürliche Funktionsablauf aus den Fugen und die auf horizontalen und vertikalen Richtachsen beruhende Statik des Körpers aus dem Lot.

Periphere Muskeln sind nicht in der Lage, außer den eigenen, dauerhaft die Arbeiten der Hauptmuskeln auszuführen. Vielmehr tragen sie im Lauf der Zeit Schaden davon und werden in ihren eigenen Funktionen beeinträchtigt. Auf diese Weise bewirken Funktionsstörungen weitere Funktionsstörungen. Um die betroffenen Knochen irgendwie zu bewegen, versucht der Körper immer neue »Kompensationsmuskeln« zu finden und zu kombinieren.

Ich habe viele Patienten erlebt, die sich mithilfe der oberen Rückenmuskulatur bücken und zum Gehen die Bauchmuskulatur einsetzen. Sie möchten wissen, wie das möglich ist? Carla, eine zierliche junge Frau, konnte es. Als ich sie bat, einmal tief einzuatmen, bewegte sich ihr Oberbauch so gut wie nicht. Ihre Bauchmuskeln waren völlig verkrampft, und beim Gehen schwang ihr linker Arm kaum mit. Dies sind zwei typische Anzeichen für Funktionsstörungen im Hüft- und oberen Rückenbereich. Bauchmuskeln dienen als Stabilisatoren der Wirbelsäule, seitliche Rumpf-, Dreh- und sekundäre Haltungsmuskeln. Carla aber mussten sie Hilfestellung beim Anheben und Schwingen der Beine leisten. Um die Schwäche der fehlbeanspruchten Bauch- und Hüftmuskulatur auszugleichen, zogen sich die Muskeln des oberen Rückens zusammen.

Es ist wie bei einem Haus: Gerät das Fundament ins Wanken, versuchen die oberen Stockwerke einander abzustützen. Wenn Sie einmal darauf achten, werden Sie bemerken, dass Carlas Bewegungsmuster für Menschen mit einem verspannten oberen Rücken kennzeichnend ist: Beim Gehen und Laufen schwingt ein Arm kaum oder gar nicht mit. Beim Bücken wiederum verrichtet der obere Rücken den Großteil der Arbeit. Die funktionsgestörten Hüften und der untere Rücken machen die Vor- und Abwärtsbewegung nur begrenzt mit. Carla glich dies aus, indem sie das obere Rumpfdrittel vorwärts knickte. Ihre Knie waren vom Tragen des Körpergewichts gebeugt.

Sie sehen also, dass man sich sehr wohl mithilfe eines Rundrückens bücken und mittels der Bauchmuskeln laufen kann. Ich denke, der Körper toleriert es in Notfällen und Ausnahmesituationen. Und er nimmt es auch hin, dass wichtige Partien der Skelettmuskulatur aus Gründen wie Verletzungen, Krankheit und Ruhigstellung schwinden. Allerdings sollten solche Umstände nicht von Dauer sein, und die Umgebung sollte zu abwechslungsreicher körperlicher Bewegung motivieren. Denn Funktionsstörungen können ein Leben lang zu Schmerzen und Behinderungen führen.

Über die beidseitige Symmetrie unseres Körpers

Wie wir gesehen haben, sind durch moderne Lebensumstände bedingte Funktionsstörungen kein Indiz für Mängel des Körperbaus und naturgegebenen Verschleiß. Schmerzen und Funktionsstörungen sind nicht der Preis, den wir schicksalsergeben für das Älterwerden zahlen müssen oder dafür, dass wir joggen, den Golfschläger schwingen und diesen oder jenen Beruf ausüben. Nein, unser Körper folgt lediglich streng der Logik seiner genetisch festgelegten Bewegungsmuster. Und gegen diese Logik verstoßen wir, indem wir im Alltag die natürlichen Grundanforderungen des Körpers missachten, um später an ihm herumdoktern zu lassen.

Ein natürlicher Gesetzeskodex regelt das Zusammenspiel unseres Bewegungsapparats, aller Organe, Knochen und Muskeln. Wir können diese Gesetze nicht bestimmen, sondern nur versuchen, sie zu verstehen und zu befolgen. Diese Aussage mag simpel anmuten, erweist sich jedoch als radikal gegenüber der Ansicht, die moderne Medizin könne unserem Bewegungsapparat seine Funktionsweise vorschreiben. Wir brauchen keinen verbesserten, neuen Bewegungsapparat. Unser guter, alter Körper würde bestens funktionieren – wenn man ihn nur ließe!

Menschen haben zwei Beine, Fahrräder zwei Räder. Warum? Wegen der Balance!

Die Konstruktion des menschlichen Bewegungsapparats ist tadellos. Angeborene und erbliche Defekte kommen viel zu selten vor, um als Ursache dafür herzuhalten, dass das Leiden an chronischen Schmerzen geradezu epidemische Ausmaße angenommen hat. »Das habe ich von Geburt an«, »So bin ich nun einmal beschaffen«, wer das sagt, könnte mit wenigen Ausnahmen genauso gut behaupten: »Mein Körper braucht keinen Sauerstoff«, oder »Die Schwerkraft hat auf mich keinen Einfluss.« Unser Körper verlangt nach umfassender Stimulation und Reaktion unter Beachtung seiner parallelen Grundausrichtung an der senk- und waagerechten Achse. Nur auf eigene Gefahr können wir diese Voraussetzung für eine optimale Körperfunktion ebenso wie die auf Symmetrie und Harmonie bedachte Natur unseres Körpers missachten.

Die bereits erwähnten acht gewichtstragenden Gelenke sind in vier Paaren symmetrisch auf die linke und rechte Körperseite verteilt. Beide Seiten sind in gleichem Maße und auf dieselbe Weise am Tragen des Körpergewichts sowie dem Ausüben von Bein-, Schulter-, Armbewegungen und weiteren Funktionen beteiligt. Spielen die acht gewichtstragenden Gelenke nicht richtig zusammen, so kann man dies nicht kurzerhand als angeborenen Haltungsschaden abtun. Vielmehr haben Kompensationsmuskeln die betreffenden Knochen und Gelenke aus ihrer korrekten Position gebracht. Selbst wenn dies keine Schmerzen verursacht, zeugt es von Funktionsstörungen, die das natürliche Bewegungsmuster des Körpers hemmen. Das funktionsgestörte Gelenk beeinträchtigt den gesamten Bewegungsapparat. Sich in eine aufrechte Position zu bringen und diese beizubehalten, das ist eine schwierige Aufgabe, die den Körper vom Scheitel bis zur Sohle beansprucht. Deshalb kann der abgetretene Absatz Ihres rechten Schuhs, während der des linken noch wie neu aussieht, mit Ihrem steifen Nacken ge-

Schiefe Haltung? Chronischer Schmerz!

Eine hochgezogene rechte Schulter, eine verdrehte linke Hüfte bedeuten eine Funktionsstörung – schon allein deswegen, weil die rechte genauso aussehen und sich genauso bewegen sollte wie die linke Schulter. Schließlich tun beide dasselbe. Gleiches gilt für Hüften, Knie und Knöchel. Alle Körperteile bewegen sich einträchtig, ob nach oben und unten oder nach links und rechts.

nauso viel zu tun haben wie mit Ihren schmerzenden Füßen. Der Zustand des Schuhs ist ebenso ein Symptom wie der Schmerz.

Das ist eine gute Nachricht, denn ein abgelaufener Absatz ist ungleich leichter zu ersetzen als eine abgenutzte Bandscheibe. Wir können also Abhilfe schaffen, bevor der Schmerz uns Hilfe suchen lässt bei konventionellen und teuren Therapien, die letztendlich der Ursache nicht beikommen. Dieses Buch steckt voller guter Nachrichten. Die beste davon: Ihr Körper selbst verhilft Ihnen zu Ihrem natürlichen Recht auf Schmerzfreiheit.

2

Unser Körper: Erstklassiges Design, drittklassige Behandlung

Die mit Abstand meisten Fallbeispiele dieses Buches handeln von Menschen, die ihr Recht auf ein schmerzfreies Leben haben einklagen können. Alexander hatte dieses Glück nicht. Seine Krankengeschichte ist eine Geschichte des Leidens. Sie begann damit, dass ihm lediglich das Handgelenk wehtat. Ich ziehe es vor, sie Ihnen zu erzählen, statt mich seitenlang darüber auszulassen, weshalb manche Entwicklung des modernen Lebens unsere Gesundheit ernsthaft gefährden kann.

Therapien können krank machen

Alexander hat sich nach einer erfolgreichen Football-Karriere vom Profisport zurückgezogen, um sich seiner Familie zu widmen und ein Geschäft aufzubauen. Schon als aktiver Sportler hatte er gelegentlich unser Zentrum wegen geringfügiger Verletzungen und zum Konditionstraining aufgesucht. Ich hatte ihn ein paar Jahre nicht gesehen, da tauchte eines Tages sein Name auf meiner Patientenliste auf. Ich ging nicht von einem ernsten Anlass aus, sondern nahm an, dass Alexander mir mal wieder einen Besuch abstatten wollte. Als Alexander – inzwischen Anfang fünfzig und ein genauso gewiefter Geschäftsmann wie Footballspieler – mit einem großen Umschlag unter dem Arm mein Sprechzimmer betrat, witzelte ich: »Wie ich Sie kenne, wollen Sie mir etwas verkaufen.«

Alexander schüttelte den Kopf: »Nein, ich will nichts verkaufen.« Er ließ den Umschlag auf meinen Schreibtisch fallen. Dabei bemerkte ich, dass sein rechtes Handgelenk fest bandagiert und geschient war. »Würde es Ihnen etwas ausmachen, sich einmal diese Röntgenaufnahmen anzusehen?«, fragte er. »Ich möchte gern Ihre Meinung hören.«

Ich öffnete das Kuvert und hielt das erste Röntgenbild gegen das Licht. Nanu? Ungläubig schloss ich die Augen und riss sie sogleich wieder auf, bemüht, meinen Blick zu schärfen. Erstaunt wandte ich mich zu Alexander: »Was ist mit Ihrer Elle? Da fehlen gut fünf Zentimeter!«

Alexander nickte und erzählte. Es begann damit, dass sein rechtes Handgelenk leicht schmerzte und etwas steif wurde, aber das war nicht weiter schlimm. Eines Tages dann, Anfang Dezember des Vorjahres, spielte er

Golf. Die Runde lief gut, bis er den Ball in einen Sandbunker setzte. Als Alexander den Ball mit dem Sand-Wedge herausschlagen wollte, verspürte er einen unerträglichen Schmerz im rechten Handgelenk. Er ging unverzüglich zum Arzt. Nach einer Reihe von Untersuchungen sagte man ihm, dass die Elle, der kleinere der beiden vom Ellbogen zum Handgelenk führenden Unterarmknochen, geschädigt und eine operative Korrektur nötig sei.

»Mein Arzt meinte, man könne die Sache schnell in Ordnung bringen«, berichtete Alexander. »Schlimmstenfalls«, sagte er, »müsste ein Stückchen Knochen entfernt werden.« Doch schon beim Erwachen aus der Narkose schwante Alexander Böses. Bei der ersten Visite erfuhr er, dass der Knochen weit stärker geschädigt gewesen sei als angenommen und man deshalb ein beträchtliches Stück habe herausschneiden müssen.

Ich sah mir das Röntgenbild noch einmal an. Etwa fünf Zentimeter oberhalb der Stelle, wo sie mit der Speiche zusammenlaufen sollte, endete die Elle. Alle Sehnen, die ihm bei der Operation in die Quere kamen, hatte der Chirurg anderswo befestigt. Und damit die verstümmelte Elle, die sich normalerweise einträchtig mit der Speiche bewegt, nicht abgleiten konnte, hatte er sie mit verpflanzten Bändern an der Speiche fixiert.

Die beiden Kondylen oder Gelenkhöcker (die der beweglichen Verbindung dienenden knubbeligen Enden der Knochen) von Speiche und Elle bilden zusammen den oberen Part des Handgelenks; der untere Teil besteht aus den acht Handwurzelknochen, die ein komplizierter Verbund von Sehnen und Bändern zusammenhält.

Durch das Entfernen des Gelenkhöckers der Elle war Alexanders Handgelenk um etwa ein Drittel seiner Substanz beraubt worden und an der Außenseite dauerhaft destabilisiert. Wie sich diese Verstümmelung auf die Handwurzelknochen auswirken würde, das wussten die Götter. Und den Hindernisparcours eben dieser Handwurzelknochen mussten die wiederbefestigten Sehnen meistern, wollten sie Daumen und Finger mit Muskelkraft versorgen. Würden sie sich je auf den Funktionswechsel von Muskelanspannung und -entspannung einstellen können?

»Was genau hat man eigentlich bei Ihnen diagnostiziert?«, fragte ich vorsichtig. Bislang hatte ich keine Hinweise auf eine bösartige Krankheit und eine entsprechende Nachbehandlung erkennen können.

»Irgendeine Knochenkrankheit«, antwortete Alexander mit deprimiertem Schulterzucken, aber auch einer Prise Sarkasmus.

Plötzlich entdeckte ich die »Krankheit«: Es war Alexanders rechte Schulter! Die Verdrehung der Schulter nach vorn und unten verlagerte den Ellbogen nach hinten und beeinträchtigte damit die Handgelenksfunktionen. Offenkundiges Opfer von Alexanders Fehlhaltung war die rechte Elle. Hätte man die Schulter durch gezieltes Training korrekt ausgerichtet, hätte man sicherlich den Knochen entlasten und den Schmerz vertreiben können. Ich verordnete Alexander ein Übungsprogramm, das binnen kurzem die Schwellung und die postoperativen Schmerzen beseitigte. Ich glaube, dass Alexander einen großen Teil seiner Handgelenksfunktionen zurückerlangen kann. Aber dafür muss er viel tun. Andernfalls wird sein Handgelenk vorrangig als dekoratives Verbindungsstück von Hand und Unterarm dienen.

Alexanders Beispiel belegt, was Hightech-Schmerztherapie anrichten kann. Man hat eine chirurgische Methode angewendet, die für extreme Fälle traumatischer Gelenk- und Knochenverletzungen entwickelt wurde, also beispielsweise für Unfallopfer mit schweren Muskel- und Knochenquetschungen. Alexander hatte aber bloß einen Golfball geschlagen und nicht sein Handgelenk unter einer Dampfwalze zerquetscht. Dass ein Arzt einem Patienten, der lediglich unter akuten Schmerzen des Handgelenks leidet, mir nichts, dir nichts das Gelenk völlig neu zusammenbaut, zeigt deutlich das Dilemma der modernen Heilkunst. Wie sehr haben wir uns doch von den modernen technischen Möglichkeiten und Verfahren beeindrucken lassen, dass wir dermaßen leichtfertig die robustesten und wichtigsten Körpermechanismen aufs Spiel setzen.

Medizinische Techniken, die früher als riskant und experimentell galten, sind zur Routine geworden, weil wir zu oft unseren Anspruch auf bestmögliche Behandlung geltend machen. Uns stehen immer mehr Verfahren zur Wahl, die man noch vor wenigen Jahren nur sehr zurückhaltend und nur in den schlimmsten Fällen angewendet hätte. Wie bei einem außer Kontrolle geratenen Wettrüsten werden immer schwerere Geschütze auf das Schlachtfeld gerollt, um immer läppischere Scharmützel zu gewinnen.

Mit unserem Technologiewahn, unserem Übermaß an Bequemlichkeit und unserem kurzsichtigen Gesundheitsverständnis, das dem Unterdrücken von Schmerz höchste Priorität einräumt, haben wir uns in eine heikle Krisensituation manövriert. Eine der stärksten Wirbeltierspezies läuft Gefahr, zu einer der schwächsten zu werden. Vielen schädlichen Einflüssen ausgesetzt, ist der menschliche Körper in seiner Überlebensfähigkeit stark bedroht.

Schmerz: Die Alarmanlage des Körpers

Stellen Sie sich Schmerz als Alarmanlage des Körpers vor. Macht man sich an Knie, Schulter, Handgelenk oder anderen Körperpartien unsanft zu schaffen, schrillt sie heulend los. Das ist in der Tat eine wirksame Methode, die Ihre Gelenke sowie die zugehörigen Muskeln und Nerven vor weiterem Schaden bewahren hilft. Der Schmerz ist nicht nur Wächter, sondern auch Terminator. Er befiehlt uns, alles liegen und stehen zu lassen, um das Problem zu beheben – und zwar sofort!

Wo aber eine Alarmanlage den Besitzer zur Verteidigung seines wertvollen Eigentums herbeieilen lässt, hat die moderne Medizin sich darauf kap-

Auf die Plätze, fertig los!

Sobald der Körper den Befehl zum Loslaufen erhält, führt er sich mehr Sauerstoff zu. Dabei geschieht Folgendes: Das Zwerchfell – der unterhalb der Lungen zwischen Brust- und Bauchhöhle quer verlaufende und im erschlafften Zustand kuppelförmig gewölbte Muskel – zieht sich zusammen und bewegt sich abwärts, wobei der Druck in der Lunge absinkt. Dadurch wird ähnlich einem Blasebalg Luft in die Lungen gesogen.
Wenn sich das Zwerchfell wieder entspannt und in seine Ausgangsposition zurückkehrt, wird Kohlendioxid (beim Erwachsenen im Schnitt zwanzig bis vierzig Liter pro Stunde) ausgeatmet. Unterdessen beschleunigt das Herz die Schlagfrequenz; diese Reaktion steht in Zusammenhang mit dem durch die Muskelarbeit bewirkten Druckabfall in der Brusthöhle und der veränderten Blutzusammensetzung (Anstieg der Kohlensäuremoleküle).
Durch die erhöhte Pumpleistung kann das frisch mit Sauerstoff angereicherte Blut schnell zu den schwer arbeitenden Muskeln zirkulieren.

riziert, die Warnrufe, die Schmerzreaktion, zu unterdrücken. Derweil geht der Dieb ungehört weiter seinem Werk nach. Im Fall unseres Bewegungsapparats besteht seine Beute aus Kraft, Beweglichkeit, Gewandtheit, Selbstvertrauen und Lebensfreude. Da also der heimliche Diebstahl nicht wehtut, wen kümmert er? Und außerdem: An Knieschmerzen ist noch niemand gestorben, oder? Falsch! Der Tod kommt, wenngleich nicht auf der Stelle. Das »schlimme« Knie macht sich sukzessive bemerkbar, macht Schritt für Schritt unbeweglicher und zeitigt schwerwiegende körperliche Folgen, die auf Alter, Geschlecht, Gene oder irgendeine Krankheit geschoben werden. Weil die eigentliche Ursache der schließlich heftigen Beschwerden nicht mehr klar erkennbar ist, beschränkt sich die Behandlung wiederum darauf, den Schmerz im Knie auszuschalten.

Die unvermeidlichen Konsequenzen, nämlich dauerhafte Einschränkung der Gelenkfunktion, gravierende Körperbehinderung oder gar Tod, treten wahrscheinlich erst Jahre später ein und werden daher bei der aktuellen Therapie nicht berücksichtigt. Diese Einstellung rührt zum großen Teil daher, dass man Gelenke für simple oder doch zumindest weniger komplizierte Gebilde hält als die wichtigen inneren Organe. Vielen Komponenten des Bewegungsapparats begegnen wir im Alltag in Form von banalen Scharnieren, Kugellagern, Hebeln und Flaschenzügen. Deshalb scheint es nur recht und billig, dass man an ihnen herumbastelt. Das tut der Mechaniker in der Autowerkstatt um die Ecke schließlich auch. Dies wäre eine absolut vernünftige Sichtweise – wenn der menschliche Körper vom Montageband käme. Da dem aber nicht so ist, müssen wir schleunigst aufhören, den Bewegungsapparat wie einen Patienten dritter Klasse zu behandeln.

Gelenke sind genauso kompliziert und genauso einfach konstruiert wie eine Niere.

Der Konstruktion eines jeden Gelenks samt der zugehörigen Muskulatur liegt eine spezielle Logik und Zielsetzung zugrunde. Die moderne Medizin ist findig, gewiss. Doch sie ist nicht findig genug, um den etwa 3,2 Millionen Jahre alten menschlichen Bewegungsapparat durch ein Modell des 21. Jahrhunderts ersetzen zu können. Gleichwohl versuchen intelligente

Männer und Frauen in Anbetracht der täuschend einfachen Struktur von Schulter, Hüfte, Knie und Knöchel zu operieren, was keiner Operation bedarf. Durch solche Eingriffe bewirkte Funktionsminderungen werden hingenommen als Preis, den Schmerzfreiheit nun einmal kostet.

Wer mit dieser Philosophie an Organe wie Herz und Leber herangeht, kommt weder als Mediziner noch als Patient recht weit. Im Fall des Bewegungsapparats jedoch geht man davon aus, dass die Funktionen (Gehen, Dehnen, Drehen, Neigen) für den allgemeinen Gesundheitszustand von sekundärer Bedeutung sind und sich durch vergleichsweise einfache Reparaturen fast gänzlich wiederherstellen lassen.

Doch »fast« ist nicht genug. Denn es steht zu viel auf dem Spiel. Stark vereinfacht betrachtet, arbeitet der Bewegungsapparat wie ein Blasebalg. Diese Ähnlichkeit wird beim Laufen besonders offensichtlich. Um den ersten Schritt zu tun, streckt sich das vordere, ausgreifende Bein. Bereits dieser nahezu unbewusste Akt stellt mehr dar als eine isolierte, auf Hüfte, Knie und Fuß beschränkte Leistung der Muskulatur: Dutzende von Muskeln, quergestreifte (dem Willen unterliegende) wie glatte (nicht dem Willen unterworfene), sind an der biomechanischen und biochemischen Meisterleistung des Laufens beteiligt. Überzeugen Sie sich selbst, und machen Sie ein paar schnelle Laufschritte. Fast unverzüglich atmen Sie schneller, und Ihre Lungen füllen sich mit Luft. Was haben die Schenkel mit den Lungen zu tun? Viel, wenn es um die Fortbewegung geht.

Jedes System unseres Körpers kommt in Schwung – durch Bewegung!

Dieser Bewegungsablauf beginnt mit irgendeinem Ansporn, der Ihnen Beine macht, und setzt sich in einer langen Folge zusammenhängender Reaktionen fort, zu denen Änderungen der Kontraktionsfrequenz der größeren Muskelgruppen, der Dicke der Gelenkknorpel, der Hauttemperatur und Drüsenaktivität zählen. Das heißt, ein Reiz leitet die Bewegung ein, die wiederum eine Kaskade von Folgereaktionen auslöst. Auf diese Weise beeinflusst Bewegung sogar solche Körpersysteme, die nicht unmittelbar am Transport von Punkt A nach Punkt B teilnehmen. Somit ist an jedem einzelnen Laufschritt der gesamte Organismus beteiligt.

Schädliche Drehungen

Die meisten Gelenke arbeiten wie Hebel oder Scharniere. Sie öffnen und schließen, indem sie zwei Knochen aufeinander zu oder voneinander fort bewegen. Dabei kommt es stets auch zu einer leichten Drehung. Die einzelnen Komponenten des Gelenks bewegen sich gegeneinander und ermöglichen damit Wachstum und Flexibilität (nach oben und unten, vor und zurück, von Seite zu Seite). Nimmt die Drehbewegung überhand, nimmt das Gelenk ernsthaft Schaden.

Wer dem Bewegungsapparat lediglich die Aufgabe der Körperhaltung und Fortbewegung zuschreibt, erkennt seine wichtige Bedeutung für Atmung, Kreislauf und Stoffwechsel nicht an. Sagt ein Mann mittleren Alters: »Ich erledige immer weniger zu Fuß, weil mir die Knie wehtun«, wird er meist mit dem Rat abgespeist, auf seine schlanke Linie zu achten.

Doch Diät genügt nicht. Bei zu wenig Bewegung schalten Teile des Organismus auf Sparflamme, was auch die inneren Systeme und Organe zusehends beeinträchtigt und schwächt. Der Gesundheitszustand des Mannes wird sich allmählich verschlechtern. Den Schmerzen im Knie werden Appetitlosigkeit, Magenschmerzen und Schlaflosigkeit folgen, ebenso wie Schwindel, Bluthochdruck und so weiter. Diese Beschwerden sind alle Auswirkungen eines schweren Bewegungsmangels!

Gesundheit beginnt von innen

Kevin, von Beruf Immobilienmakler, hat die meiste Zeit seines Lebens im Sitzen verbracht: anfangs im Klassenzimmer, später am Schreibtisch im Büro, in weichen Autositzen und im gemütlichen Lehnsessel vor dem Fernseher. Kein Wunder, dass seine für das Gehen entwickelte Hauptmuskulatur an Leistungsfähigkeit verloren hat. Nachdem diese Muskeln oft stundenlang bewegungslos verharren mussten, haben sie sich zu einem großen Teil abgebaut, während der Körper seine Energie auf andere Bereiche verlagert hat.

Vollkommen kann Kevin Bewegung allerdings nicht vermeiden, denn gelegentlich muss er Besprechungszimmer anderer Abteilungen und mittags die Kantine aufsuchen. Diese kurzen täglichen Gänge genügen den Bedürfnissen seines Bewegungsapparats natürlich bei weitem nicht. Vom Bewegungsmangel ist insbesondere Kevins Quadrizeps betroffen, die große Muskelgruppe an der Vorderseite des Oberschenkels.

Normalerweise würde der starke Quadrizeps das Knie stabilisieren, dessen Funktionswinkel von 90 Grad garantieren sowie die Hüfte positionieren. Nun aber wird seine Schwäche dem Kniegelenk dadurch zum Verhängnis, dass es zur Außenrotation kommt.

Das Knie driftet mit jeder Belastung etwas weiter aus der natürlichen Gerade von Hüfte und Knöchel ab. Als Folge dieser Fehlhaltung wird Kevin irgendwann unter chronischen Knieschmerzen leiden. Wahrscheinlich wird er die Schuld auf das Joggen schieben, das er in jungen Jahren betrieben hat. Doch nicht dies ist die Ursache, sondern Bewegungsmangel.

Ziemlich sicher wird Kevin später auch über Schwindelanfälle klagen. Denn Unterforderung lässt nicht nur die wichtigen Haltungsmuskeln verkümmern: Sie mindert die Leistungsfähigkeit aller Muskeln und organischen Gewebe. Somit beeinträchtigt lebenslanges Sitzen außer den Funktionen des Bewegungsapparats sogar die Atmung.

Durch ungenügende äußere Bewegungsanreize büßt das Zwerchfell – der kuppelförmige, quer zwischen Brust- und Bauchhöhle verlaufende Muskel – allmählich Flexibilität und Muskelkraft ein, ja verliert irgendwann sogar die Erinnerung an ursprüngliche Funktionsweisen. Die Kraftlosigkeit des Zwerchfells steht in direktem Verhältnis zu jener des Quadrizeps. Andere (darunter für Bewegung von Armen, Kopf und Wirbelsäule zuständige) Muskeln des Rumpfes müssen, obwohl dafür schlecht geeignet,

Verkürzen sich unterbeanspruchte Muskeln?

Muskeln behalten immer ihre Gesamtlänge bei. Ihre Fasern können sich zwar zusammenziehen und entspannen, die Muskeln sich jedoch nicht selbstständig dehnen und schrumpfen. Bei Unterbeanspruchung werden allmählich immer mehr Muskelfasern von der Arbeit ausgeschlossen. Dieser Prozess beginnt meist an den äußersten Muskelenden und setzt sich zur Mitte hin fort, was schließlich den Eindruck einer Muskelverkürzung erweckt.

Bewegung und Gesundheit

Die in den folgenden Kapiteln vorgestellten Übungen zielen darauf, das richtige natürliche Bewegungsmuster chronisch schmerzender Gelenke wiederherzustellen. Das allgemeine Konditionsprogramm in Kapitel 13 aktiviert den gesamten Körper und bringt ihn so in Hochform, dass Schmerz keine Chance hat.

die Aufgabe des Zwerchfells übernehmen und Sauerstoff in die Lungen pumpen.

Vom Sauerstoff, den der Körper aufnimmt, sind etwa 40 Prozent dem Gehirn vorbehalten. Kevins Gehirn lechzt infolge der verminderten Zufuhr regelrecht nach Sauerstoff. Wegen der zentralen Bedeutung des Gehirns zweigt der Körper Sauerstoff nun von weniger wichtigen Organen ab. Dabei durchforstet er jeden Winkel, von der Muskulatur bis zur Produktionsstätte der weißen Blutkörperchen im Knochenmark, vom Nervensystem bis hin zum Verdauungstrakt. Währenddessen macht sich chronischer Schmerz bemerkbar. Bei Sauerstoffmangel können Muskeln, Gelenke und alle anderen Körpersysteme nicht richtig funktionieren, mag man sie auch noch so sehr mit Medikamenten und chirurgischen Eingriffen traktieren.

20 Minuten für die Gesundheit

Sie werden sich inzwischen gefragt haben, wie viel Bewegung notwendig ist, um gesund zu bleiben. Dies ist natürlich von Mensch zu Mensch verschieden und abhängig vom individuellen Gesundheitszustand. Normalerweise ergibt sich der Bedarf aus der beruflichen Tätigkeit und den anderen körperlichen Aktivitäten, denen man regelmäßig nachgeht. Effizient wie unser Körper arbeitet, muss überraschend wenig Zeit investiert werden: Bei einem gesunden, durchschnittlich aktiven Erwachsenen genügen täglich 20 Minuten ausgewogenes Training, um den Bewegungsapparat dauerhaft gesund und bei Kräften zu halten. Extrem bewegungsarme Stubenhocker müssten eine Stunde oder länger trainieren, doch dies ist eine hypothetische Aussage, denn ohne eine geänderte Lebensführung mit zumindest mäßiger körperlicher Tätigkeit lässt sich die Leistungskraft nicht wiedergewinnen.

Wer sich an das Übungsprogramm macht, wird merken, dass mit Rückkehr der gesunden Funktionen von Muskeln und Skelett das Verlangen nach Aktivität zunimmt. Wir müssen unsere Klinikpatienten anfangs stets etwas in Zaum halten, damit sie sich nicht überfordern. Die Freude darüber, wieder fast vergessene Bewegungen ausführen zu können, lässt sie ein Selbstvertrauen und eine Energie entwickeln, die sie sehr motivieren. Schon nach drei Monaten kurzen täglichen Trainings stabilisieren sich die meisten Patienten so weit, dass ein körperlich aktiverer Lebensstil möglich wird.

Macht hartes Training Sinn?

Weder Bodybuilding an Kraftmaschinen noch schweißtreibendes Konditionstraining können verlorene Funktionsmuster wiederbringen. Diese Einsicht zählt zu den wichtigsten, die wir unseren Klinikpatienten vermitteln.

Die acht goldenen Prinzipien der Gesundheit

1 Atmung: Ohne Sauerstoff kann der Organismus nicht überleben – weshalb der Körper über mehrfache Sicherungssysteme verfügt, um einen Sauerstoffmangel zu verhindern.

2 Bewegung: Alle Funktionskreise unseres Körpers wie etwa Verdauung, Kreislauf und Immunsystem sind miteinander vernetzt. Bewegung ist das Band, das sie zusammenhält. Je schneller sich die Moleküle im Körper bewegen, desto aktiver ist der Stoffwechsel – und je aktiver der Stoffwechsel, desto gesünder der Mensch. Wir sind dafür geschaffen, zu laufen, zu springen, zu klettern, zu toben, zu hüpfen … Und zwar nicht nur als Kinder, sondern unser Leben lang – der Gesundheit zuliebe. Wenn Bewegungen Schmerzen auslösen, dann weil wir eines oder mehrere der acht goldenen Prinzipien verletzt haben.

3 Gleichgewicht: Bewegung setzt voraus, dass der Körper Gleichgewicht halten kann. Ist das Muskelgedächtnis entsprechend programmiert, findet der Körper stets zur vertikalen Hauptachse zurück. Für ein ausgewogenes Gleichgewicht müssen die Muskeln paarweise und seitengleich arbeiten. Rechts- oder Linkshänder zu sein, dies beeinträchtigt das Gleichgewicht nur, wenn die Prinzipien der Bewegung missachtet werden.

4 Schwerkraft: Die Schwerkraft hat einen starken Einfluss auf unseren Organismus. Damit sie sich auf den Körper positiv und dynamisch auswirkt, muss sich die Körperhaltung möglichst nah an der vertikalen Mittelachse ausrichten.

Es würde dem langjährigen Stubenhocker Kevin wenig nützen, alle Treppen der Welt zu besteigen. Denn sein unterbeschäftigter Quadrizeps wird so lange untätig bleiben, bis die Ersatzmuskulatur endlich wieder ihre eigentlichen Aufgaben übernimmt und sich aus dem Gehvorgang heraushält. Geräte für Kraft- und Konditionstraining würden lediglich Kevins Adduktoren stärken und somit die Funktionsstörungen verschlimmern, vom negativen Einfluss auf die Fehlhaltung der Knie ganz zu schweigen.

Vorsicht! Nicht jede Bewegung ist gut für Sie!

Sich regen bringt nicht immer Segen: Nur sinnvolle Bewegungsformen nützen Ihrer Gesundheit. Bewegung sollte mit den organischen Strukturen des Bewegungsapparats harmonisieren, mit der vertikalen, horizontalen und parallelen Ausrichtung der acht gewichtstragenden Gelenke und der

5 Dynamische Spannung: Zwischen Vorder- und Rückseite unseres Körpers besteht ein ständiger Spannungszustand. Die Vorderseite ist für das Beugen, der Rücken für das Aufrichten des Körpers zuständig. Ohne die Spannung lässt sich keine dieser beiden Bewegungen richtig und damit der Gesundheit förderlich ausführen.
6 Muskelkraft: Die Muskeln führen an, und die Knochen führen aus, was die Muskeln ihnen vorgeben: Jede Bewegung des Skeletts wird von einer Muskelaktion eingeleitet.
7 Äußere Reize: Unser Organismus reagiert, bewusst oder unbewusst, 24 Stunden am Tag auf alle erdenklichen Impulse und Reize von außen. Bei eingeschränkter Bewegung wird diese Reizsituation allerdings zu einem Stressfaktor, und der Körper kann Schadstoffe und andere belastende Reizeinwirkungen der Umwelt schlechter abwehren.
8 Regeneration: Der menschliche Körper ist ein komplexes organisches Gebilde. Er besteht aus lebendigen Bausteinen wie Muskeln, Knochen, Nerven und Bindegewebe, die in ständigen Wachstums- und Erneuerungsprozessen begriffen sind. Je weniger wir die goldenen Prinzipien der körperlichen Gesundheit beherzigen, desto weniger erneuert sich unser Körper und desto näher rücken Alter und Tod.

Muskeln haben ein gutes Gedächtnis

Der Erfolg der Egoscue-Methode beruht zu einem großen Teil darauf, dass sie den kinästhetischen Sinn des Patienten reaktiviert. Die kinästhetischen Muster oder Bewegungsempfindungen versetzen uns in die Lage, körperlich auf die im Langzeitgedächtnis gespeicherten Erfahrungen zu reagieren. Dabei geht es um mehr als die Erinnerung daran, dass ein vollgestopfter Koffer schwer zu tragen ist und man sich beim Wandern in schlechtem Schuhwerk Blasen zuzieht. Angenommen, Sie müssen schnell vom Erdgeschoss ins achte Stockwerk gelangen: Um festzustellen, ob die Muskulatur und andere Körpersysteme in der Lage sind, die Treppen zu laufen, checkt Ihr Gehirn den Bewegungsapparat ähnlich durch wie ein Pilot seine Instrumente, ehe er den Starthebel zieht.

Solchen internen Prüfungen wird unser Körper ständig unterzogen. Das Ergebnis bedingt nicht nur, ob Sie lossprinten oder den Aufzug nehmen, sondern liefert Ihnen auch Hinweise für den Erhalt Ihrer Gesundheit.

von Kopf, Hüften, Knie und Knöcheln gezogenen Mittelachse des Körpers. Sonst ist sie bestenfalls Zeitverschwendung, schlimmstenfalls schädlich. Durch sinnvolles, systematisches Training können Körperfunktionen wieder zum Leben erweckt werden. Der Lohn für Ihre Mühe: Harmonische Bewegungsmuster und Erhalt eines voll funktionsfähigen Körpers garantieren dauerhafte Schmerzfreiheit.

Für viele meiner Patienten ist der menschliche Körper ein Buch mit sieben Siegeln. Dabei lassen sich seine wichtigsten Funktionsprinzipien in nur acht Punkten zusammenfassen: Ich nenne sie die goldenen Prinzipien der Gesundheit.

Diese acht Grundprinzipien der körperlichen Gesundheit können wir als Checkliste zur Hand nehmen, wenn wir durch den überbordenden Gesundheitsmarkt bummeln. Mit ihrer Hilfe können wir erkunden, ob die empfohlenen Waren, seien es Medikamente oder chirurgische Eingriffe, tatsächlich unseren Bedürfnissen entsprechen. Verstößt ein Produkt gegen die goldenen Prinzipien, sollten Sie es besser nicht kaufen. Nehmen wir einmal an, Sie interessieren sich für den Einsatz eines künstlichen Hüftgelenks. (Dieses Geschäft ist übrigens für Krankenhäuser, Chirurgen und Krankengymnasten besonders lukrativ.) Was sagt das Prinzip der Schwerkraft dazu? Stopp! Nicht kaufen! Ich bin noch nie einem Hüftoperierten begegnet, der nicht merkliche Abweichungen von der vertikalen Körperachse zeigte – und zwar vor und nach der Operation. Diese Abweichung ist meistens die Ursache von schmerzhaften Hüftbeschwerden und auch der Grund für die meist unbefriedigenden Erfahrungen von Menschen, die mit einem künstlichen Hüftgelenk leben. In Kapitel 7 werde ich näher auf diese Problematik eingehen. An dieser Stelle will ich Ihnen nur sagen, dass fast alles, was man uns verkaufen will, nicht annähernd den acht Prinzipien entspricht.

Genau deshalb leiden Sie unter Ihren Schmerzen, und deswegen sind Sie und ich miteinander ins Gespräch gekommen. Lassen Sie sich von mir sagen: Schmerzfreiheit ist möglich. Da Sie meinen Ausführungen bis zu dieser Stelle gefolgt sind, sind Sie bereits auf dem richtigen Weg zum Ziel. Nachdem Sie nun Grundkenntnisse vom genialen Bau Ihres Körpers und seiner Funktionsprinzipien erworben haben, will ich Ihnen im folgenden Kapitel die Grundsätze der Egoscue-Methode erklären. Danach sind Sie an der Reihe.

3

Die Egoscue-Methode: Chronischen Schmerz besiegen

Sollte ich jemals Aufkleber verbreiten, dann zuallererst einen mit folgendem Leitsatz: »Knochen führen aus, was die Muskeln ihnen befehlen.«

Diese Botschaft ist so essenziell, dass sie gar nicht oft genug wiederholt werden kann. Sie lesen sie an dieser Stelle nicht zum ersten Mal, und Sie werden im weiteren Verlauf dieses Buches noch mehrfach auf sie stoßen. Vielleicht werden Sie ihrer irgendwann so müde, dass Sie entnervt fragen: »Also gut: Was befehlen eigentlich die Muskeln den Knochen?«

Gut, dass Sie diese Frage stellen! Denn die Antwort darauf weist Ihnen den direktesten und schnellsten Weg zur Schmerzfreiheit.

Der menschliche Körper und sein Frühwarnsystem

Mit dem Schmerz unmittelbaren Kontakt aufnehmen, dies bezeichnete ein Zeitschriftenartikel als Dreh- und Angelpunkt der Biofeedback genannten alternativen Heilungsmethode. Die meisten Patienten aber, so meine Erfahrung, wollen sich so schnell wie möglich für immer von ihren Schmerzen verabschieden. Gleichwohl halte ich es für sinnvoll, mit dem Körper Verbindung aufzunehmen und zu halten. Wir neigen dazu, lediglich die oberflächlichen Befindlichkeiten unseres Körpers wahrzunehmen, zum Beispiel Schwitzen und Frieren, Völlegefühl nach zu schwerem Essen oder Harndrang. Auf schleichende Verschlechterungen von Funktionen des Bewegungsapparats und anderer Körpersysteme achten wir in der Regel nicht, sodass kleine Veränderungen sich mit der Zeit unbemerkt summieren können. So sensibel wir Äußerlichkeiten wie Haarausfall, Bauchansatz und Altersflecken registrieren, so wenig empfänglich sind wir für das, was im Innern unseres Körpers vorgeht. Doch aufgepasst: Empfindungslosigkeit ist alles andere als ein Anzeichen guter Gesundheit.

Jeder Mensch lebt in seinem eigenen gesundheitlichen Klima und reagiert bewusst wie unbewusst auf die jeweilige Witterungslage. Wenn eine Menschentraube auf den Fahrstuhl wartet, obwohl das Treppensteigen nicht länger dauern würde, so tun sie dies nicht einfach aus Trägheit oder Gewohnheit heraus. Vielmehr sagt jedem dieser Menschen sein kinästhetischer Sinn: »Lass das Treppenlaufen sein! Dafür stehen nicht genügend

Leistungsreserven zur Verfügung.« Außerdem liefert er wichtige Informationen über das Ausmaß von Stress, Angst und Erschöpfung. Das Ergebnis: Der Startvorgang wird abgebrochen.

Der kinästhetische Sinn, das Bewegungsempfinden, arbeitet im Verborgenen. Deshalb ist die Verbindung zwischen ihm und unserem Bewusstsein oft gestört. Während wir unsere schlechte Tagesform auf vordergründige Faktoren wie quengelnde Kinder, Verkehrsstau oder den kapriziösen Chef zurückführen, weiß unser kinästhetischer Sinn, dass wir ein schlechtes Jahr oder gar schlechtes Jahrzehnt haben, weil unsere Körperfunktionen allmählich nachlassen. Mit der Zeit wird das Klima in unserem Organismus rau und unwirtlich.

Ohne es zu merken, verbinden wir Gesundheit und Wohlbefinden immer weniger damit, dass wir mit unserem Körper so umgehen, wie es seinen Bedürfnissen entspricht. Früher oder später empfinden wir physische Aktivität nicht mehr als wohltuend. Mit diesem elementaren Bezugspunkt verlieren wir unsere Orientierung: Wir wissen nicht, weshalb wir uns fit und – schlimmer noch – krank fühlen.

Der Empfindungslosigkeit folgt schließlich der Schmerz, womit Bewegungsempfindungen wieder Aufmerksamkeit finden. Bei anhaltendem Schmerz sagt man sich irgendwann: »Ich habe chronische Schmerzen und muss sie irgendwie loswerden, zum Beispiel durch Medikamente oder eine Operation.« Schmerz ist indes nur eine von vielen Bewegungsempfindungen. Es ist möglich, auch schmerzlose Bewegungsempfindungen zu spüren (und zu sehen), die Aufschluss über den Gesundheitszustand des Bewegungsapparats geben. Genau darin besteht eine Grundannahme der Egoscue-Methode. Ist der kinästhetische Sinn wieder aktiviert, kann jeder *selbst* genau feststellen, was er zu tun und zu lassen hat. Er ist nicht länger Knecht seiner Schmerzen.

Ich betone das Wörtchen selbst aus folgendem wichtigen Grund: Die Egoscue-Methode geht davon aus, dass ein intakter Bewegungsapparat keinen Vermittler braucht. Sie macht Sie wieder selbst für Ihre Muskeln und Knochen verantwortlich. Sie müssen kein Fachmann für Orthopädie werden, aber in der Lage sein, die wesentlichen biomechanischen Prozesse zu fühlen, zu sehen und zu verstehen. Denn in Bezug auf unseren Bewegungsapparat gilt: Unwissenheit erzeugt Schmerzen.

Leider kommen in meine Klinik häufig Patienten, deren einzige Verbindung zu ihrem Körper der Schmerz ist. Ihre Aufmerksamkeit konzentriert sich auf die schmerzende Stelle; alle anderen Empfindungen haben sie ausgeblendet. Mit Wiederherstellung der Funktionen hören die Schmerzen auf. Und sobald die Patienten wieder bewusst die normalisierten Abläufe ihres Bewegungsapparats wahrnehmen, befällt sie aufs Neue Orientierungslosigkeit oder gar Panik: Beunruhigt berichten sie von einem neuen »seltsamen Schmerz«, zum Beispiel an der Rückseite des Oberschenkels. Dabei spüren sie lediglich erstmals seit Jahren wieder ihre Kniekehlen.

Dies macht ihnen Angst, weil sie keinen objektiven Maßstab dafür haben, wie sich intakte Knie, Knöchel oder Hüften anfühlen. Umgekehrt fehlt ihnen ebenso ein Maßstab dafür, wie sich funktionsgestörte Gelenke und Muskeln anfühlen – bis der Schmerz einsetzt.

Die Egoscue-Methode gibt Leidtragenden diesen Maßstab – nichts weniger als die Bauweise unseres Körpers – an die Hand und versetzt sie in die Lage, ihn (oft zum ersten Mal) zu spüren und zu sehen. Nach langer Zeit seinen kinästhetischen Sinn wiederzuentdecken, dies ist eine aufregende, anspornende Erfahrung. Wie eine Schallplatte, die einen Sprung hat, pflege ich übende Klinikpatienten zu fragen: »Was spüren Sie jetzt?« Anfangs antworten sie meist: »Ich weiß es nicht«. Später: »Es ist ein ungewohntes – besseres – intensiveres Gefühl«, »Ich kann nun meine Knie spüren«, »Die Schulter kommt mir lockerer vor« und so weiter. Zugleich lege ich den Patienten immer wieder nahe, ihren Körper genau zu betrachten, damit sie auch sehen lernen, was sie fühlen.

Im Lauf der Jahre habe ich festgestellt, dass meine Patienten diese neuen Informationen auf verschiedene Weise aufnehmen. Alle tun es durch Hören, Sehen und Fühlen, nutzen diese Instrumente allerdings in individuell unterschiedlichem Maße.

Manche Menschen begreifen nun einmal am besten in Worte gefasste Erklärungen, andere am schnellsten visuelle Demonstrationen, und wieder andere lernen am besten durch eigenhändiges, praktisches Ausprobieren. Die Egoscue-Methode geht dreigleisig vor: Sie appelliert an das akustische bzw. verstandesmäßige Begriffsvermögen, indem sie zunächst Grundkenntnisse der Funktionsweise unseres Bewegungsapparats, Biomechanik für Einsteiger sozusagen, vermittelt. Anschließend lernen Sie diese Mechanismen an sich selbst und an anderen zu beobachten, denn was man sieht, das glaubt man. Im letzten Schritt geht es um die Fähigkeit, sich der Mechanismen genau in dem Augenblick bewusst zu sein, in dem sie ablaufen. Ich muss zugeben, dass meine Ziele hochgesteckt sind: Ich möchte alles drei verändern: die Art, wie Sie hören bzw. denken, sehen und fühlen.

Ihre Muskeln kann niemand außer Ihnen selbst bewegen – und Muskeln, die nicht gefordert werden, verlieren ihre Kraft und Funktionsfähigkeit. Diese Regel kennt keine Ausnahme. Ausgerichtet auf eine Umgebung, die ihm reichlich Aktivität abverlangt, fügt unser Bewegungsapparat sich nicht ohne weiteres Eingreifen durch Medikamente und Operationen. Alles, was er braucht, ist Bewegung, die gezielt auf die Vorgaben seiner Bauweise zugeschnitten ist, und höchstmöglicher Respekt vor dieser Bauweise. Das beachten selbst bestens ausgebildete und wohlmeinende Fachleute oftmals nicht.

Sie verändern die einfache Gleichung »Körperbau + Bewegung = Funktion« geringfügig oder auch drastisch, indem sie irgendwo etwas zufügen oder abziehen. Die meisten Behandlungsmethoden setzen auf Bewegungseinschränkung. Diese verschärft jedoch das Problem, denn sie schwächt die Muskulatur erst recht und führt dazu, dass auch die reduzierten Bewegungen irgendwann erneut chronische Schmerzen auslösen. Ratschläge wie »Vermeiden Sie dies und jenes«, »Nehmen Sie diese Tabletten dreimal täglich«, »Schonen Sie Ihre Wirbelsäule«, »Tragen Sie eine Stützmanschette« mögen noch so gut gemeint sein, letztlich richten sie weiteren Schaden an. Dabei wäre Gesundheit so einfach zu haben: Wir müssen lediglich auf die Signale unseres Körpers hören – bei jedem Schritt, den wir tun.

Niemand kann Ihnen das Essen, Trinken und Schlafen abnehmen. Ebenso wenig können Sie anderen die Aufgabe aufhalsen, Ihren Bewegungsapparat zu betätigen und in gutem Zustand zu halten. Er will einzig und allein von Ihnen bedient werden.

Was ist gesund, was krank?

Die moderne Medizin befasst sich vorrangig mit krankhaften, abnormen Erscheinungen, also mit der Lehre von der Krankheit und nicht der Lehre von der Gesundheit. Ihr Weg zur Gesundheit führt sozusagen durch die Hintertür, nämlich über Beschwerden und Krankheiten. Deshalb interessieren Ärzte und Wissenschaftler sich stärker für den gestörten als den gesunden Zustand des menschlichen Bewegungsapparats und der anderen Körpersysteme. Verständlicherweise geht jemand, der an einer Funktionsstörung leidet, eher zum Arzt als ein beschwerdefreier Mensch. Das ist durchaus in Ordnung, solange allen Beteiligten klar ist, dass es sich bei Funktionsstörungen um abnorme Zustände handelt. Diese Einsicht ist gar nicht so selbstverständlich, denn:

Seitdem Tätigkeiten zunehmend im Sitzen ausgeübt werden, klagen in den Industriegesellschaften erschreckend viele Menschen über chronische Gelenkschmerzen. Infolgedessen zieht man heute weniger strenge Grenzen zwischen dem normalen und pathologischen Erscheinungsbild; als abnorm betrachtet man nur noch sehr schwerwiegende Defekte wie Osteoporose, akute Bewegungsunfähigkeit und Schmerzen. Viele andere Symptome von Funktionsstörungen des Bewegungsapparats wie Steifheit, Müdigkeit, schlechtes Gleichgewichtsgefühl, Rundrücken, Verlust der normalen Lendenwirbelsäulenkrümmung und Übergewicht gelten als normal.

Jane, eine meiner Patientinnen, rutschte auf einer Zeitschrift aus, die ihr entglitten war. Dabei zog sie sich einen komplizierten, mehrfachen Knöchelbruch zu. Als sie meinte, das sei bestimmt ein sehr ungewöhnlicher Unfall, entgegnete ihr Arzt: »Von wegen. Wenn Sie wüssten, wie viele Menschen ausrutschen, wenn sie morgens die Zeitung von der Türschwelle hereinholen wollen!« Kein Wort verlor er über die X-Stellung von Janes Kniegelenken. Dieses – übrigens sehr häufige – Anzeichen einer Funktionsstörung wird bedingt durch eine Fehlstellung der Hüfte, die das Kniegelenk auf die Innenseite der Beine verschiebt. Die Gewichtsverlagerung bewirkt eine Fehlstellung auch der Knöchel mit einseitiger Belastung der inneren Fußkanten (siehe Abb. folgende Seite).

Auslöser von Janes Unfall war eine Zeitschrift, Ursache ihrer Verletzung jedoch die X-Stellung der Knie. Wären ihre Hüft-, Knie- und Sprunggelenke voll funktionsfähig gewesen, hätte Jane den Sturz leicht abfangen können oder schlimmstenfalls ohne böse Blessuren überstanden. Durch die zahllosen Stunden aber, die sie im Sitzen verbracht hatte, hatten Adduktoren und Rotatorenmuskeln Aufgaben jener wichtigen Haltungs- und Gehmuskeln übernommen, die Hüften, Knie und Beine beugen und strecken. In der Folge zog sie beim Gehen das rechte Knie sichtlich einwärts, während sie den Fuß auf der Ferse nach außen drehte, um ihn dann einwärts abzurollen – jedenfalls auf festem Untergrund. Diese leicht korrigierbare, weit verbreitete Fehlstellung gilt als »normal«, solange sie keine Schmerzen verursacht.

Nochmals: Der Knöchel einer ansonsten gesunden Frau, von der Natur unverwüstlicher gebaut als ein Landrover, bricht an sechs Stellen, als sie auf einer Zeitschrift ausrutscht. Niemand wundert sich, denn, wie Janes Arzt sagt: »So was passiert ständig.« Das Anomale für normal zu halten, dies ist eine Perversion par excellence.

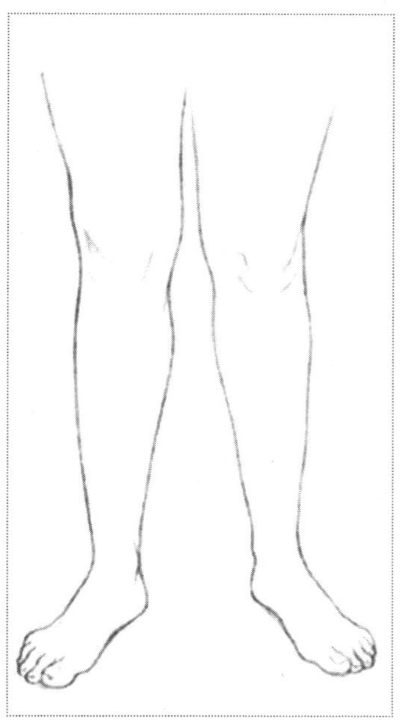

Weil immer mehr Menschen Beschwerden aufweisen, die eng mit Funktionsstörungen des Bewegungsapparats zusammenhängen, glaubt man zunehmend, dass Funktionsstörungen natürliche Verschleißerscheinungen des unzulänglichen menschlichen Körpers darstellen. Diese Folgerung erscheint – leider – zwar stimmig, ist aber gleichwohl ein Trugschluss: Um sich an eine Umwelt anzupassen, die ihn immer weniger zu Bewegungen stimuliert, nimmt der Körper Veränderungen an sich vor, und diese – nicht der ursprüngliche Körperbau – sind es, die sich langfristig als unzulänglich erweisen. Allerdings nehmen die Veränderungen dermaßen zu, dass wir kaum mehr wissen, wie ein gesunder Bewegungsapparat aussieht und funktioniert. In der medizinischen Forschung beispielsweise pflegt man mit Versuchspersonen zu arbeiten, denen man einen gesunden, »normalen« Bewegungsapparat unterstellt, weil sie nicht über Schmerzen klagen. Eigentlich stellt diese Vorgehensweise Forschungsergebnisse ernsthaft in Frage: Bei einem Doppelblindversuch zur Frage, ob bestimmte körperliche Aktivitäten Rückenschmerzen vorbeugen, würde sie höchstwahrscheinlich zu falschen Schlüssen führen.

1996 erbrachte eine Studie des Medizinischen Zentrums der Universität Stanford, dass 40 Prozent der über Vierzigjährigen Abnutzungserscheinungen oder Vorfälle der Bandscheiben aufweisen, ohne Symptome von Krankheit oder Behinderung zu zeigen. Daraus zog man den Schluss, derartige Veränderungen gehörten zum normalen Alterungsprozess wie ein paar weiße Haare. Ich teile diese Ansicht nicht: Bandscheibenvorfälle sind in keinem Alter normal! Sie sind stets ein Anzeichen für Funktionsstörungen des Bewegungsapparats, für einen krankhaften Zustand, der die Biegsamkeit und Tragfähigkeit der Wirbelsäule beeinträchtigt.

Wir halten das Kranke für gesund – so weit ist es mit uns gekommen. Umso dringlicher ist es, dass wir unseren Bewegungsapparat wieder mit anderen Augen betrachten. Wir müssen uns auf die älteste Untersuchungsmethode rückbesinnen: Wenn etwas krank aussieht – kraftlos, schlaff, krumm, verdreht, unausgewogen, gebeugt, steif oder eingerostet –, dann ist es krank, ob es schmerzt oder nicht.

Schöne neue Welt der Technik?

Zu den Hauptfeinden unseres Bewegungsapparats zählt das Röntgengerät. Durch seine – zugegeben geniale – Entwicklung wurde es möglich, den Körper mit einem technischen Instrument von innen statt mit scharfem Blick von außen zu betrachten.

Ich lehne Technik nicht grundsätzlich ab. Röntgenaufnahmen beantworten viele wichtige Fragen, aber gegen einen hohen Preis: Wir trauen unseren Augen nicht mehr. Wir messen der äußeren Erscheinung unseres Bewegungsapparats nur noch geringfügige Bedeutung bei. Und zu gar nicht guter Letzt konzentrieren wir uns auf die erkennbar geschädigte schmerzende Stelle, weil wir diese für des Übels Kern halten. Die längste Zeit ihrer Geschichte musste die Menschheit ohne die Röntgenografie auskommen. Heiler und Patienten waren für eine gute Diagnostik auf das angewiesen, was sie mit eigenen Augen sehen konnten. Eine hochgezogene Schulter, eine verdrehte Hüfte, ein schiefes Kniegelenk und andere sichtbare Deformierungen des Bewegungsapparats lieferten wertvolle Informationen. Heute werden wichtige Anhaltspunkte oft übersehen, weil die moderne Technik unsere Aufmerksamkeit auf andere Dinge lenkt. Statt auf offensichtliche Veränderungen zu achten, ihre Ursachen zu erkunden und sie zu korrigieren, lassen wir uns von Bildern blenden, die Krankheitsanzeichen von nachgeordneter Bedeutung zeigen.

Ich habe es bereits gesagt: Was man sieht, das glaubt man. Wenn wir aber bloß das sehen, was sich mit technischen Mitteln abbilden lässt, dann glauben wir womöglich genau das Falsche. Und das tritt eine gefährliche Lawine los. Gestützt auf Fehldiagnosen, die mittels hochentwickelter Technik gestellt wurden, ersinnt man noch raffiniertere Techniken, um Ursachen zu beseitigen, die in Wirklichkeit Folgen sind.

Lassen Sie mich dies anhand einer Krankengeschichte verdeutlichen. Nachdem Ärzte mithilfe moderner diagnostischer Gerätschaften einen Knorpelabbau im Knie bzw. Knochenanbau im Wirbelkanal erkannt haben, erhält der eine Patient schließlich eine Knieprothese, während dem anderen operativ der Wirbelkanal erweitert wird. Keine der beiden Therapien behandelt die biomechanische Ursache, sodass die Belastung des Knies andauert bzw. sich weiterhin Knochen im Wirbelkanal anlagert. Auf Röntgenbildern werden die Folgeerscheinungen erst nach Monaten oder Jahren sichtbar.

Bis dahin gelten die Patienten als geheilt. Dabei wurde im Grunde nur ein Symptom unterdrückt – der Schmerz. Solange nicht auch die anderen Symptome beseitigt werden, bleibt die Krankheit bestehen.

Nach meiner herben Kritik an der modernen Schulmedizin muss ich zugeben, dass auch die Egoscue-Klinik abnormen, krankhaften Phänomenen Aufmerksamkeit schenkt und technische Hilfsmittel einsetzt. Statt Röntgenaufnahmen machen wir mit einer Digitalkamera Fotos, die direkt in unser Computersystem eingespeichert werden.

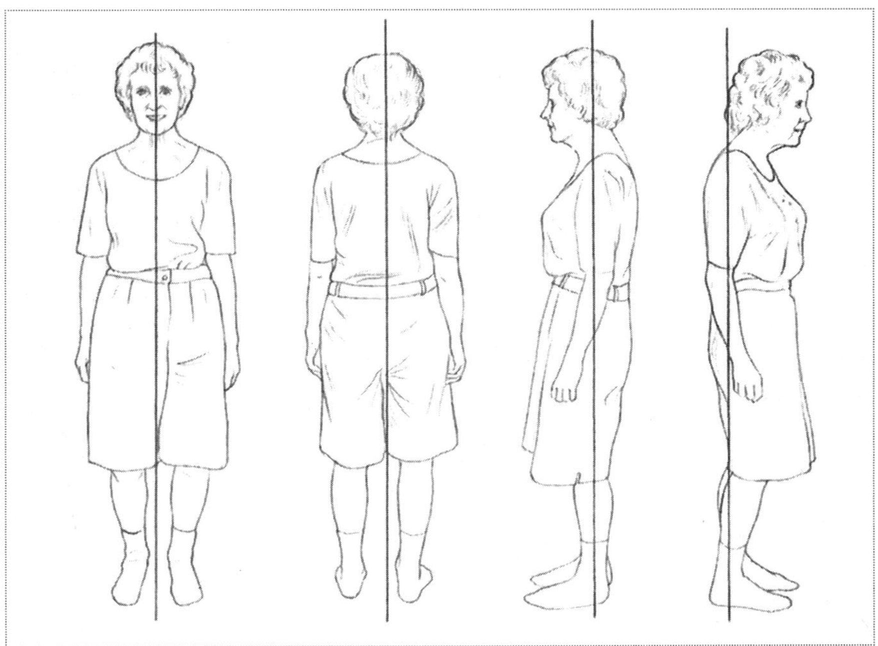

Ein bilateral asymmetrisch ausgerichteter Körper

Im Regelfall machen wir vom Patienten vier Ganzkörperaufnahmen: je eine von vorn und hinten sowie zwei Seitenansichten. Jedes Bild ist von einer lotrechten Linie durchzogen. Ganz leicht kann so der Patient erkennen, dass er vertikal und horizontal nicht achsensymmetrisch ausgerichtet ist: Wie bei einem einsturzgefährdeten Baugerüst haben sich die rechten Winkel des Bewegungsapparats verschoben, und das ist ein ernst zu nehmender, krankhafter Zustand.

Bringt ein Patient Röntgenbilder mit, könnte sich folgender Dialog ergeben:

Ich: »Die Röntgenaufnahmen zeigen einen Knorpelverlust im rechten Knie. Meinen Sie, das könnte mit Ihrer hochgezogenen rechten Schulter zu tun haben? Sehen Sie sich einmal das Foto an.«

Patient schweigt.

Ich: »Fällt Ihnen etwas an Ihrer Hüfthaltung auf?«

Wechselspiel: beugen und strecken

Als Beugen bezeichnet man, wenn durch die Muskeln Knochen aufeinander zubewegt werden. Ein Beispiel dafür ist das Ballen der Hand zur Faust. Beim Strecken bewegen sich Knochen voneinander fort. Beide Funktionen sind außerordentlich wichtig und gehen Hand in Hand. Wenn eine davon nachlässt oder ausfällt, so hat dies ernste Folgen.

Patient: »Sie ist ebenfalls hochgezogen.«

Ich: »Und was ist mit den Füßen?«

Es dauert meist nicht lange, bis die Patienten entdecken, dass eine Hälfte ihres Körpers etwas ganz anderes macht als die andere.

Die Egoscue-Übungen: K(l)eine Anstrengung, große Wirkung

Wie wir in meiner Klinik solche Funktionsstörungen therapieren? Mit Bewegung! Das Egoscue-Übungsprogramm füllt die Stimulationslücke, die durch die moderne bewegungsarme Umgebung entstanden ist. Es ist gezielt auf die Muskeln und Funktionen ausgerichtet, die zu wenig oder fehlbeansprucht werden. Die Egoscue- oder kurz E-Übungen haben nichts mit dem herkömmlichen Bodybuilding und Krafttraining gemein, mit dem sich viele im Fitness-Studio bis zur Erschöpfung verausgaben. Sie sind Lern-Programme für Muskeln und Gelenke. Denn wenn Bewegungsmangel zum Dauerzustand wird, vergisst unser Körper buchstäblich seine von der Natur vorgegebenen sinnvollen Bewegungsweisen. Die Egoscue-Übungen bringen den Muskeln wieder bei, was sie wie zu tun haben.

Stellen Sie sich vor, Sie hätten einen Hund, nennen wir ihn Rex, der ein sehr guter Wachhund ist. Leider hat Rex die schlechte Angewohnheit, alle Schuhe zu zernagen, die ihm in die Pfoten kommen. Eines Tages sind Sie es leid und schicken Rex in die Hundeschule. So wie die Schule ihren Hund dazu erzieht, seine Arbeit als Ihr Beschützer zu tun, aber nicht mehr Ihre Lieblingspantoffeln anzuknabbern, so führen die Egoscue-Übungen Kompensationsmuskeln wieder zu den ihnen zugedachten Aufgaben zurück.

Bedenken Sie unbedingt, dass Ersatzmuskeln aktiv und deswegen stärker als die inaktiven Muskeln sind, die die betreffende Arbeit eigentlich verrichten sollten. Therapien, die dieses Ungleichgewicht zwischen aktiven und inaktiven Muskeln nicht berücksichtigen, bleiben zwangsläufig erfolglos, weil die starken Muskeln ihre Überlegenheit über den schwachen, inaktiven behaupten werden.

Ich will dies am Fall von Jane und ihrem Knöchelbruch veranschaulichen: Nachdem der Arzt den Gips abgenommen hatte, riet er Jane, die Beuge- und Streckfähigkeit des rechten Fußes zu trainieren. Die von ihm empfohlene Übung setzt den Unterschenkel als Hebel ein, um das Sprunggelenk vor- und zurückzubewegen. Obwohl Jane diese Übung geraume Zeit gewissenhaft durchführte, verharrten ihre Hüften und Knie, gestützt von starken Muskeln, in der alten Fehlstellung. Wenn sie versuchte, den rechten Unterschenkel nach vorn zu strecken, drehte er sich unwillkürlich einwärts nach links. So sehr sie sich auch mühte, es gelang ihr nicht, den Fuß auf normale Weise zu beugen und zu strecken. Das konnte sie erst, nachdem Hüfte und Knie sich wieder in ihrer natürlichen ausgeglichenen Position befanden. Wäre diese Korrektur unterblieben, hätte die Gymnastik lediglich Janes Kompensationsmuskulatur gekräftigt und somit die ursächliche Funktionsstörung noch verstärkt.

Wir verordneten Jane ein zweiphasiges Übungsprogramm, das zunächst die funktionsgestörte Hüfte in Angriff nahm. Als sich hier eine Besserung abzeichnete, wurden gezielt die für Füße und Knie zuständigen Muskeln reaktiviert. Im Verlauf dieses Prozesses konnte Jane sehen und spüren, wie Hüfte, Knie und Knöchel in ihre korrekte Position zurückkehrten.

Wie Muskeln zu ausgewogener Kraft zurückfinden

Die Egoscue-Methode begreift und behandelt den Körper als ein ganzheitliches System. Sie basiert auf den drei im Folgenden hervorgehobenen Grundsätzen. Wer diese nicht beachtet, programmiert den Misserfolg seiner Therapie vor.

Die starken Längsmuskeln unseres Körpers bilden (den langen oder Röhrenknochen samt Gelenken folgende) fortlaufende Stränge, die vom Kopf bis zu den Füßen reichen. Sie arbeiten eng mit den kurzen, nur für einen begrenzten Bereich zuständigen Muskeln zusammen. Zahlreiche Bodybuilding-Übungen, Fitnessgeräte und krankengymnastische Therapien versuchen, bestimmte Muskeln oder Muskelgruppen zu isolieren; hoch oben auf dem Wunschzettel stehen schnelle Erfolge beim Training der Bauch- und Oberschenkelmuskulatur. Aber: Muskeln sind keine Einzeltäter, sondern arbeiten stets im Zusammenspiel; kaum werden sie nach einer solchen Übung aus ihrer künstlichen Isolation entlassen, ereilen die Folgewirkungen den gesamten Körper. Glücklicherweise zwingt nichts und niemand uns zu derartigen Kasteiungen. Außerdem kennen Muskeln ihre Positionen und Pflichten. Ein bisschen Ermunterung genügt, und sie machen

Die Egoscue-Übungen: das Wichtigste in Kürze

Die in den folgenden Kapiteln erläuterten Egoscue-Übungen beseitigen chronische Schmerzen durch Wiederherstellen der natürlichen Bewegungsabläufe des Körpers. In der Regel genügen täglich 20 Minuten Training. Meine Empfehlung: Führen Sie die Übungen morgens durch, denn so können Sie den ganzen Tag lang von ihnen profitieren.

Schon nach dem ersten Üben sollten Sie eine merkliche Schmerzlinderung verspüren. Seien Sie aber bitte nicht enttäuscht, wenn Sie weiterhin leichte Schmerzen haben: Warten Sie 24 Stunden ab, und wiederholen Sie dann Ihr Übungsprogramm. Sie werden Fortschritte machen! Widerstehen Sie der Versuchung, den Prozess zu beschleunigen, indem Sie die einzelnen Übungen öfter als angegeben wiederholen. Anfangs kann Ihr Körper nur in begrenztem Maß sinnvoll auf Stimulationen reagieren; dieser Aspekt ist in den Übungsanleitungen berücksichtigt. Kürzen Sie die Übungen auch nicht ab! Und falls angegeben, dann führen Sie sie bitte auf beiden Körperseiten aus, auch wenn Sie nur auf einer Schmerzen empfinden. Wenn der Schmerz aufhört, sollten Sie – sofern nicht anders vermerkt – mindestens noch zwei Wochen lang täglich trainieren. Ihre Fortschritte können Sie selbst am besten beurteilen: Sobald Sie schmerzfrei sind, dürfen Sie zum allgemeinen Konditionsprogramm (siehe Kapitel 13) übergehen. Führen Sie auch dieses Programm täglich aus, damit Sie garantiert schmerzfrei bleiben. Müssen Sie einmal einen Tag aussetzen, so schadet dies nicht. Nach einer längeren Pause aber sollten Sie für einige Tage zu Ihrem »Anfänger-Programm« zurückkehren, um ein etwaiges Ungleichgewicht Ihres Bewegungsapparats wieder auszutarieren.

Seien Sie gewarnt: Die E-Übungen werden Ihr Wohlbefinden schon bald so sehr steigern, dass Sie keinen Tag freiwillig auf sie verzichten wollen.

1 Die Arbeit eines schwachen, inaktiven Muskels wird ersatzweise von einem oder mehreren anderen Muskeln übernommen.
2 Es genügt nicht, nur die geschwächte Muskulatur zu trainieren, denn in der Regel wird der für sie bestimmte Reiz von den starken Ersatzmuskeln abgefangen. Damit geraten die schwachen, inaktiven Muskeln noch mehr ins Hintertreffen.
3 Muskeln lassen sich auf Dauer nicht isolieren. Muskeln arbeiten nun einmal in einem komplexen Netzwerk zusammen.

sich wieder an ihre ureigene Arbeit. Sobald sie dies tun, finden sie und die (bisherigen) Ersatzmuskeln ihre natürliche Ausgewogenheit wieder und stärken einander als Partner zum Wohl einer übergeordneten Einheit.

Ausgefeilte Methoden, die den menschlichen Bewegungsapparat bei Gesundheit und Kräften halten, gibt es seit vielen Jahrhunderten, und von den in diesem Buch vorgestellten E-Übungen gehen so manche auf das Yoga und andere altbewährte Schulen zurück. Doch kein altindischer Yogi, kein Renaissance-Fechtmeister und nicht einmal Turnvater Jahn konnten ahnen, dass eine Zeit kommen würde, in der Bewegung eine seltene Mangelware ist.

Wie sich Oberschenkel- und Bauchmuskulatur kräftigen lassen, ist altbekannt. Die heutige Herausforderung besteht darin, sie in einer bewegungsarmen Umwelt so zu trainieren, dass davon auch jene Körperteile profitieren, die mit den Oberschenkel- und Bauchmuskeln zusammenarbeiten.

4

Die Füße: Basispflege

In den folgenden Kapiteln geht es um die Behandlung von spezifischen Schmerzen. Ich will mit den Füßen beginnen, auch auf die Gefahr hin, dass Sie den Kopf für einen eleganteren Ausgangspunkt halten. Denn auf unseren Füßen basiert nun einmal eine einzigartige menschliche Kunst: der aufrechte Gang.

Kleine Füße, große Leistung

Unser Verhältnis zu unseren Füßen ähnelt einer Hassliebe. Abwechselnd missbrauchen und schonen, ignorieren und verwöhnen wir sie. Von aufwendigen Pediküren über bequeme Luftpolsterschuhe bis hin zu topmodischen Designerpumps – wir lassen uns die Füße jede Menge kosten. Doch während wir sie wie königliche Herrschaften verhätscheln, erwarten wir zugleich von ihnen, dass sie sich klaglos abplagen wie leibeigene Bauern. Wenn unsere schuftenden Füße endlich einmal aufschreien und schmerzen, dann versuchen wir sie zum Schweigen zu bringen mit orthopädischen

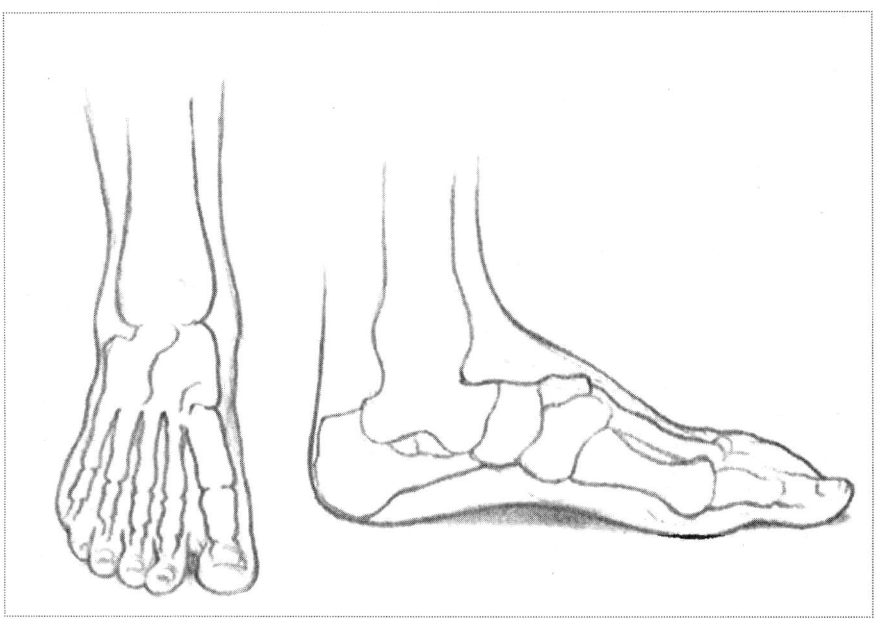

Einlagen, Massagen, Operationen und all den anderen Tipps und Tricks, von denen eine gigantische Branche profitiert.

Die Füße mögen zierlich wirken, sind jedoch keineswegs zerbrechlich. Was ihnen an Masse und Oberfläche fehlt, gleichen sie durch eine geniale Konstruktion aus, die auf zwei Gewölben – einem längs und einem quer ausgerichteten – basiert. Innerhalb dieser Gewölbe fungieren die Knochen des Fußes, einschließlich der Zehen, dazu, einen inneren und einen äußeren Strahl zu formen (siehe Abb. vorige Seite). Gewölbe sind, wie jeder Architekt bestätigen wird, außerordentlich tragfähig und dabei flexibel. Auf den Fußgewölben ruht das gesamte Körpergewicht. Sie ermöglichen eine aufrechte Körperhaltung auch dann, wenn wir uns auf unebenem oder schwankendem Untergrund bewegen, indem sie Gewichtsverlagerungen ausgleichen. Dazu müssen die Gewölbe einerseits ihre Ausformung beibehalten, andererseits aber beim Aufsetzen des Fußes auf der Erde nachgeben (und abfedern) können. Ist auch nur eine dieser beiden Voraussetzungen nicht gegeben, sind Fußschmerzen die Folge.

Bei abgeflachten Fußgewölben spricht man von Plattfüßen. Diese sind, obwohl oft belächelt, keine Lappalie. Nicht ohne Grund gelten Soldaten mit Plattfüßen als nur eingeschränkt tauglich: Sie sind oft schwerfällig, wegen der beeinträchtigten Körperbalance unfallgefährdet und haben mehr Mühe mit dem Tragen schwerer Lasten. Und natürlich ermüden ihre Füße schnell und schmerzen häufig.

Flacht sich das Fußgewölbe ab, kommt die Fußsohle, die aus kurzen Muskeln, kleinen Knöchelchen, Sehnen und Bändern besteht, in direkten Bodenkontakt (siehe Abb. rechts). Ohne intaktes Gewölbe kann der Fuß Erschütterungen nicht mehr optimal abfangen, sondern muss die Stoßwellen eines jeden Schritts ungefedert an Unterschenkel, Knie, Hüfte und Rücken weiterleiten. Doch damit nicht genug: Knochen, Muskeln und Nerven der Fußsohle arbeiten in einem komplizierten Netzwerk zusammen. So wie unsere Finger und Handflächen eine Oberfläche untersuchen und feststellen können, ob sie rau oder glatt, heiß oder kalt ist, so nehmen intakte Fußgewölbe minuziös Veränderungen des Untergrunds wahr. Die Fußsohlen senden diese Informationen zur »Datenverarbeitungszentrale«, zum Gehirn. Das Gehirn wiederum befiehlt der Unterschenkelmuskulatur, sich zu beugen oder zu strecken, um das Fußgelenk für den nächsten Schritt zu positionieren. Unterdessen verteilt der Fuß das Körpergewicht gleichmäßig von der Ferse bis zu den Zehen und bereitet das nächste Aufsetzen auf den Boden vor.

Bei einem abgeflachten Fußgewölbe ist die Fußsohlenmuskulatur ständig angespannt. Dies beeinträchtigt das Feingefühl, denn in kontrahiertem Zustand kann sie die Eigenschaften des Untergrunds schwer oder gar nicht ausmachen. Und weil die Fußsohle ausfällt, müssen die Muskeln und Gelenke an Waden, Knien, Hüften und unterem Rücken die Gewichtsverteilung beim Auftreten sowie die Einschätzung der Bodenbeschaffenheit und die Anpassung daran übernehmen. Sie tun ihr Bestes, um den Körper auf den Beinen zu halten und vorwärtsbewegen. Doch da sie nicht für die Arbeit des Fußes geschaffen sind, bleiben Feinheiten auf der Strecke.

Auf der Strecke bleiben unter anderem zwei wesentliche Funktionen: die Pronation oder Einwärtsdrehung und die Supination oder Auswärtsdrehung. Der Fuß kann sich nämlich nicht nur von der Ferse zu den Zehen beugen und strecken, sondern auch seitlich um seine Längsachse drehen. Pronation (Sie haben davon vielleicht schon im Zusammenhang mit Turnschuhen gelesen) heißt der Mechanismus, mit dem die Innenkante des Fußes auf Bodenkontakt beim normalen Gehen und auf den Aufprall beim Springen reagiert: Der Fuß dreht sich einwärts, um auf der abgesenkten Innenkante aufzusetzen. Bei der Supination handelt es sich um die entge-

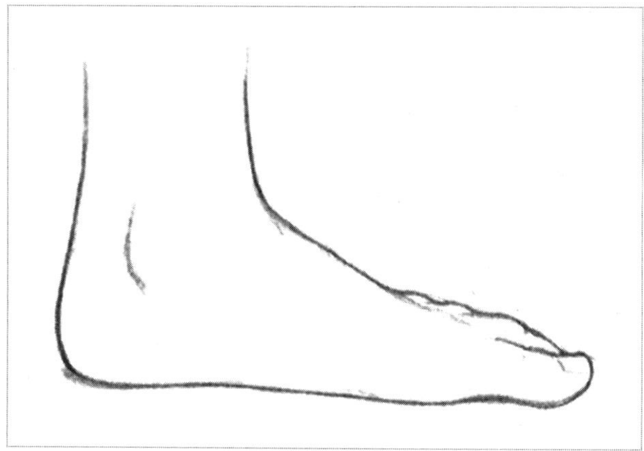

gengesetzte Bewegung: Durch Auswärtsdrehen, beim Abspringen oder Abheben des Fußes beim Gehen, senkt sich die äußere und hebt sich die innere Fußkante.

Pronation und Supination sind zusammengehörige Muskelfunktionen, die von bestimmten Muskeln, den Pronatoren und Supinatoren, ausgeführt werden. Es ist etwa so, als stünde der Fuß auf den Kufen einer Wiege, die von einer Seite zur anderen schaukelt (siehe Abb. unten). Sind die Füße außer Stande, sich ein- und auswärtszudrehen, dann setzen sie zu hart auf dem Boden auf und können sich, weil seitlich inflexibel, nicht hinreichend den Veränderungen der Bodenbeschaffenheit anpassen. Andere Muskeln und Gelenke versuchen, Pronation und Supination irgendwie zu übernehmen.

Damit wenigstens ein Minimum an Balance gewährleistet ist, entwickeln die kräftigen Unterschenkel- und Hüftmuskeln ein behelfsmäßiges Pronationsverfahren: Sie kehren den Fuß nach außen, sodass die Zehen nach außen und die Ferse nach innen gewandt sind. Dies sorgt zwar für eine gewisse seitliche Flexibilität und Balance, aber zugleich für ein Fersen-Zehen-Gangbild mit gestörter Gewichtsverteilung und gestörter Gelenkbewegung. Auch andere Gelenke als die des Fußes werden in ihren eigentlichen Funktionen zusehends gestört. Diese Improvisation hat ein weiteres Nachspiel: Der Betroffene entwickelt eine eigentümliche Gangart. Wie ein Schlittschuhläufer drückt er bei jedem Schritt den Fuß mit der Innenkante ab. Dabei werden diejenigen Hüftmuskeln, die normalerweise an der Pronation beteiligt sind, für die schrittweise Vorwärtsbewegung eingesetzt. Sie

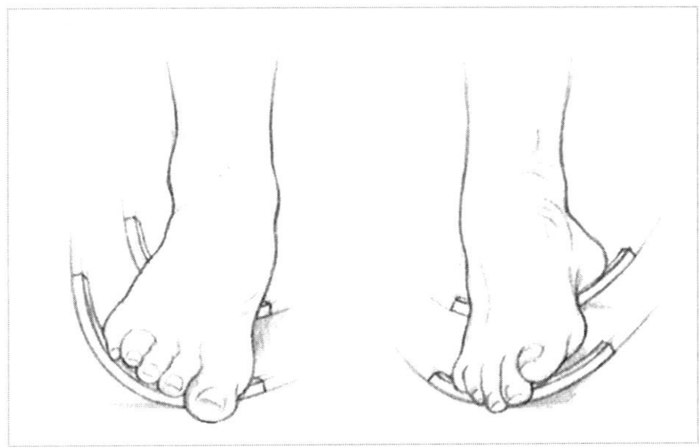

machen dies notgedrungen mit, obwohl sie nicht für das Beugen und Strecken des Fußes vorgesehen sind und sich ihr Einflussbereich auf die innere Fußkante beschränkt, die allmählich wie eine Kufe arbeitet.

Muskeln sind auf Gegenspieler angewiesen, denn sie können sich nur zusammenziehen (kontrahieren), aber nicht eigenständig aktiv dehnen. Ein Muskel bewegt einen Knochen zu Punkt B, ein anderer zurück zum Ausgangspunkt A.

Im geschilderten Zustand sind Füße und Knöchel extrem instabil. Dadurch verlieren die Gelenke von Knie, Hüften und Schultern ihre sichere Basis. Damit der Körper beim Gehen nicht schwankt und fällt, vollziehen sie zusätzliche Rotationsbewegungen, was eine verschärfte Abnutzung bewirkt – und Schmerzen. Knie und Hüften drehen sich nach innen und verstärken so den Druck der Einwärtsdrehung, der Pronation, auf das Längsgewölbe des Fußes. Dies verstärkt die Plattfußentwicklung, denn nun lastet das gesamte Körpergewicht, statt sich gleichmäßig zu verteilen, auf der Innenkante des Gewölbes. Ähnlich einem Hausdach, auf dem sich einseitig Tonnen von Schnee auftürmen, wird das Gewölbe überladen, sackt ab und bricht schließlich zusammen (siehe Abb. unten).

Im Gegensatz dazu hebt sich der Fuß bei der gestörten Supination an und dreht sich nach außen auf den Fußaußenrand. Er ist unfähig, eine Position einzunehmen, in der er einen sicheren Halt auf der knöchernen Fer-

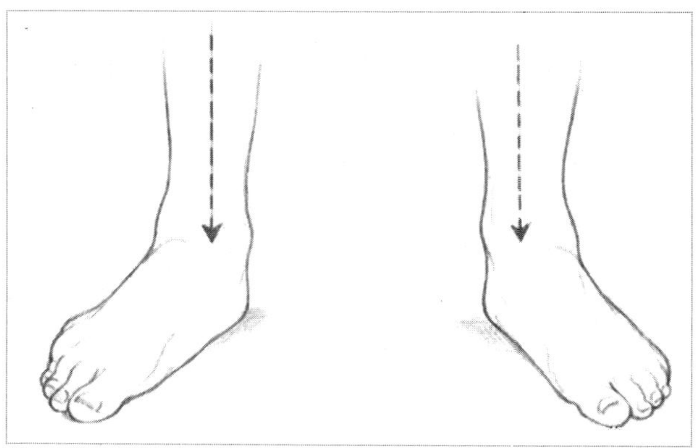

se und der gepolsterten Ballenleiste findet. Die ganze Struktur des Fußes wird buchstäblich zugrunde getrampelt. Gleiches geschieht auch, wenn das Gewölbe noch intakt, aber geschwächt ist und aufgrund funktionsgestörter Knie und Hüften angegriffen ist.

Lassen Sie mich an dieser Stelle von Carl erzählen. Er litt schon als Teenager an Plattfüßen. Wegen dieses Defekts wurde er aus dem Militärdienst entlassen. Jahrelang musste er spezielle Einlagen und orthopädische Schuhe tragen. Schließlich sagten ihm die Ärzte, dass seine Fußgewölbe »total hinüber« seien und nur Operieren weiteren Schaden verhindern könne. Resigniert stimmte Carl – er war über siebzig Jahre alt – einer Operation seines linken Fußes zu. Mehr schlecht als recht, und nur unter Schmerzen, erholte er sich davon. Als er nach einer mehrwöchigen physikalischen Therapie in unserer Klinik Hilfe suchte, hinkte er noch und benötigte einen Gehstock. Erschwerend taten ihm nun auch der rechte Fuß und der Rücken weh. Sein Arzt hatte zu einer weiteren Operation geraten, doch davon hielt Carl – um es gelinde auszudrücken – gar nichts.

Bereits nach der ersten, auf die Funktionsstörungen von Knien und Hüften abgestellten Trainingseinheit konnte Carl ohne Schmerzen im rechten Fuß und im Rücken heimkehren. Er hatte noch viel Arbeit vor sich, gewiss. Aber immerhin hatte schon die geringfügig verbesserte Ausrichtung von Hüften, Knie und Knöchel an der Körperachse die Schmerzen abklingen lassen. Die Gewölbe seines rechten Fußes durften erstmals seit fast sechzig Jahren wieder Gewicht tragen und längs wie quer Stöße abfangen. Und siehe da, sie konnten es noch.

Plattfüße

»Steh nicht so lange herum, sonst bekommst du Plattfüße!« Diese Ermahnung kann man heute noch hören, doch ich halte langes Stehen nicht für die Ursache von Plattfüßen. Vielmehr tragen meist Störungen des Bewegungsapparats, insbesondere der Hüftfunktion, die Hauptschuld. Auch Schuhe mit steifer Sohle fördern Plattfüße. Das Gefühl für die Bodenbeschaffenheit und die Anpassungsfähigkeit gehen verloren. Wird die Fußmuskulatur von starren Schuhsohlen im Zaum gehalten, verkümmert sie zwangsläufig.

Ein gesunder Fuß, der beim Gehen richtig abrollt (Ferse-Ballen, Ferse-Ballen, Ferse-Ballen), verteilt das Gewicht seiner Last auf eine Fläche, die beim durchschnittlichen Erwachsenen ungefähr zwanzig Zentimeter lang und acht Zentimeter breit ist. Ein nach außen gedrehter supinierter Fuß (die Zehen sind nach außen gerichtet wie bei einer Ente) kann zwei Drittel oder mehr dieser Auflagefläche verlieren sowie die außerordentlich wichtige Unterstützung der Muskeln und Gelenke von Knie und Hüfte. Auch beim pronierten Fuß ändern sich Auftritt und Tragfähigkeit drastisch. Das kann man deutlich feststellen, wenn man sich ohne Schuhe und mit einwärtsgerichteten Zehen aufstellt.

Versuchen Sie es einmal. Sie werden sofort bemerken, dass sich Ihr Körpergewicht auf die Fußinnenkanten verlagert, die Knie steif werden und Sie verstärkt das Gefühl haben, vornüberzukippen. Wenn – was sehr wahrscheinlich ist – Ihre Hüften nicht völlig seitengleich ausgerichtet sind, werden Sie außerdem spüren, dass beide Körperseiten vertikal ungleich belastet sind. Es wird Ihnen vorkommen, als würden Füße und Knie auf der einen Seite stärker zu Boden gedrückt als auf der anderen.

Kurz- und langfristige Linderung

Der Bewegungsapparat arbeitet als systemische Einheit; wenn eine Komponente versagt, erleiden auch die übrigen Schaden. Diese Kettenreaktion kompliziert die Behandlung von Funktionsstörungen. Wo soll man ansetzen? Meine Antwort lautet: überall.

Das soll kein Scherz sein. Eine vorübergehende Schmerzlinderung lässt sich relativ leicht erreichen; kümmern Sie sich also ruhig zuerst um Ihre schmerzenden Füße. Dann aber sollten Sie das Problem an der Wurzel packen, indem Sie Ihre gewichtstragenden Gelenke an der Körperachse ausrichten. Halten Sie sich dafür an die Übungen für Sprunggelenke, Knie, Hüften und Schultern (siehe Kapitel 5, 6, 7 und 9). Und halten Sie sich stets vor Augen, dass Schmerzbeseitigung nur der erste Schritt ist.

Gleichgültig, wo genau die Ursache schmerzender Füße liegen mag – den auffälligsten Hinweis auf eine Funktionsstörung liefert die Art und Weise, wie der Fuß auf dem Boden aufsetzt, den Aufprall abfängt, er das Körpergewicht trägt und verteilt. Die Knochen und Muskeln des Fußes unterscheiden sich grundsätzlich nicht von denen anderer Körperteile, und sie alle unterliegen denselben Regeln.

Wird also ein äußerer Faktor – in diesem Fall falsches Aufsetzen des Fußes – verändert, reagiert darauf der gesamte Körper. Wird die Funktionsstörung des Bewegungsapparats behoben, die das korrekte Aufsetzen der Fußsohle und gleichmäßige Verteilen des Gewichts verhindert, werden auch die Fußgewölbe wieder ihre alte Aufgabe übernehmen. Dies gelingt nicht über Nacht, aber es ist zu schaffen. Ihre Füße mögen viele Jahre schwerfällig mit Ihnen durchs Leben gestapft sein, mit nur ein bisschen mehr Aufmerksamkeit von Ihrer Seite werden sie es erleichtert wieder federnd tun.

Suchen Sie nun nicht nach bestimmten Übungen für bestimmte Fußbeschwerden. Die ab Seite 75 vorgestellten Übungen greifen tiefer liegende Funktionsstörungen an, die vielfältige Symptome zeitigen. Ein Fersensporn zum Beispiel lässt sich mit denselben Übungen behandeln wie ein entzündeter Ballen. Denn es sind dieselben Strukturen von derselben Problematik betroffen. Einziger Unterschied ist das Symptom – und Sie und ich wollen ja nicht bloß an den Auswirkungen von Funktionsstörungen herumdoktern, sondern die Ursachen von Schmerzen des Bewegungsapparats beseitigen.

Fersensporn und Entzündung der Plantarfaszie

Bei der Plantarfaszie handelt es sich um eine kräftige Bindegewebsstruktur, die an der Ferse befestigt ist. Sie wirkt als fächerförmige Verspannung unter der Fußsohle und den Zehen (und erhält dadurch das Fußlängsgewölbe). Sie bildet eine Auskleidung zwischen der Haut und den Fußmuskeln. Ist das Fasziengewebe entzündet, hat man, kaum dass die Fußsohle den Boden berührt, das Gefühl, auf Nägel zu treten. Zur Entzündung führen starke Reibung aufgrund ungünstiger Gewichtsverteilung oder falschen Auftretens. Läufer machen oft abgetragene Schuhe oder einen schlechten Laufstil dafür verantwortlich, aber weder das eine noch das andere ist in diesem Fall die Ursache. Auch wenn die Läufer nagelneues Schuhwerk anziehen und die Füße weniger klatschend aufsetzen, wird die Reibung bestehen bleiben. Orthopädische Einlagen, die helfen, das Körpergewicht anders zu verteilen und Stöße abzufedern, vermögen den brennenden Schmerz nur

Die Motorik des Fußes

Jeder Bewegungsablauf des Fußes, der vom Schema Ferse-Ballen-Zehen abweicht, ist Zeichen für eine Funktionsstörung der gewichtstragenden Gelenke. Die Anatomie des Fußes ist nicht auf alternative Gangarten ausgelegt. Spezielles Schuhwerk und Einlagen mögen den Füßen das Leben leichter machen, ändern aber nichts an der Fehlbeanspruchung von Sprunggelenken, Knien und Hüften.

vorübergehend zu lindern, denn sie verlagern die Reibung auf andere Stellen, und nach kurzer Zeit flammt das Problem erneut auf.

Ein Fersensporn ist eine kleine Kalkablagerung, die sich an der Stelle bildet, wo Druck und Reibung den Knochen reizen. Es handelt sich dabei um eine Art Neubildung von Knochensubstanz, die den verletzten Knochen vor Belastung und Abnützung schützen soll. Solche Ablagerungen sind auch oft bei Faszienentzündungen auszumachen. Die gewöhnliche Behandlung besteht im Entfernen der Kalkablagerung, doch ohne zugleich die Ursache der Reizung zu beseitigen, melden sich die Entzündung und die Schmerzen bald zurück. Der Körper wird diesen Schutzmechanismus so oft betätigen, bis die Ursache der Reibung beseitigt ist.

Schwielen und Hühneraugen

Ähnlich wie Fersensporne sind Schwielen und Hühneraugen kleine Polster, die sich in Reaktion auf andauernden Druck und Reibung bilden. Beide bestehen aus Hornhaut und sind trotz ihrer unterschiedlichen Bezeichnung gar nicht so verschieden. Schwielen sind etwas dicker und entwickeln sich vor allem an Ferse, Ballen und großer Zehe. Die Haut setzt sie als eine Art Schutzpanzer gegen unentwegte Reibung ein. Hühneraugen können sowohl hart als auch weich sein. Sie entstehen zwischen den Zehen sowie über und seitlich von Gelenken, gegen die häufig der Schuh drückt.

Viele Menschen schieben die Schuld an Schwielen und Hühneraugen auf ihre Schuhe oder das lange Stehen und Laufen bei ihrer Arbeit. Doch sie haben Unrecht, auch wenn sie weniger Beschwerden verspüren, sobald sie seltener auf den Beinen sind. Denn durch künstlich reduzierte Bewegung wird lediglich die – durch eine funktionsgestörte Fuß-, Knie- und Hüft-

Die Ursache eines Schmerzes liegt selten dort, wo er auftritt

Operatives Entfernen ausgeprägter Ballen ist gang und gäbe – und genauso häufig leider die umgehende Neubildung. Eine Patientin kam nach sechs Operationen verzweifelt in meine Klinik. Nach vier Trainingseinheiten in der Klinik von je 40 Minuten Dauer führte sie zu Hause drei Monate lang täglich das in diesem Kapitel vorgestellte kurze Übungsprogramm durch. Dies behob ihre dem Ballen zugrunde liegende Funktionsstörung und befreite sie für immer von ihrem alten Leiden.

Ganz ähnlich liegt der Fall bei Hammerzehen. Solche Zehen krümmen sich im Bemühen, die behinderte Stoßdämpferwirkung, Balance und Kontraktionsfähigkeit des Fußes auszugleichen. Es scheint fast so, als besännen sie sich Halt suchend auf die uralte Greiftechnik der Menschenaffen. Hammerzehen versuchen Aufgaben zu übernehmen, die bei einem funktionsfähigen Bewegungsapparat von Fußgewölbe, Sprunggelenk, Unterschenkel, Knie und Hüfte erledigt werden. Hammerzeh-Patienten sind immer wieder überrascht, wenn wir die Behandlung mit Übungen für die Hüfte beginnen.

muskulatur bewirkte – Reibung reduziert. Nehmen wir an, eine Briefträgerin zieht sich eine schmerzhafte Schwiele an der Innenkante der rechten Ferse zu, weil auf dieser Stelle das Hauptgewicht ihres Körpers lastet. Sie wird in den Schalterdienst versetzt. Die Schwiele wächst dennoch weiter, wegen der geringeren Belastung allerdings langsamer. Derweil verschlimmert der Bewegungsmangel die ursächliche Funktionsstörung – in diesem Fall eine schiefe Hüfte – bis zu dem Grad, dass immer weniger Bewegung immer mehr Reibung erzeugt.

Ballenbildung und Hammerzehen

Ein Ballen bildet sich durch Verknöchern des Grundgelenks einer Zehe. Dieser hartnäckig anhaltende Prozess befällt oft die Großzehengrundgelenke, kann aber auch die anderen Zehen treffen. Auch hier reagiert der Körper auf falsches Aufsetzen des Fußes und Verteilen des Körpergewichts. Um die Beweglichkeit und damit Angreifbarkeit des fehlbelasteten Gelenks einzuschränken, erzeugt er an der Druckstelle ein rot geschwollenes Polster. Dieser entzündete Schleimbeutel verknöchert mit der Zeit, und die Zehe verkrümmt sich zur Außenseite des Fußes hin.

Egoscue-Übungsset Nr. 1: Fehlbelastung der Füße

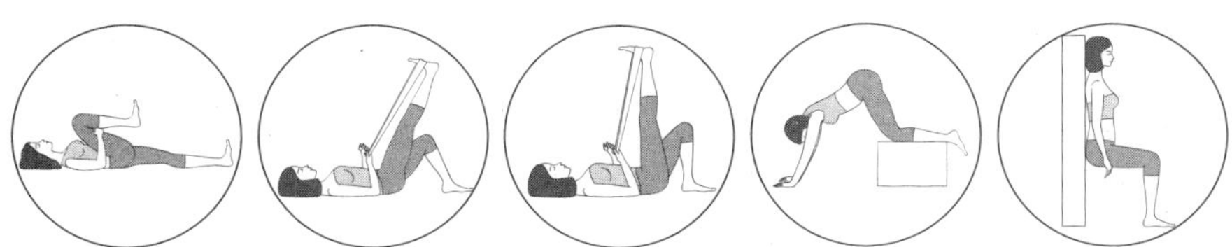

Zeitbedarf der Übungsfolge: 15 Minuten
Übungshäufigkeit: Täglich einmal morgens
Gesamtzeitraum: Führen Sie die Übungen täglich aus, bis Sie 24 Stunden lang vollkommen schmerzfrei sind. Machen Sie dann eine weitere Woche lang wie gewohnt und danach mit dem allgemeinen Konditionsprogramm von Kapitel 13 weiter.
Bei schmerzlosen Symptomen wie zum Beispiel Ballenbildungen sollten Sie diese Übungssequenz drei Wochen lang täglich ausführen, ehe Sie zum Konditionsprogramm übergehen.

❶ Fußkreisel und Fußpaddel

Dieses Übungsset stellt die Beweglichkeit des Sprunggelenks wieder her und kräftigt die Beuge- und Streckmuskulatur. Legen Sie sich für den Fußkreisel auf den Rücken. Strecken Sie ein Bein flach auf dem Boden aus, und winkeln Sie das andere zur Brust hin an. Verschränken Sie die Hände unter dem angewinkelten Knie, und drehen Sie den Fuß **30-mal** im Uhrzeigersinn. Das andere Bein bleibt dabei flach am Boden liegen, wobei die Zehen spitz nach oben zur Decke zeigen. Kreiseln Sie anschließend 30-mal in die entgegengesetzte Richtung. Wiederholen

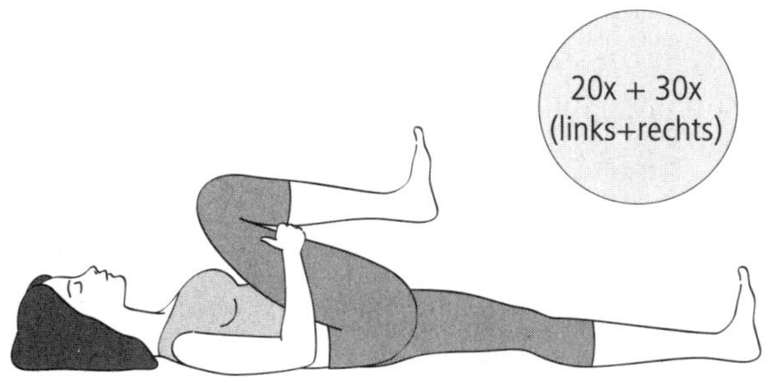

20x + 30x
(links+rechts)

Sie die Übung mit dem anderen Fuß. Achten Sie unbedingt darauf, dass die Bewegung nicht aus dem Knie, sondern ausschließlich aus dem Sprunggelenk erfolgt.
Bleiben Sie für das »Paddeln« wie gehabt auf dem Rücken liegen, ein Bein ausgestreckt, das andere angewinkelt. Ziehen Sie die Zehen des angewinkelten Beins nach oben in Richtung Schienbein, und strecken Sie sie dann wie eine Ballerina spitz nach vorn aus. Wiederholen Sie diese Bewegung auf jeder Seite **20-mal**.

2 Wadenstretching 1

Für dieses Übungspaar brauchen Sie einen Gürtel oder ein Band mit Schlaufe. Beginnen Sie mit dem Wadenstretching: Legen Sie sich auf den Rücken, die Knie angewinkelt, die Fußsohlen locker in Hüftbreite auf dem Boden abgesetzt. Legen Sie die Schlaufe von Gürtel oder Band um den rechten Fußballen. Spannen Sie den rechten Oberschenkel an, während Sie die Zehen mit dem Band zum Schienbein ziehen, heben Sie das Bein bis zu einem Winkel von 45 Grad an. Die Oberschenkel sollten parallel ausgerichtet sein. Lockern Sie die Schultern. **30 Sekunden halten.** Wiederholen Sie diese Übung auf der linken Seite.

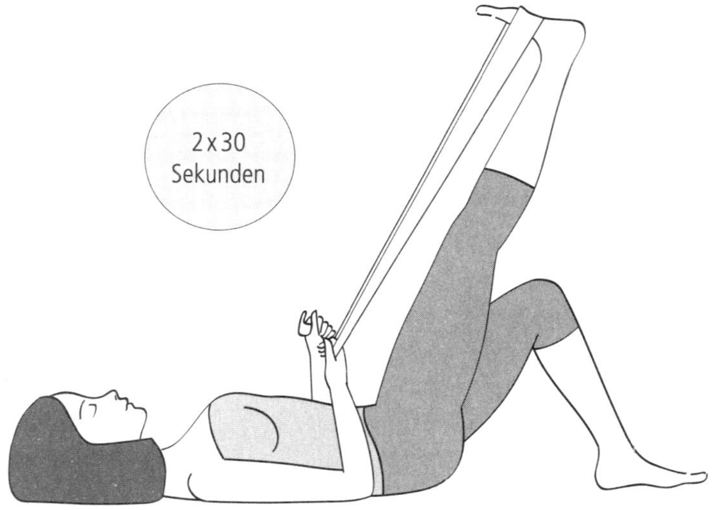

③ Wadenstretching 2

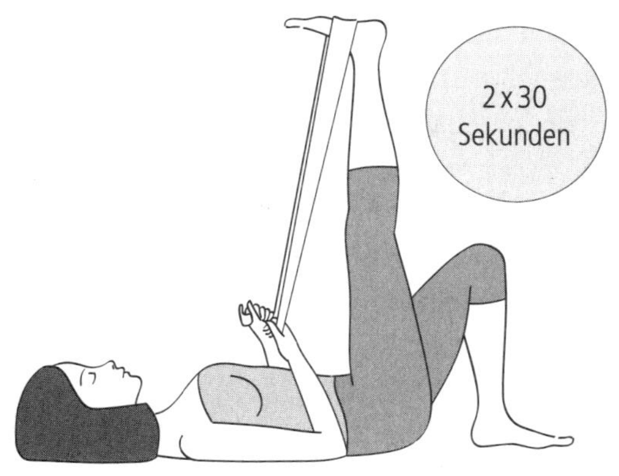

Hier ist die Ausgangsposition dieselbe, die Schlaufe wird aber um die Fußmitte geschlungen. Ziehen Sie nun das Bein zum Körper hin, halten Sie es dabei gestreckt und die Oberschenkelmuskeln angespannt. Ziehen Sie das Bein nicht zu weit nach oben (die Pobacke sollte am Boden bleiben). Halten Sie die Position **30 Sekunden lang**, und wechseln Sie dann die Seite. Diese Übung trainiert alle Muskeln vom Fuß bis zur Hüfte.

④ Pferd

Diese Übung korrigiert die Drehung des Hüftgelenks. Hüftgelenke, die einen Drall nach links oder rechts aufweisen, stören die Funktion von Knie- und Sprunggelenken. Knien Sie sich auf einen festen Schaumstoffblock oder Stuhl. Beugen Sie den Oberkörper vor, und stützen Sie ihn mit den Armen ab, die Handflächen unterhalb der Schultern flach auf dem Boden. Lassen Sie Kopf und Rücken entspannt bodenwärts sinken, sodass die Schulterblätter einander berühren. Bleiben Sie ganz locker, Ihr Rücken darf merklich

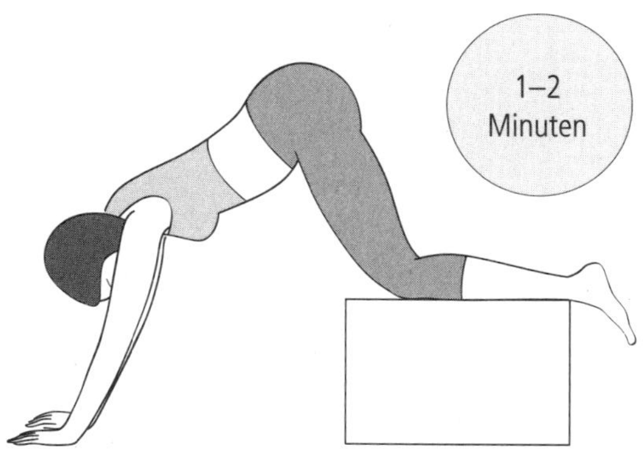

durchhängen. Lassen Sie die Ellenbogen durchgestreckt. Wandern Sie mit den Händen ca. 15–20 cm nach vorn, sodass die Hüften nicht mehr senkrecht über den Knien stehen. Halten Sie diese Position **1–2 Minuten** lang.

❺ Luftbank

Diese Übung dehnt die Muskulatur von Hüften, Knien und Knöcheln und bringt die Gelenke unter Belastung wieder in ihre korrekte Ausrichtung. Am besten stellen Sie sich zunächst mit dem Rücken an eine Wand. Pressen Sie Hüften und Schultern gegen die Wand, rutschen Sie mit den Füßen vorwärts und mit dem Rücken langsam abwärts in Sitzhaltung. Die Oberschenkel sollten sich im rechten Winkel zum Rumpf befinden und die Knie senkrecht über den Knöcheln stehen, nicht über den Zehen. (Sie dürfen Ihre Zehen nicht mehr sehen.) Wenn Sie Schmerzen in den Kniescheiben verspüren, rutschen Sie mit dem Rücken einfach wieder etwas höher, um den Druck zu mindern. Drücken Sie den unteren und den mittleren Rücken an die Wand und spüren Sie, wie der Quadrizeps, der Muskel an der Oberseite der Oberschenkel, arbeitet. Verharren Sie **1–3 Minuten** in dieser Position. Wer dies anfangs als zu anstrengend empfindet, kann mit wenigen Sekunden beginnen und sich allmählich steigern. Nach dieser Übung sollten Sie **1 Minute** umhergehen.

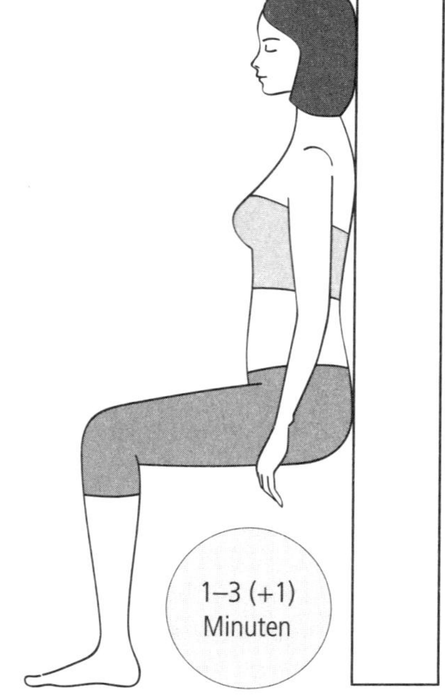

Ehe ich dieses Kapitel beschließe, möchte ich doch noch aufs Schuhwerk zu sprechen kommen. Schmerzen hin, Schmerzen her, gerade bei Schuhen bewährt sich die Devise: »Weniger ist mehr.« Aus Sicht des Bewegungsapparats ist der Schuh der grausamste Feind des Fußes. Eingesperrtsein in Leder, Leinen, Gummi oder synthetische Materialien widerspricht der Natur des Fußes zutiefst. Die künstliche Sohle des Schuhs macht es dem Fuß unmöglich, sich völlig zu beugen und zu strecken und den Untergrund abzutasten. Der beste Rat, den ich Ihnen für Ihre Füße geben kann, lautet daher: Ziehen Sie so oft wie möglich die Schuhe aus und gehen Sie barfuß!

Schuhe müssen leicht sein, flexibel und dürfen auf keinen Fall drücken. Insbesondere Frauen, die an einer Funktionsstörung des Bewegungsapparats leiden, sollten bedenken: Hohe Absätze sehen gut aus, tun aber nicht gut. Sie haben eine Vielzahl von »Nebenwirkungen«. Unter anderem behindern sie das Abrollen von Fuß und Sprunggelenken und führen zur Verlagerung des Körpergewichts auf die vordere Hälfte oder das vordere Drittel des Fußes. Es kommt zur Verkürzung der Wadenmuskulatur und zur Fixierung von Knie- und Hüftgelenken in Streckung.

In hochhackigen Schuhen kippen die Hüften nach vorn und unten, um eine aufrechte Haltung zu bewahren. All das wäre bei Menschen mit gesunden Hüften vielleicht noch tolerierbar, aber diese sind heute leider die Ausnahme. Außerdem versetzen »High Heels« selbst einen perfekt funktionsfähigen Bewegungsapparat in eine instabile Position.

Beim Richtungswechsel verlangen sie nahezu akrobatische Fähigkeiten, denn die Veränderung des natürlichen Gehmusters macht ein geschmeidiges Zusammenwirken von Muskulatur und Gelenken so gut wie unmöglich. Frauen mit gesundem Bewegungsapparat werden durch das Tragen hoher Absätze kaum bleibende Schäden davontragen, bei Vorbelastungen stellen sie jedoch einen zusätzlichen negativen Faktor dar, auf den »frau« besser verzichten sollte.

Auch für Sportschuhe gilt: »Weniger ist mehr.« Es wird ein unglaublicher technischer Aufwand betrieben, um immer neue Modelle zu entwickeln, die den funktionsgestörten Füßen, Knöcheln, Knien und Hüften der Käufer gut bekommen sollen. Doch es tritt das Gegenteil ein. Mit jedem Schritt verschlimmern sich die Probleme. Indem sich der stolze Besitzer

Schuh-Sucht

Machen Sie einmal folgenden Test: Ziehen Sie unmittelbar nach einem Training Ihre Turnschuhe aus, und gehen Sie herum. Welches Gefühl haben Sie dabei? Drehen Sie sich schnell um, stellen Sie sich auf die Zehenspitzen, gehen Sie rückwärts.

Finden Sie weniger Gleichgewicht? Weniger Halt? Sollte dies der Fall sein, dann teilt Ihnen Ihr Bewegungsapparat unmissverständlich mit, dass Sie abhängig geworden sind – von Ihren Schuhen.

beim Laufen, Rennen, Springen und Balancieren auf seine ach so gesunden Schuhe verlässt, macht er sich die normalen Funktionen seines Bewegungsapparats immer weniger bewusst. Kein Schuh kann Fußprobleme heilen, mag er auch noch so teuer sein. Im besten (und damit schlechtesten) Fall verdeckt er die Funktionsstörung. Und ein verstecktes Problem wird mit der Zeit nur schlimmer.

Noch wichtiger ist das Thema Kinderschuhe. Es ist schlimm, wenn Erwachsene Fähigkeiten verlieren, aber Verlorenes lässt sich immerhin wieder finden. Wer jedoch von Kindesbeinen an falsches Schuhwerk trägt, entwickelt wichtige Bewegungsfunktionen womöglich erst gar nicht. Im Haus sollten Kinder deshalb nie Schuhe tragen! Das gilt, wenn irgend möglich und ungefährlich, auch für draußen. Ein Sommer, den man barfuß im Park, am Strand oder im Garten verbracht hat, zahlt sich ein Leben lang aus.

Die ersten Monate und Jahre sind für die Entwicklung eines gesunden und kräftigen Bewegungsapparats entscheidend. Babyschuhe gehören allenfalls an Autorückspiegel, aber nicht an Babyfüße. Stecken Sie Ihr Kind, auch wenn es anfängt zu laufen, möglichst wenig in Schuhe. Während das Kind durch die Gegend wackelt, purzelt und krabbelt, sollten seine Füße sich ungehindert beugen, strecken und im Zusammenspiel mit den Muskeln des unteren Rumpfes wachsen können. Ferner verführen stabile Schuhe das Kind dazu, sich vorzeitig auf seine Beinchen zu stellen. Das sollten Eltern besser nicht mit Stolz sehen. Kleinkinder bewegen sich nämlich nicht ohne Grund wie Vierfüßer: Indem sie herumrollen, sich ausstrecken und auf Knien, Händen und Ellenbogen herumrobben, entwickeln sie buchstäblich von Grund auf ganzheitliche Bewegungsmuster.

Lassen Sie sich nicht von Zeitvorgaben scheu machen: Schuhe sind erst dann angebracht, wenn sich die aufrechte Körperhaltung ausreichend stabilisiert hat. Ganz von allein und erstaunlich schnell richten sich die nach außen gedrehten Füße des Neugeborenen einwärts und geradeaus. Wenn wir unsere Töchter und Söhne zu früh auf die nach außen gedrehten Füßchen stellen und dann auch noch in niedliche Schühchen mit fester Sohle zwängen, betrügen wir sie um ein natürliches Grundrecht.

Wozu die Eile? Zu gegebener Zeit, wenn er sich seiner sicher ist, besiegt der Körper die Schwerkraft und richtet sich mühelos auf, um den Rest seines Lebens auf zwei Füßen zu verbringen.

5

Die Sprunggelenke: Hochleistung mit Sicherungsschutz

Die zu den acht gewichtstragenden Gelenken zählenden Sprung- oder Fußknöchelgelenke sind wahre Meister im Gewichtheben: Sie halten die Last von beinahe 100 Prozent des Körpergewichts aus. Nichtsdestotrotz kommt, abgesehen von den Kniegelenken, kein anderer Teil des Bewegungsapparats beim Sport öfter zu Schaden als die Sprunggelenke. Etwa 20 Prozent aller Sportverletzungen haben mit ihnen zu tun.

Riskant sind vor allem Sportarten wie Fußball, Tennis und Querfeldeinlauf, die viel Springen und jähes Aufsetzen, rasche Richtungswechsel und Laufen auf unebenem Boden erfordern. Wohlgemerkt, sie sind riskant, aber nicht Schuld an Fußknöchelverletzungen. Fußknöchel können Basketballmeisterschaften genauso mühelos mitmachen wie einen Waldspaziergang – gesunde Knöchel jedenfalls. Funktionsgestörte Sprunggelenke allerdings sind anfällig, und zwar nicht nur beim hitzigen Fußballspiel, sondern auch beim müßigen Waldspaziergang.

»Schwache« Sprunggelenke und ihre Stärke

Während meiner langjährigen therapeutischen Tätigkeit habe ich von meinen Patienten tausendfach den Ausdruck »schwache Sprunggelenke« gehört. Sie (und viele andere) erklären damit alles Mögliche, weshalb weiße Basketballspieler nicht hoch genug springen können, manche Skiläufer beim Wedeln keine elegante Figur machen und so weiter. In ihren Augen sind die Sprunggelenke ein Relikt unseres Vierfüßlerdaseins und ihre »Unzulänglichkeit« ein Beweis dafür, dass wir nicht dafür geschaffen sind, aufrecht zu gehen.

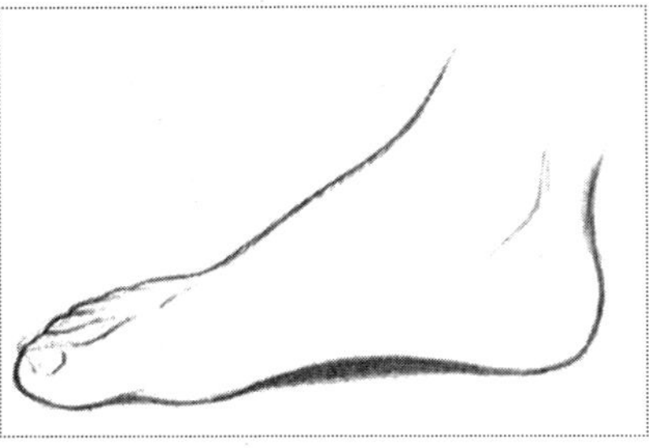

Welch ein Unsinn! Die Sprunggelenke erfüllen perfekt sämtliche Anforderungen der Fortbewegung auf zwei Beinen. Indem sie sich verhalten wie Scharniere an einem Hebel, schaffen sie drei Dinge gleichzeitig: Gewicht tragen, Gewicht bewegen und starken Aufprall abfedern. In der Röntgenaufnahme sieht das Gelenk wie ein wirres Puzzle aus Knöchelchen aus, die von Gummibändern (den Ligamenten oder Bändern) zusammengehalten werden. Die diversen Gelenkverbindungen nehmen 60 Prozent der Gesamtoberfläche des Gelenks ein. Dadurch ist das Gelenk fähig, nuanciert, flexibel und elastisch zu arbeiten, während ein aus nur wenigen groben Bauteilen bestehender Mechanismus ungleich schwerfälliger reagieren würde.

Wieso kommt es dann so oft zu Sprunggelenksverletzungen? Nun ja, tatsächlich wegen »schwacher Sprunggelenke«. Das richtige Verständnis von Stärke und Schwäche ist der Schlüssel zum Verständnis des Funktionsprinzips unserer Sprunggelenke. Sprunggelenke sind auf das Zusammenspiel mit den anderen tragenden Gelenken angewiesen. Ist dieses (wegen falscher Ausrichtung von Knien, Hüften oder Schultern) gestört, werden sie in der Tat schwach.

Die große Oberfläche bzw. Vielzahl der Puzzleteile wirkt sich dann eher nachteilig als vorteilhaft aus: Haben die Sprunggelenke zu viel Spiel und zu wenig Stabilität, können die Bänder reißen. »Schuld« daran haben nicht die Sprunggelenke, denn wie alle tragenden Gelenke sind sie schwach und haltlos, solange sie kein Gewicht tragen. Alle Gelenke entwickeln Stärke erst mit dem Zusammenhalt, den die Schwerkraft und eine korrekte Ausrichtung an der Körperachse bewirken. Zum Glück ist es unmöglich, die Gelenke eines lebenden Menschen völlig zu entlasten, denn zumindest die Schwerkraft macht ihren Einfluss geltend. Ein gewisse , wenngleich nicht unbedingt ausreichendes Maß an Festigkeit besitzen die Sprunggelenke also immer.

Ihren vollen Halt entwickeln die tragenden Gelenke, wenn sie als Einheit auftreten dürfen. So wie ein solide gebauter Stuhl es schätzt und viele Jahre lang treu hält, wenn seine vier Beine gleichmäßig belastet werden. Ständiges Kippen und Wippen auf den Hinterbeinen aber nimmt er übel, wird wackelig und bricht am Ende zusammen. Ähnlich verlieren unsere acht gewichtstragenden Gelenke an Halt und Festigkeit, wenn sie nicht mehr nach dem Prinzip arbeiten dürfen: »Gemeinsam sind wir stark.« Ihre lebenswichtige Teamarbeit leidet, sobald die (in Kapitel 1 beschriebene) parallele Grundausrichtung des Bewegungsapparats an der senk- und waagerechten Achse aus den Fugen gerät.

Dann verteilt sich das Körpergewicht nicht gleichmäßig auf die Gelenke, sondern belastet einzelne davon übermäßig stark. Da verwundert die Verletzungsanfälligkeit der Sprunggelenke wenig, müssen sie doch bereits unter normalen Umständen viel Last tragen und starkes Aufprallen aushalten. Doch lässt sich das Problem nicht durch einen Umbau des Gelenks, Schienen oder Schuhe mit Spezialabsätzen lösen. Vielmehr reicht schon ein wenig Beistand ihrer Freunde, der anderen tragenden Gelenke, aus (siehe Abb. unten).

Marc, ein amerikanischer Profibasketballer der Spitzenklasse, kam in meine Klinik, um sich seine Knie »richten« zu lassen. Da Knieschützer und -bandagen im Basketball als Markenzeichen harter Spieler gelten, tat er seine schmerzenden Knie als Berufsrisiko ab. Wir sahen dies anders: Ursache war die gestörte Verbindung von Hüften und Knöcheln; der »Anschluss« stimmte zwar noch, aber die Kommunikation bzw. Zusammenarbeit hatte sich stark reduziert.

Marc glaubte uns nicht – bis wir ihn die »Fußkreisel und Fußpaddel« (siehe Kapitel 4, Egoscue-Übung 1, S. 75f.) ausführen ließen. Diese Übung ist nicht schwer, es sei denn, die Sprunggelenke sind funktionsgestört. Völlig überrascht bemerkte Marc, dass eines seiner Sprunggelenke nur mehr einen Bewegungsradius von beinahe null hatte – ein Gelenk, das er ungezählte Stunden mit Sprüngen und Landungen belastet hatte, mit dessen Hilfe er Haken schlug, abbremste und lospreschte.

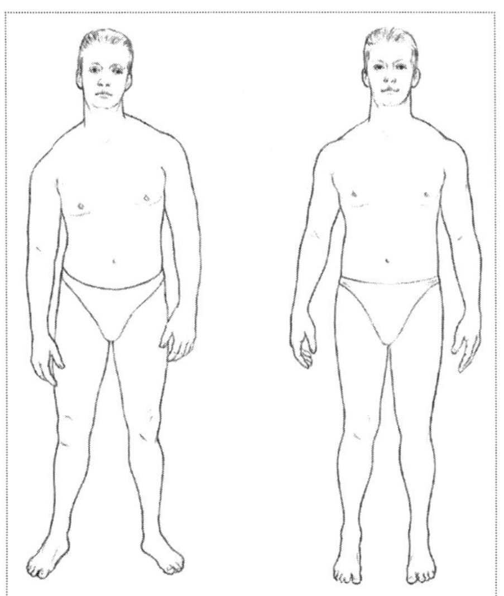

Es war nur zu folgerichtig, dass seine Knie schmerzten, und mit der Zeit würden es auch seine Hüften tun. Erst jetzt gestand Marc, dass er das Sprunggelenk schon mehrmals mit einer Arthroskopie, einer Gelenkspiegelung, auf einen Knochensporn hin hatte untersuchen lassen. Marc hatte sich darüber nicht viele Gedanken gemacht, aber: Ein Knochensporn entsteht nicht ohne Grund.

Er entsteht, wenn ein Gelenk abgekoppelt von den anderen tragenden Gelenken arbeitet, bis seine Teile schließlich bei Bewegung und Belastung knirschen und gegeneinander schlagen. Freudig überrascht (ja, das sind wir immer wieder, obwohl wir in der Klinik tagtäglich Erfolge erleben) sahen wir, wie Marc seinen Bewegungsgrad bei der Übung »Leistendehnung auf Rollen« (siehe Kapitel 6, S. 117) binnen 45 Minuten von null auf 80 Prozent steigerte. Nach wenigen Sitzungen war er bei 100 Prozent angelangt – und von den Schmerzen in seinen Knien erlöst.

Bänderdehnungen, Bänderrisse, Schwellungen

Die knöchernen Bestandteile der Sprunggelenke werden durch Bänder (Ligamente) zusammengehalten. Diese aus Bindegewebe bestehenden ebenso robusten wie elastischen Bänder können einiges aushalten: Schätzungen zufolge entspricht die Kraft, die beim Gehen senkrecht auf die Sprunggelenke einwirkt, dem Dreieinhalbfachen unseres Körpergewichts. Gleichzeitig werden etwa 10 Prozent des Körpergewichtes in eine horizontale Kraft im Sprunggelenk umgewandelt; erzeugt wird diese Kraft durch die Trägheit der Vorwärtsbewegung. Man kann sich das bildlich ungefähr so vorstellen, als würde bei einem 90 Kilogramm schweren Mann eine Bowlingkugel von 9 Kilo durch die Sprunggelenke rollen, und zwar im gesunden Zustand überwiegend vor und zurück. Liegt eine Funktionsstörung vor, kullert die »Kugel« seitwärts bzw. in alle möglichen Richtungen.

Wegen dieser extrem hohen Beanspruchung verfügen die Sprunggelenke über einen integrierten Schutzmechanismus: Bei Überbelastung (und fehlender Unterstützung seitens der anderen tragenden Gelenke) springen ihnen nachgerade die Sicherungen heraus. Die Bänder reagieren mit schmerzhaften Zerrungen und Rissen – Warnsignalen, die Frakturen der Gelenkknochen vorbeugen sollen.

Kein Teil des Bewegungsapparats ist verletzungsanfälliger als die Bänder, die das Wadenbein des Unterschenkels mit dem Sprunggelenk verbinden; ein Band ist nach hinten in Richtung Ferse gespannt, das andere nach vorn (siehe Abb. rechts oben). Sportler machen für Bandverletzungen gern fal-

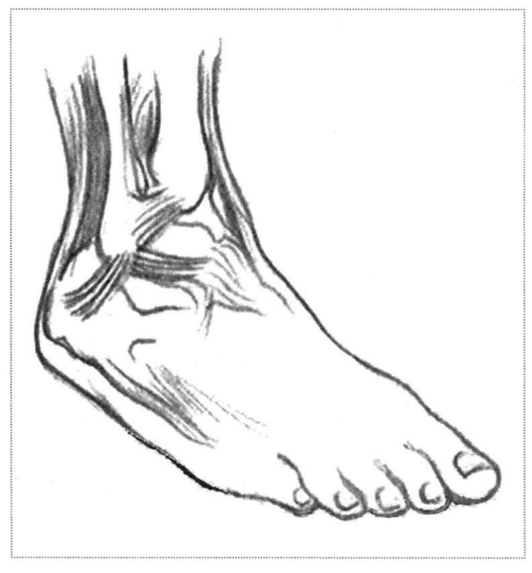

sches Training, mangelhafte Technik, Erschöpfung oder schlichtweg Pech verantwortlich. Nichtsportler reden sich folgendermaßen heraus: »So was kommt in den besten Familien vor.«

Ebenso häufig erklärt man Sprunggelenksverletzungen mit Missgeschicken bei der Supination und Pronation, dem in Kapitel 4 erklärten Aus- und Einwärtsdrehen des Fußes: Wenn beispielsweise ein zum Sprung ansetzender Basketballspieler zu abrupt supiniere, d. h. sich mit den abgesenkten äußeren Fußkanten abstößt, so könne dies die Belastungsgrenze der Gelenke überschreiten. Setze er bei der Pronation wiederum – vielleicht weil er einem Mitspieler auf die Füße tritt – verkehrt auf, nämlich auf gehobenen statt auf abgesenkten Fußinnenkanten, so würden die Sprunggelenke dies eventuell nicht verkraften.

Wie aber bereits in Kapitel 4 ausgeführt, sind weder Pronation noch Supination die Verletzungsursache. Füße und Sprunggelenke sind dazu geschaffen, auf unebenen Oberflächen zurechtzukommen. Werden jedoch die Sprunggelenke ihrer Unterstützung von unten und oben – jener der Fußgewölbe, Knie und Hüften – beraubt, müssen sie jeden Schlag allein einstecken. Das Gefühl, »schwache Sprunggelenke« zu haben, ist ein Anzeichen für die Überbeanspruchung und bedenkliche Instabilität der Gelenke. Es ist zudem symptomatisch für umfassendere, zum Beispiel durch abgeflachte Fußgewölbe und Fehlstellungen der Knie- und Hüftgelenke bewirkte Funktionsstörungen. Dann verkehrt sich einer der Hauptvorteile der Sprunggelenke, ihre hohe Beweglichkeit, in einen fatalen Nachteil.

Die meisten Verstauchungen werden dadurch hervorgerufen, dass unvermittelt die Bewegungsgrenze von Muskeln und Gelenken überschritten

Was tun, wenn die Fußknöchel schmerzen?

- Stellen Sie als Erstes sicher, dass es sich um eine Verstauchung und nicht um eine Fraktur handelt.
- Tauchen Sie den Fuß bis über die Knöchel in Eiswasser. Wird die Kälte unerträglich, nehmen Sie ihn für 1 oder 2 Minuten aus dem Wasser heraus und tauchen ihn danach wieder ein. Wenn Sie dies insgesamt 10 bis 12 Minuten lang abwechselnd getan haben, wird die Schwellung zurückgehen.
- Machen Sie 35 bis 45 Minuten lang die Übung »Leistendehnung« (siehe S. 93). Dies richtet die tragenden Gelenke beider Körperseiten wieder aus und hilft dem Sprunggelenk in die korrekte Position zurück.
- Streifen Sie über den verletzten Fuß Socke und Schuh, und stehen Sie auf. Geben Sie nach und nach mehr Gewicht auf den Fuß, bis er wieder normal belastet ist. Gehen Sie dann langsam und vorsichtig umher. Unbedingt beachten: Ihre Fußspitzen müssen beim Gehen gerade nach vorn zeigen und die Füße nach dem Schema Ferse-Ballen-Zehen abrollen!
- Wiederholen Sie die Übung »Leistendehnung« täglich, bis sich Ihr Sprunggelenk voll erholt hat.

wird. In der Regel handelt es sich bei ihnen um leichtere Verletzungen, die mit Schwellungen und Schmerzempfindlichkeit einhergehen, und noch nicht um schwerwiegendere Verrenkungen oder Bänderschäden. Kommt es zum Bänderriss (dabei reißt ein Band quer seiner Längsfaser), so ist dies zwar schmerzhaft, die Auswirkung auf das gesamte Sprunggelenk aber weitaus übler und hauptverantwortlich für die Beschwerden.

Wenn die Fußknöchel schmerzen, ist die Versuchung groß, den Fuß mit den Zehen auswärtszudrehen. Doch das verstärkt lediglich die Fehlbeanspruchung der verletzten Bänder und fördert Schwellungen. Achtet man hingegen beim Gehen auf korrektes Abrollen (von Ferse über Ballen zu Zehen), so können Fußgewölbe und Knie beim Tragen helfen; auch dämpft dies den Supinations- und Pronationsdrang, der mit Seitwärtsdrehungen das verletzte Sprunggelenk stresst. Sie können den Knöcheln getrost mit einer Sportbandage zusätzlichen Halt geben. Steifere Stützverbände sollten Sie jedoch meiden. Denn sie sind dem ordentlichen Abrollen des Fußes hinderlich und spornen die Muskeln an der Innenseite des Oberschenkels zu erhöhter Leistung an, was wiederum die Knie- und Hüftfunktionen untergräbt.

Achten Sie genau auf die Reaktionen Ihres Körpers. Sie werden Beschwerden verspüren, das ist unvermeidlich. Übertreiben Sie nicht, wenn die Schmerzen beim Gehen sehr heftig sind oder zunehmen. Legen Sie häufig Verschnaufpausen ein. Setzen Sie sich hin, lagern Sie den Fuß hoch, und gönnen Sie ihm Ruhe. Dennoch müssen Sie unbedingt versuchen, das Sprunggelenk so schnell wie möglich wieder zu belasten. Denn alle Muskeln und Gelenke verlieren in dem Maße an Leistungsvermögen, in dem sie nicht gefordert werden.

Knöchelbrüche

Bei Sprunggelenksfrakturen muss der gebrochene Knochen durch eine Operation oder eine andere fachärztliche Methode wieder eingerichtet werden. Daran führt kein Weg vorbei.

Sie können den Heilungsprozess aber durch die Übung »Leistendehnung« (siehe S. 93) unterstützen. Ferner dienen sämtliche in den folgenden Kapiteln vorgestellten E-Übungen für Hüften und Knie der Vorbereitung auf den Zeitpunkt, ab dem Sie nach ärztlichem Ermessen das gebrochene Sprunggelenk wieder belasten und gehen dürfen.

Auf eine Operation sollte man sich nur im schlimmsten Fall einlassen. Schrauben und Platten sind stabil, aber der menschliche Bewegungsapparat ist, wenn man ihm nicht dazwischenfunkt, nicht nur stabiler, sondern auch intelligenter. Früher war es gang und gäbe, dass praktische Ärzte gebrochene Knochen ohne chirurgischen Eingriff einrichteten, doch diese Kunst gerät leider zunehmend in Vergessenheit. Gegebenenfalls lohnt es allemal, sich nach Ärzten zu erkundigen, die solch schonendere Verfahren beherrschen.

Dieselbe Behandlung ist bei Verrenkungen und Bänderrissen angebracht. In beiden Fällen sind die Knochen des Sprunggelenks zwar nicht gebrochen, aber durch gewaltsame Einwirkung verschoben. Sie benötigen nun die Gelegenheit, sich wieder in ihre korrekten Positionen zu begeben und an ihre alten Aufgaben zu machen. Und das werden sie in einer bemerkenswert kurzen Zeit tun.

Die Schwellungen, die bei Brüchen, Verstauchungen und anderen Verletzungen des Bewegungsapparats auftreten, sind meist weniger eine Schadensmeldung der tatsächlich betroffenen Stelle als vielmehr ein Anhaltspunkt dafür, wie sehr das umgebende Gewebe unter dem Unfall gelitten hat. Insofern stellen Verletzung und Schwellung »zwei Paar Schuhe« dar. Gerade bei Schwellungen der Fußknöchel tun Sie gut daran, an der Ausrichtung von Hüften, Knien und Knöcheln zu arbeiten. Dies fördert die Durchblutung, den Abbau von Abfallprodukten und die lokale Sauerstoffversorgung. Die Übung »Leistendehnung« hilft die verletzten Gliedmaßen auszurichten und fördert ihr Zusammenspiel mit den anderen Gelenken, ohne sie mit Gewicht zu belasten.

Schwellungen an den unteren Extremitäten können auch auf ernste innere Krankheiten wie Herzprobleme oder Diabetes verweisen. Daher ist die beschriebene Behandlung nur bei Schwellungen zu empfehlen, die mit Verletzungen des Bewegungsapparats zu tun haben.

Entzündungen der Achillessehne

Um ihren Sohn unsterblich zu machen, badete die Nereide Thetis den neugeborenen Achilles im mythischen Fluss Styx. Nur die Ferse, an der sie ihn hielt, blieb trocken. Und so kam es, dass die Weissagung sich bewahrheitete und Achilles, der größte Held der Griechen vor Troja, fiel: In den letzten Tagen des Trojanischen Krieges wurde Achilles von einem Pfeil an seiner einzigen verwundbaren Stelle, der Ferse, tödlich getroffen.

Homer, der Erzähler dieser Sage, kannte offenbar die menschliche Anatomie. Die Achillessehne besitzt einen vergleichsweise kleinen Durchmesser und wird weder von einem Knochen noch von Muskelmasse geschützt. Und wenn ein Kämpfer der Wendigkeit zuliebe Unterschenkel und Füße nicht so panzert wie seinen Oberkörper, dann hat ein trojanischer Speer mit dieser Sehne ziemlich leichtes Spiel.

Die Achillessehne verbindet den dreiköpfigen Wadenmuskel mit dem Fersenbein. Diese Verbindung betätigt den kraftvollsten Hebelmechanismus unseres Körpers (siehe Abb. rechts). Beim Gehen und Laufen wird unser gesamtes Körpergewicht vom Wadenmuskel (und dem Schollenmuskel) hochgehievt und mithilfe der Achillessehne, die diese enorme

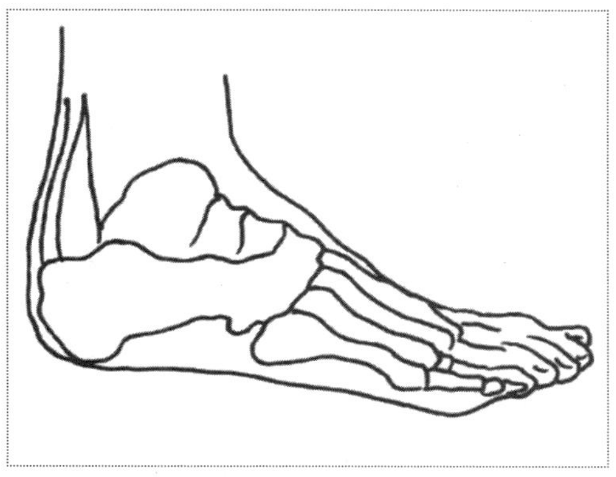

Muskelkraft auf den Fuß überträgt, vorwärtsbewegt. Wie ihr griechischer Namenspatron ist die Achillessehne kein Schwächling, im Gegenteil: Sie ist – in Anbetracht ihrer Aufgabe kein Wunder – die stärkste Sehne unseres Körpers. Trotzdem wird sie öfter als jede andere Sehne verletzt. Warum? Aus demselben Grund wie die Sprunggelenke, nämlich wegen einer Funktionsstörung.

Muskeln arbeiten stets im Gegenspiel: Ein Muskel beugt, der andere streckt. Dieselbe Regel gilt für die Sehnen.

Die Gegenspieler der Achillessehne verankern die beiden Köpfe des Wadenmuskels an den zwei Gelenkhöckern des Oberschenkelknochens, die einen Teil des Kniegelenks bilden. Dabei setzt eine dieser Sehnen eine Spur tiefer an als die andere. Sobald das Knie eine Fehlstellung aufweist, werden die Spannkraft und das dynamische Zusammenspiel der Sehnen gestört.

Die Achillessehne zieht sich nicht mehr gleichmäßig straff zusammen, sondern beginnt schlaff zu werden und abrupt zu »schnappen«. Stellen Sie sich vor, Sie würden mit der linken und rechten Hand die Enden eines zusammengerollten Geschirrtuchs halten. Um das gesunde Kontraktions- und Entspannungsmuster der Achillessehne zu simulieren, halten Sie das Tuch gerade und fest gespannt und bewegen beide Hände gleichzeitig nach links und rechts. Halten Sie dann die rechte Hand still, während Sie die linke vor- und zurückbewegen: Das Tuch schlägt Falten und hängt durch. Genau das geschieht mit der Achillessehne bei einer Fehlstellung des Knies.

Für das »Schnappen« ist die Achillessehne nicht gemacht. Auch nicht dafür, einen ein- oder auswärts kippenden Fuß mit instabilen Gewölben zu bewegen. Das gelingt ihr nur mit kräftigem Beistand von Unterschenkel-, Knie- und Hüftmuskulatur. Zwar besitzt sie ein solches Kontraktionsver-

Warnsignale der Achillessehne

- Tragen Sie Schuhsohlen unregelmäßig ab?
- Kehren Sie beim Stehen und Gehen die Zehen nach außen?
- Reagiert Ihre Achillessehne empfindlich, wenn Sie sie sanft zwickend der Länge nach abtasten?
- Setzen Sie sich, und legen Sie das gestreckte Bein mit dem Fuß auf einer Tischkante auf. Spüren Sie es im Sprunggelenk, wenn Sie die Fußspitzen anziehen? (Sie sollten es in der Wade spüren!)
- Führt bei obiger Bewegung die Innenkante des Fußes an, schräg gefolgt von der Außenseite?
- Haben Sie meist ein ungewöhnlich gespanntes Gefühl in der Wadenmuskulatur?

mögen, dass sie mit einem Mal eine Last bewegen kann, die um ein Vielfaches schwerer ist als unser Körper.

Doch wirkt genau diese Kraft, wenn sie sich gegen sich selbst wendet, extrem zerstörerisch. Sie kann Entzündungen verursachen und, schlimmer noch, ein schmerzhaftes Überbein an der Rückseite des Sprunggelenks wachsen lassen. Ein solches Überbein entsteht durch ständige Reibung infolge eines Ungleichgewichts zwischen der Achillessehne und ihrer Gegenspielerin. Viele Ärzte tragen es ab, was die Schmerzen beim Gehen beseitigt, nicht aber die Ursache des Problems. Gelegentlich kommt es zum Rezidiv, überdies wird die Achillessehne stark mitgenommen. Sanfter und dazu wesentlich wirksamer ist ein gezieltes E-Übungsprogramm. Allerdings: Beim vollständigen Riss der Sehne ist ein chirurgischer Eingriff unerlässlich.

Wie man seine Achillessehne vor Schaden bewahren kann, dafür gibt es jede Menge gute Tipps, darunter spezielle Aufwärm- und Stretchingübungen sowie das Meiden möglicherweise gefährlicher Böden wie Aschenbahnen. Der beste Rat, den ich Ihnen geben kann, lautet: Vorbeugen, indem Sie Funktionsstörungen des Bewegungsapparats beseitigen bzw. es gar nicht erst soweit kommen lassen.

Egoscue-Übungsset Nr. 2: Gegen Schmerzen in der Achillessehne

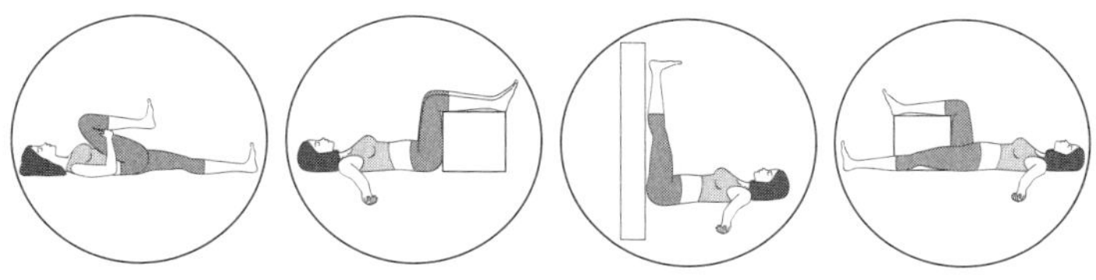

Zeitbedarf der Übungsfolge: 30 Minuten
Übungshäufigkeit: täglich einmal morgens
Gesamtzeitraum: Führen Sie die Übungen täglich aus, bis Sie 24 Stunden lang schmerzfrei sind. Fahren Sie dann eine Woche lang wie gewohnt und danach mit dem allgemeinen Konditionsprogramm von Kapitel 13 fort.

❶ Fußkreisel

Diese Übung erinnert die Sprunggelenke wieder an ihren Bewegungsspielraum. Führen Sie sie auf beiden Seiten durch, auch wenn die Achillessehne nur auf einer schmerzt.

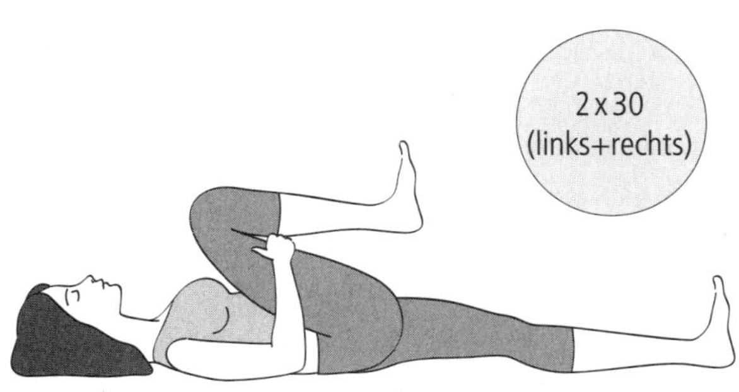

Legen Sie sich auf den Rücken. Strecken Sie ein Bein flach auf dem Boden aus, und winkeln Sie das andere zur Brust hin an. Verschränken Sie die Hände unter dem angewinkelten Knie, und drehen Sie den Fuß **30-mal** im Uhrzeigersinn. Das andere Bein bleibt, die Fußspitze angezogen, flach am Boden liegen. Kreiseln Sie anschließend **30-mal** in die entgegengesetzte Richtung. Wiederholen Sie die Übung mit dem anderen Fuß. Achten Sie darauf, dass die Drehung nicht aus dem Knie, sondern ausschließlich aus dem Sprunggelenk erfolgt.

2 Rückenruhe

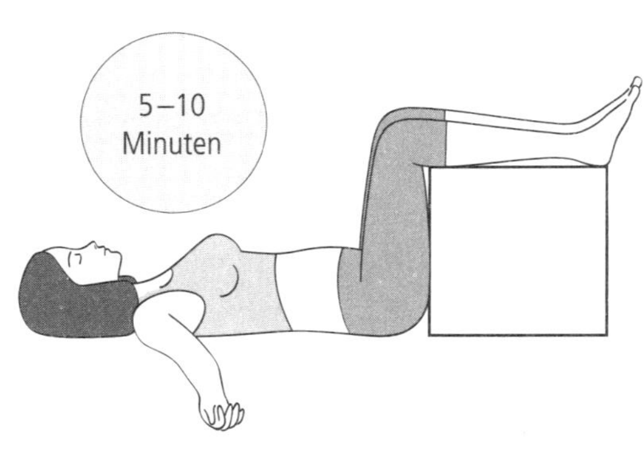

Legen Sie sich auf den Rücken, beide Beine im rechten Winkel über einem Stuhl oder Block. Lassen Sie die Hände, Handflächen nach oben, unterhalb der Schulterlinie auf dem Boden oder Ihrem Bauch ruhen. Lassen Sie den unteren Rücken in den Boden sinken.
Atmen Sie mit dem Bauch bzw. Zwerchfell (der Bauch hebt sich beim Einatmen und senkt sich beim Ausatmen). Halten Sie die Position **5–10 Minuten.**
Da diese Übung die Hüften am Boden hält, bringt sie Ersatzmuskeln davon ab, das korrekte Gehverhalten von Fuß und Sprunggelenk zu beeinträchtigen.

3 Wandwinkel

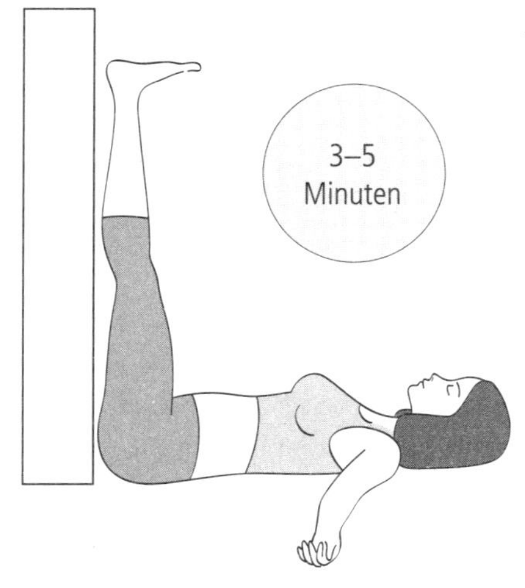

Legen Sie sich auf den Rücken. Lehnen Sie die Beine durchgestreckt in hüftbreitem Abstand gegen die Wand, und spannen Sie die Oberschenkel an. Ziehen Sie Füße und Zehen zu sich heran. Rücken Sie Gesäß und Kniekehlen, die Rückseite der Oberschenkel, möglichst nahe an die Wand – je näher, desto besser.

Konzentrieren Sie sich darauf, den Oberkörper zu entspannen. Bleiben Sie **3–5 Minuten** in dieser Position. Diese Übung trainiert die Vordermuskulatur der Ober- und Unterschenkel.

❹ Leistendehnung

Diese Übung entspannt die kraftvollen Muskeln an den Innenseiten der Oberschenkel. Legen Sie sich auf den Rücken, ein Bein im rechten Winkel auf einem Block oder Stuhl. Strecken Sie das andere Bein gerade auf dem Boden aus. Beide Beine sollten eine Linie mit Hüfte und Schulter bilden. Stützen Sie den Fuß des gestreckten Beins seitlich ab, damit er seine aufrechte Position bewahrt. Entspannen Sie sich in dieser Lage mindestens **10 Minuten**, und wechseln Sie dann die Seite.
Um Ihr persönliches Zeitlimit festzustellen, können Sie während der Übung auch den Oberschenkeltest durchführen: Spannen Sie den Oberschenkel des ausgestreckten Beins an. Finden Sie heraus, wo Sie die Kontraktion am intensivsten spüren; das wird zunächst in Knienähe der Fall sein.
Wiederholen Sie die Anspannung im Verlauf der Übung alle **3–5 Minuten**. Die empfindungsstärkste Stelle wird den Oberschenkel hinaufwandern. Spannen Sie den Oberschenkel jeweils nur kurz an, und lassen Sie gleich danach wieder locker. Wenn Sie die Kontraktion weit oben im Oberschenkel verspüren, ist es Zeit, die Seite zu wechseln.

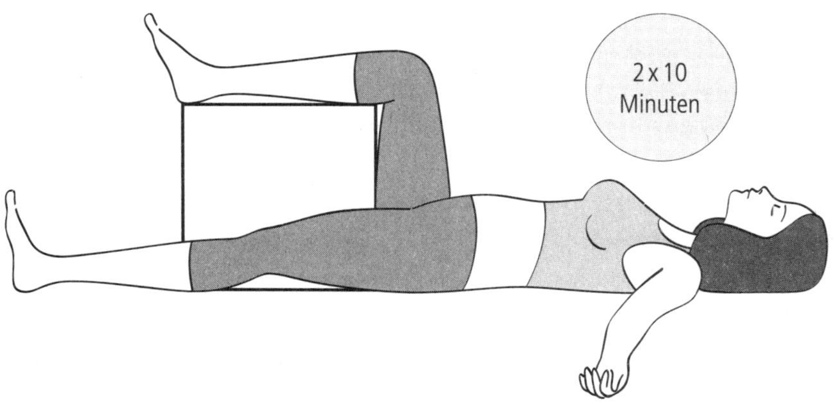

Ein kurzer Blick auf die Nachbarn: Wade …

Die Wade besteht aus fünf Muskeln; zwei Muskeln liegen in der sogenannten oberflächlichen, drei unter ihnen in der tiefen Beugemuskelloge. Sie sind ebenso unkompliziert wie kraftvoll.

Ohne die mächtigen Wadenmuskeln wäre es beinahe unmöglich, aufrecht zu gehen und zu stehen. Sobald wir uns auf die Beine stellen, kämpfen sie gegen die Schwerkraft an, damit wir nicht vornüberkippen. »Beinahe« unmöglich ist eine aufrechte Haltung ohne starke Waden aus folgendem Grund: Wenn Funktionsstörungen vorliegen, leitet der Bewegungsapparat Zuständigkeiten der Waden an Knie, Innenseiten der Oberschenkel und unteren Rücken weiter. Während diese einen verzweifelten Kampf gegen die Schwerkraft aufnehmen, verkümmern die Wadenmuskeln (bleiben aber gerade noch kräftig genug, um die Achillessehne schädigen zu können).

Wadenimplantate aus Silikon zählen zu den gefragtesten »Ersatzteilen« der plastischen Chirurgie. So manche Gewichtheber, die Stunde um Stunde erfolgreich ihren breiten Oberkörper trainieren, bombardieren ihre Wadenmuskulatur geradezu mit Kraftübungen – und trotzdem bieten ihre Waden einen jämmerlichen Anblick. Dies liegt daran, dass die Wadenmuskeln außerhalb der Trainingszeiten nicht regelmäßig stimuliert werden und die Muskeln von Oberschenkeln, Hüften und unterem Rücken ihre Funktionen übernommen haben. Wer sich im Alltag im Prinzip nur noch von Stuhl zu Stuhl zu bewegt, seine Füße auswärtskehrt und die Knie verdreht, darf sich nicht wundern, wenn seine Wadenmuskulatur nach dem Fitnessprogramm abschaltet und saft- und kraftlos bleibt.

Für Gewichtheber sind Silikonimplantate die letzte Rettung. Dabei übersehen sie die naheliegendste und zuverlässigste Lösung: die Wiederherstellung der Funktion. Kümmerlich sind ihre Wadenmuskeln nämlich, weil sie funktionsgestört sind. Sie können nicht reagieren, weil sie der Stimulus nicht erreicht. Damit sie dauerhaft zu Kräften kommen und sich aufbauen, müssen die acht gewichtstragenden Gelenke gleichmäßig ausgerichtet werden.

... und Schienbein

Wer meint, Schmerzen im Schienbein hätten nichts mit den Waden zu tun, irrt: Lernt man die Waden wieder richtig zu bewegen, lassen die Beschwerden in den Schienbeinen nach.

Kein mit den Waden verbundenes Leiden ist unerträglicher als ein schmerzendes Schienbein. Bei jedem Laufschritt hat man das Gefühl, als reiße das Muskelgewebe an der Vorderseite des Beins oberhalb der Fußknöchel. Und das passiert im Grunde auch. Während sich Sprunggelenke und Füße trotz abgesenkter Fußkanten, seitlicher Verdrehungen und anderer Fehlstellungen bemühen, ihre Hebel-Scharnier-Funktion auszuüben, kommt es zu winzigen Rissen des Gewebes, das die vordere Unterschenkelmuskulatur umhüllt. Für den Muskelmantel ist es eine schlimme Tortur, wenn der Unterschenkel sich beim Laufen nicht gleichmäßig streckt und beugt, sondern »eiert« und schwingt. Wieder einmal werden Sie jede Menge guter Ratschläge hören, angefangen vom Kauf spezieller Schuhe und orthopädischer Einlagen bis hin zur Aufnahme leichterer Sportarten.

Unregelmäßig abgetragene Schuhe verursachen keine Schmerzen im Schienbein, sondern: Schmerzende Schienbeine bewirken ein unregelmäßiges Ablaufen der Schuhe.

Doch wieder einmal sind dies die falschen Antworten auf die richtige Frage, die da lautet: Wie lässt sich der Schmerz beseitigen? Die richtige Antwort heißt: Korrigieren Sie Fehlstellungen Ihrer Füße mithilfe des folgenden Übungsprogramms. Diese fünf Übungen koordinieren die Bewegungen von Hüften, Knien und Knöcheln. So kann die beschädigte Muskelumhüllung in Ruhe heilen.

Egoscue-Übungsset Nr. 3: Koordination von Wade und Schienbein

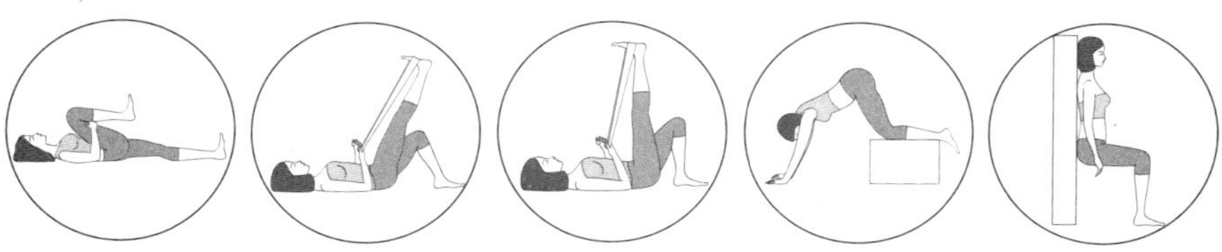

Zeitbedarf der Übungsfolge: 15 Minuten
Übungshäufigkeit: täglich einmal morgens
Gesamtzeitraum: Führen Sie die Übungen täglich aus, bis Sie 24 Stunden lang schmerzfrei sind.

❶ Fußkreisel und Fußpaddel

Legen Sie sich auf den Rücken. Strecken Sie ein Bein flach auf dem Boden aus, und winkeln Sie das andere zur Brust hin an. Verschränken Sie die Hände unter dem angewinkelten Knie, und drehen Sie den Fuß **30-mal** im Uhrzeigersinn. Das andere Bein bleibt dabei flach, Fußspitze angezogen, am Boden liegen. Kreiseln Sie anschließend **30-mal** gegen den Uhrzeigersinn. Wiederholen Sie die Übung mit dem anderen Fuß.

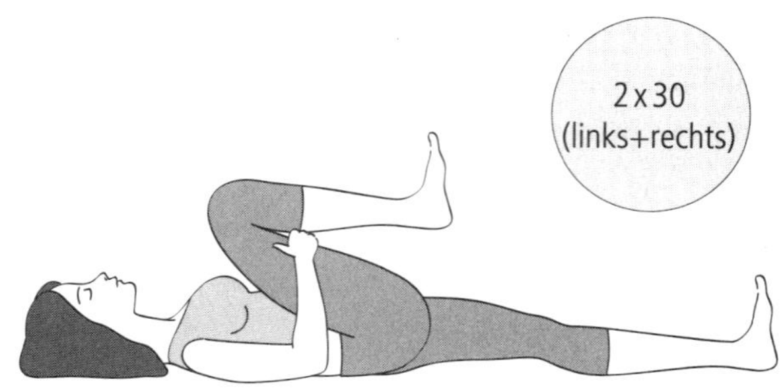

Die Drehbewegung darf nicht aus dem Knie erfolgen, sondern nur aus dem Sprunggelenk. Behalten Sie für das »Paddeln« dieselbe Lage bei, ein Bein ausgestreckt, das andere angewinkelt. Ziehen Sie die Zehen des angewinkelten Beins zum Schienbein hin an, und strecken Sie sie wieder aus. Führen Sie dies auf jeder Seite **20-mal** aus.

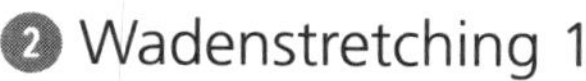

2 Wadenstretching 1

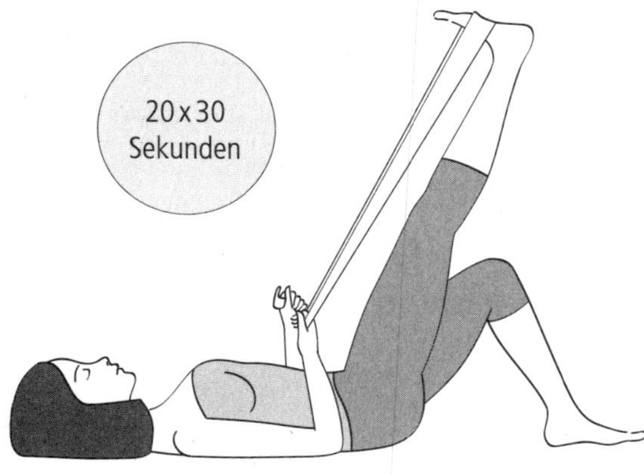

Sie brauchen hierfür einen Gürtel oder ein Band mit Schlaufe. Legen Sie sich für das Wadenstretching auf den Rücken, die Knie angewinkelt, die Fußsohlen locker in Hüftbreite auf dem Boden abgesetzt. Legen Sie die Bandschlaufe um den rechten Fußballen. Spannen Sie den rechten Oberschenkel an, ziehen Sie die Zehen mit dem Band in Richtung Schienbein, und heben Sie das Bein gestreckt bis zu einem Winkel von ungefähr 45 Grad an. Halten Sie die Oberschenkel möglichst parallel. Lockern Sie die Schultern. Halten Sie die Position **30 Sekunden**. Wiederholen Sie diese Übung mit dem linken Bein.

3 Wadenstretching 2

Bleiben Sie hierfür in derselben Ausgangsposition. Schlingen Sie die Schlaufe um die Mitte (nicht den Ballen) des Fußes. Ziehen Sie das Bein gestreckt, Oberschenkelmuskeln angespannt, zum Körper, doch nicht zu weit nach oben (die Pobacke sollte am Boden bleiben). Halten Sie die Position **30 Sekunden**, und wechseln Sie dann die Seite.

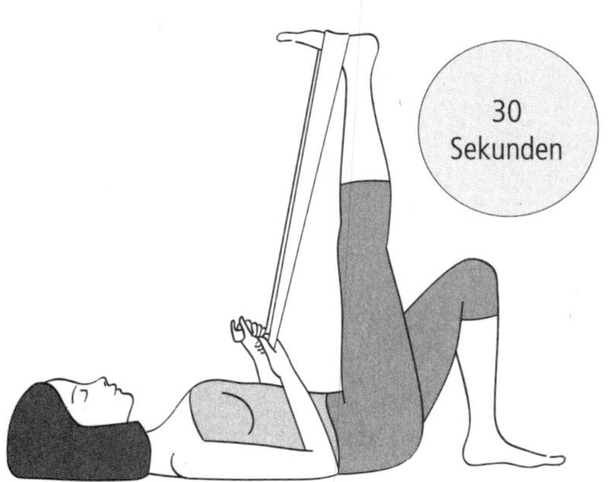

4 Pferd

Knien Sie sich auf einen stabilen Schaumstoffblock oder Stuhl. Beugen Sie den Oberkörper vor, und stützen Sie ihn mit den Armen ab, Handflächen in Schulterlinien flach aufgesetzt. Lassen Sie Kopf und Rücken entspannt bodenwärts sinken, bis die Schulterblätter einander berühren. Bleiben Sie locker, der Rücken darf durchhängen. Wandern Sie mit den Händen ca. 15–20 cm nach vorn, sodass die Hüften nicht mehr senkrecht über den Knien stehen. Halten Sie die Position **1–2 Minuten.**

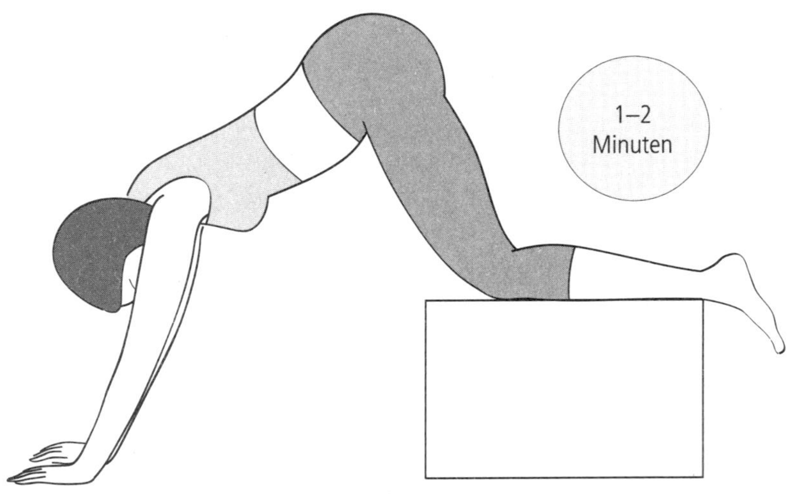

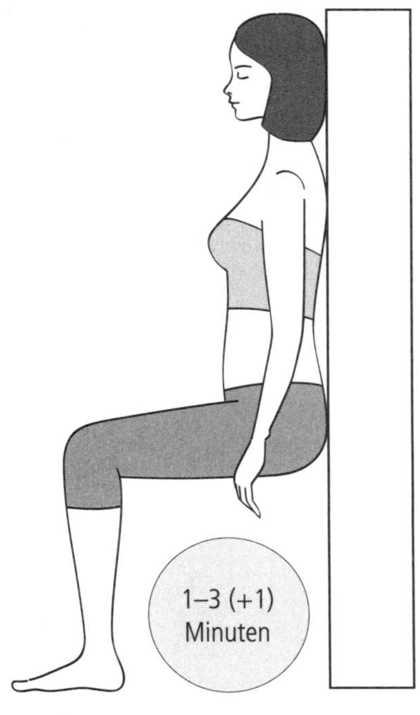

5 Luftbank

Stellen Sie sich mit dem Rücken an eine Wand.
Pressen Sie Hüften und Schultern gegen die Wand, rutschen Sie mit den Füßen vorwärts und mit dem Rücken langsam abwärts in Sitzhaltung.
Die Oberschenkel sollten sich im rechten Winkel zum Rumpf befinden und die Knie senkrecht über den Knöcheln stehen, nicht über den Zehen. (Sie dürfen Ihre Zehen nicht sehen.)
Bei Schmerzen in den Kniescheiben können Sie mit dem Rücken wieder etwas höher rutschen. Drücken Sie den unteren und mittleren Rücken gegen die Wand. Spüren Sie, wie die Muskulatur an der Oberseite der Oberschenkel arbeitet. Halten Sie die Position **1–3 Minuten**. (Sie können mit wenigen Sekunden beginnen und sich allmählich steigern.) Gehen Sie nach dieser Übung **1 Minute** umher.

Krämpfe

Häufige Wadenkrämpfe sind zumeist ein Anzeichen dafür, dass die Wadenmuskulatur ungewohnte Arbeit verrichten muss. Auch ungenügende Flüssigkeitszufuhr und Fehlernährung können der Grund sein. Trinken Sie viel Wasser, aber keine anregenden Getränke. Bei Unterschenkelkrämpfen sind keine E-Übungen erforderlich. Massieren und kneten Sie sanft den betroffene Bereich, und ziehen Sie den Fuß zum Knie hin an.

Wie alle chronischen Schmerzen wollen Krämpfe Ihnen etwas Wichtiges mitteilen. Halten Sie inne, und versuchen Sie, die Zeichen zu deuten.

6

Das Knie: Verkannte Kraft

Das Knie ist ein kompliziertes Gelenk mit einer einfachen Aufgabe: Es soll die Bewegungen von Hüften und Sprunggelenken synchronisieren. Genauso gut kann ich behaupten: Das Knie ist ein einfaches Gelenk mit einer komplizierten Aufgabe. Beides stimmt.

Eines ist das Knie unbestritten: die ungemein elegante Lösung eines verteufelten Problems. Hüfte und Füße bewegen sich nämlich nicht gleich schnell, sondern sozusagen mit unterschiedlicher Übersetzung. Ihre Muskeln bringen Leistungen auf, die ungefähr so verschieden sind wie die Zugkraft eines Gummibands und die Antriebskraft eines Flugzeugs. Sie durch ein Gelenk miteinander zu verbinden, das ist ein ebenso wahnwitziger wie genialer Einfall. Er kam Mutter Natur vor ungefähr 3,2 Millionen Jahren. Und er verlieh unseren Vorfahren die Kraft, Kondition, Wendigkeit und Geschwindigkeit, dank derer es ihnen gelang, sich gegenüber ungleich größeren und wilderen Vierbeinern durchzusetzen.

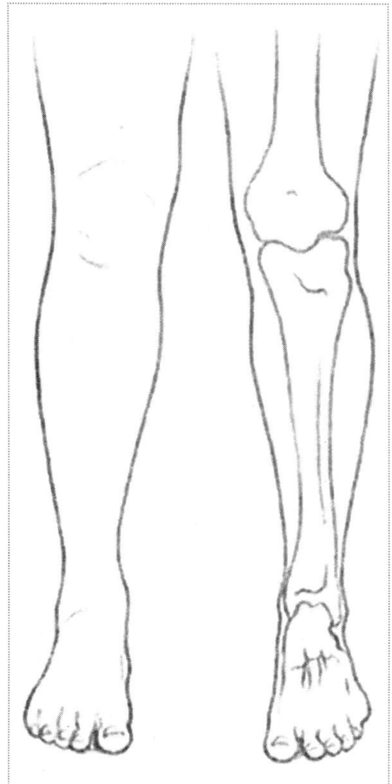

Knieverletzte werden immer jünger

Knie sind empfindlich, das hört man immer wieder. Mich treibt diese Behauptung schier zur Verzweiflung. Denn wenn sie zutrifft, weshalb ist die Spezies Mensch dann nicht ausgestorben? Würden unsere Knie alltägliche Bewegungen wie Kriechen, Gehen, Laufen, Springen und Fallen nicht verkraften, hätte die Menschheit schon vor Jahrtausenden ihren Hut nehmen müssen. Schließlich war sie damals nicht anders gebaut als heute.

»Aber heute«, werden vielleicht auch Sie einwerfen, »leben die Menschen länger. Und Knie halten nun einmal nur so lange, wie der Mensch sich fortpflanzt und Nachwuchs aufzieht.« Wäre diese Grundannahme wahr, dann müssten von ihr alle wichtigen Teile des Bewegungsapparats betroffen sein – und überdies extrem selten Menschen, die jünger sind als 40 oder 45 Jahre. In meine Klinik aber kommen immer mehr Teenager und junge Erwachsene, die Probleme mit den Knien haben. Ihr Anteil gegenüber Patienten mittleren und fortgeschrittenen Alters wächst nicht nur absolut, sondern allem Anschein nach auch relativ. Selbst wenn meine Klinik nicht unbedingt einen repräsentativen Querschnitt der Bevölkerung anziehen mag, müsste auch bei uns der Anteil älterer Patienten überwiegen – würde die »Verfallsdatum-These« stimmen. Ich kann ihr nicht beipflichten, im Gegenteil: Die 50- bis 80-Jährigen haben in der Regel geringfügigere biomechanische Funktionsstörungen und stabilere Gelenke als die Jüngeren.

Unfälle sind keine Zufälle

Mir wird, um es offen zu sagen, beim Anblick meiner jungen Patienten angst und bange. Wem der Bewegungsapparat frühzeitig seine Dienste verweigert, der muss mit einer ernsten physiologischen Krise rechnen. Gewähr dafür, dass moderne Technik Funktionsstörungen des Bewegungsapparats gänzlich oder wenigstens einigermaßen ausreichend ausgleicht, gibt es nicht. Zudem kann auch das Stoffwechselsystem ohne angemessene Bewegung nicht zufriedenstellend funktionieren.

Die von Kniebeschwerden geplagten jungen Menschen, mitunter sind sie noch Kinder, lassen mich unwillkürlich an die Kanarienvögel denken, die im 18. und 19. Jahrhundert Bergmänner vor giftigen Gasen warnten. Bereits bei winzigen Gasmengen gaben die Vögelchen ihr Zwitschern auf und starben. Ihr Verstummen rief die Kumpel einer Sirene gleich zum Verlassen der Grube auf. Auf ähnliche Weise schlagen beginnende Unpässlichkeiten der Knie Alarm: Wenn wir die Bewegungsabläufe von Hüften und Knien schon in jungen Jahren nicht mehr korrekt synchronisieren können, dann sind wir auf dem besten Wege, unsere Fortbewegungsfähigkeit zu verlieren.

Kniescheibe und vorderes Kreuzband

Die Kniescheibe (Patella) ist ein rundliches Knochenelement. Sie liegt scheinbar frei vor dem Kniegelenk, ist jedoch in die Sehne des Streckmuskels des Oberschenkels eingelagert. Diese Konstruktion dient der Beweglichkeit des Kniegelenks. Das vordere Kreuzband besteht aus straffem Gewebe. Es durchzieht das Knie von vorn nach hinten und verleiht diesem so Stabilität.

Knie brauchen nur eines, um gesund zu sein: eine ordentliche Ausrichtung an den anderen tragenden Gelenken. Knie machen selten Probleme, wenn sie gut ausgerichtet sind und sich im Zusammenspiel mit den Sprung- und Hüftgelenken bewegen können.

Demgegenüber grassiert die fixe Idee, Knie seien besonders unfallgefährdet – tickende Zeitbomben, die jeden Moment explodieren können. Dass Unfälle und auch Explosionen nun einmal vorkommen, das will ich gar nicht abstreiten. Aber in Zusammenhang mit dem Bewegungsapparat und speziell den Knien möchten ich sie als symptomatische Ereignisse bezeichnen. Wenn sich beim Fußball ein Stürmer, der zum Wenden im Lauf plötzlich mitten im Lauf bremst, die Kniescheibe verletzt oder ein Skifahrer sich beim Sturz einen vorderen Kreuzbandriss zuzieht, dann fallen Worte wie Pech, Unglück und Schicksalsschlag.

All das und mehr noch mag zutreffen, aber: Solche Ereignisse sind nur sekundäre Verursacher des Schadens, ähnlich dem Hammer, mit dem ein unachtsamer Zimmermann sich den Daumen bricht. Wäre sein Knie ordentlich ausgerichtet gewesen, hätte der Fußballer problemlos stoppen, kehrtmachen, kicken und ein Tor schießen können, so wie der Skifahrer sich den Schnee abgeklopft hätte und weiter talabwärts gebrettert wäre.

»Gegen Unfälle kann man nichts machen«, diese Auffassung ist so fatalistisch wie falsch. Werfen Sie sie über Bord! Die E-Übungen dieses Kapitels werden Ihnen dabei helfen. An erster Stelle aber sollten Sie Ihre generellen Vorstellungen von Schmerzursachen ändern. Solange Sie Schmerzen auf einen einzelnen Vorfall und ein empfindliches Gelenk zurückführen, erliegen Sie dem Irrglauben, allein durch Beheben des offenkundigen Schadens von Ihrem Leiden erlöst zu werden. Da diese Meinung weitverbreitet ist und das Knie öfter verletzt wird als andere Gelenke, verdient sich an Knieoperationen ein ganzer Industriezweig eine goldene Nase. Ganz nach der Devise: Wir reparieren Ihr Knie oder ersetzen es, und Sie machen weiter wie eh und je.

Weil auch Ärzte nur Menschen sind, sind sie meist genauso wenig gegen Irrglauben gefeit. Wir suchen sie auf, damit sie unsere Schmerzen stillen; sie tun uns den Gefallen und bitten den nächsten Patienten herein. Es verwundert nicht, wenn sie schließlich die Wechselbeziehung von Ursache und Wirkung nicht mehr klar erkennen. Denn die Auswirkung – chronische Schmerzen des Bewegungsapparats – pflegt sich auf unterschiedliche Weise zu zeigen, begleitet von unterschiedlichen symptomatischen Ereignissen, den vermeintlichen Ursachen: Einmal verletzt der Patient sich beim Skifahren am Knie, später beim Squash an der Schulter. Der Arzt tut seine Pflicht und stellt die Schulter wieder her. Die eine Verletzung scheint nichts mit der anderen zu tun zu haben, zumal Unfälle nun einmal vorkommen. Und außerdem sind Knie, wie wir wissen, schrecklich verletzlich …

Ähnlich einem Funken, der einen Flächenbrand entfacht, führt eine scheinbar geringfügige Funktionsstörung von einem symptomatischen Vorfall zum nächsten auf die Katastrophe zu. Fast alle meiner Patienten wollen endlich aus diesem Teufelskreis ausbrechen. Als klassisches Beispiel möchte ich Ihnen von Terry Cantor erzählen. Terry war Mitte vierzig, da konnte er das rechte Bein nicht mehr durchstrecken. Zwölf Jahre später, anno 1997, kam er entnervt in meine Klinik.

Der verdrehte Mann: Eine Leidensgeschichte mit Happy End

Als Terry sich mir vorstellte, war er beidseits schon wegen eines Risses der Rotatorenmanschette (der Sehnenplatten der Muskeln an der Schulter, die

Unfall und Funktionsstörung: Was ist Henne, was ist Ei?

Ausrutschen in der Dusche, Stolpern über eine Unebenheit auf dem Gehsteig, Stürzen beim Tennis – es gibt die verschiedensten symptomatischen Ereignisse. Gemein ist allen, dass die Funktionsstörung des Knies vorher vorliegt und früher oder später zwangsläufig Schaden anrichtet.

Zweiseitige Systeme

Die Bauteile des menschlichen Bewegungsapparats bestehen, Wirbelsäule und Schädel ausgenommen, aus Paaren. Sie sind zu zwei deckungsgleichen Hälften beidseits der Wirbelsäule zusammengesetzt. Beide Seiten sind so konstruiert, dass sie identisch arbeiten. Tun sie es nicht, werden Ausgewogenheit und Wohlbefinden des gesamten Bewegungsapparats beeinträchtigt.

den Arm hochführen) operiert worden. Außerdem war bereits schadhafter Knorpel aus dem rechten Knie entfernt worden. Und links sollte ihm ein künstliches Kniegelenk eingesetzt werden.

Terrys Leidensweg begann mit einer sonderbaren Steifheit in der linken Hüfte. Damals besuchte er als Vertreter Kunden. Unzählige Stunden brachte er im Auto zu, das rechte Bein am Gaspedal und an die Mittelkonsole gelehnt. Sein linkes Bein war aktiver, weil es die Kupplung bediente. Zum Aussteigen zog Terry sich mithilfe des linken Beins und der übrigen linken Körperhälfte vom Fahrersitz. Es dauerte nicht lange, da hatte die linke Seite die rechte übermannt. Die kräftigere linke Hüfte trug dazu bei, dass die schwächere rechte nach unten und hinten sackte.

Das Becken ist das Fundament, der Unterbau, unseres Körpers. Sein unersetzlicher Nutzen rührt zum Teil daher, dass es sich dank der kraftvollen Rücken- und Oberschenkelmuskulatur bewegen und seine Position verändern kann. Allerdings sollte das Becken stets in seine seitengleiche, an der vertikalen Körperachse ausgerichtete Ausgangsstellung zurückkehren. Terrys Muskeln aber waren rechts zu schwach, um diese Beckenseite in korrekter Position zu halten. Dies zwang das rechte Knie, sich beim Gehen phasenverschoben zur Hüfte zu bewegen. Mit der Fehlstellung des Beckens war die Kette der Bewegungen, die das harmonische Zusammenspiel von Schultern, Hüften, Knien und Sprunggelenken ermöglicht, gerissen.

Alle Gelenke können sich drehen. Sich drehen, das heißt zusätzlich zu einer scharnierähnlichen Bewegung ist immer auch eine gewisse seitliche Drehbewegung möglich. Ein wenig erinnert dies an die kardanische Aufhängung, eine allseitig drehbare Vorrichtung, durch die sich ein Schiffskompass frei bewegen und seine normale Lage beibehalten kann, während das Schiff schaukelt und schlingert. Im Unterschied dazu ist die Bewegungsfreiheit unserer Gelenke beschränkt – zum Glück: Sonst wären sie vertikal nicht belastbar (oder wir würden zu einem Haufen aus Knochen und Muskeln zusammenbrechen, sobald wir uns bücken, um die Schuhe zu binden).

All unsere Gelenke besitzen also ein gewisses Spiel, das es ihnen bei Bedarf erlaubt, sich ein- und auswärtszudrehen. Sie drehen sich, wenn wir uns wenden und winden, strecken und spreizen, hüpfen und tanzen … Während sein Freiheitsgrad das Kniegelenk befähigt, mühelos das Bein zu beugen und zu strecken, ist seine Drehfähigkeit äußerst stark eingeschränkt.

Unglücklicherweise verlangte Terry bei jedem Schritt seinem rechten Kniegelenk ein Maß an Drehung ab, für die es nicht geschaffen ist. Wegen der Fehlstellung der Hüfte bewältigte das Knie die Aufgabe, Terry geradlinig voranzubewegen, nur mithilfe unnatürlicher Verdrehungen und einfallsreicher Schonhaltungen.

Als Terry bemerkte, dass er nicht »in Form« war, beschloss er, durch Laufen und Krafttraining an Geräten etwas dagegen zu unternehmen. Er trieb in seiner Freizeit Sport, so oft er konnte. Doch einige Stunden körperlicher Aktivität am Wochenende vermögen den schematisierten Bewegungen unseres Alltags – ins Auto steigen, fahren, aussteigen, gehen, wieder einsteigen, fahren und so weiter und so fort – nicht ausreichend entgegenzuwirken. Mit der einseitigen Auslastung des Körpers waren Terrys Muskeln aus der Balance geraten; während Hüft-, Knie- und Fußgelenke falsch rotiert waren, leisteten die Adduktoren und Abduktoren (die »Hinführer« und »Abspreizer«, die Körperteile auf die vertikale Mittelachse des Körpers zu- bzw. von ihr wegbewegen) Ersatzarbeit.

Verletzung + lange Zeitdauer = chronischer Schmerz

Terry hätte zunächst mit E-Übungen seine schematisierten Bewegungsabläufe durchbrechen und seine Knie und die anderen tragenden Gelenke korrekt ausrichten sollen. So aber verschlimmerte das Fitnesstraining die Funktionsstörungen. Statt Terrys Allgemeinbefinden zu verbessern, verstärkte es langfristig den Schaden am Knie und den übrigen betroffenen

Teilen des Bewegungsapparats. Ich betone das Wörtchen »langfristig«, denn eine langsame Entwicklung und lange Dauer charakterisieren den chronischen Schmerz.

Unser Bewegungsapparat ist so genial konstruiert, dass er Abweichungen von seiner normalen Betriebsweise tolerieren kann. Denken Sie nur an die erstaunlichen Haltungen, die ein Yogameister mühelos einnehmen kann. Dies gelingt ihm und bekommt seinem Wohlbefinden, weil er die Kette der Bewegungen zwischen Sprunggelenken, Knien, Hüften und Schultern intakt lässt.

Zerreißt man jedoch dieses Band, die natürliche Anordnung und das Zusammenspiel der Gliedmaßen, und belässt es Monate oder gar Jahre in diesem Zustand, dann wird der angerichtete Schaden irgendwann unerträglich. Ein neues Glied tritt an die Stelle des alten: eine Kettenreaktion aus Funktionsstörungen und Schmerzen.

Um das rechte Knie zu stabilisieren und sein Gleichgewicht besser zu halten, verlagerte Terry unbewusst sein Körpergewicht auf die linke Seite. Damit mussten Hüfte, Knie, Bein und Fuß der linken Körperhälfte (jeweils aus eigener Kraft) zusätzliche Arbeit verrichten und beim Auftreten stärkere Erschütterungen hinnehmen. Um auszugleichen, dass die geschwächte rechte Hüfte nach hinten verschoben war, beugte Terry mit leichtem Taillenknick den Oberkörper vor und schob die linke Schulter nach vorn. Dadurch verloren die Schultern ihren Halt, und Terrys Knochengerüst begann nach vorn abzusacken. Wegen der ungewohnten Kopfhaltung und ungleichen Schulterhöhe verspannten sich die Muskeln von Schultern, oberem Rücken und Nacken.

Stellen Sie sich vor, man würde um Terrys Hüften und Schultern zwei horizontale Linien ziehen: Betrachtet man den Körper von vorn, so sind die Hüften gegen, der Oberkörper im Uhrzeigersinn verdreht. Die linke Schulter ist hochgezogen, um das auf die linke Seite verlagerte Körpergewicht tragen zu helfen, die rechte als Gegengewicht zum Kopf nach hinten verstellt. Und der Schwerpunkt des Körpers liegt statt unmittelbar über den Sprunggelenken mehr in Richtung der Fußballen (siehe Abb. Seite 110).

Mit dieser Fehlhaltung steht Terry keineswegs allein da. Millionen von Menschen sind horizontal nicht ebenmäßig ausgerichtet und haben Pro-

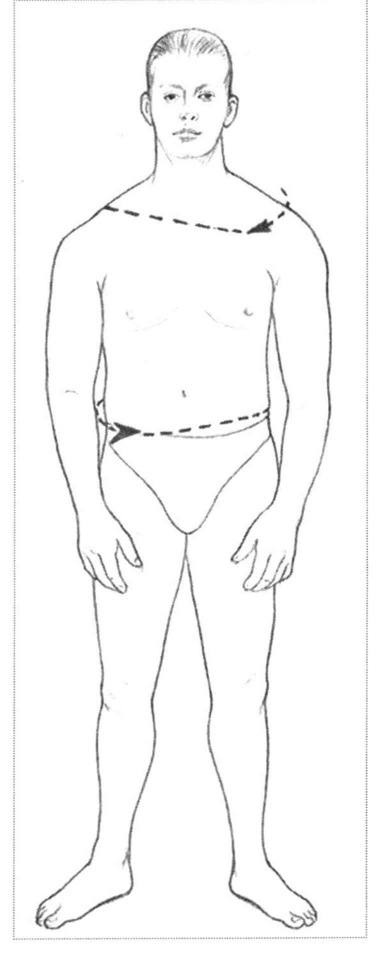

bleme mit der aufrechten Haltung. Damit Terry nicht vornüber kippte, verspannten sich seine Beuge- und Streckmuskeln und damit die wichtigsten Haltungsmuskeln, während andere Muskeln sich verzweifelt um seine Beweglichkeit und aufrechte Haltung bemühten. Letztere sind nicht vorrangig Haltungsmuskeln, sondern zuständig für Drehungen, Anspreizen und Abspreizen. Terrys Körper aufrecht zu halten, dies bedeutete für sie zusätzliche Zwangsarbeit. Ihr Missbrauch als Beuge- und Streckmuskulatur führte schließlich dazu, dass sie konstant (oder sporadisch) in Kontraktion verharrten.

Ist es da ein Wunder, dass sich der Knorpel des Kniegelenks abnutzt? Ist es ein Wunder, dass sich die Rotatorenmanschetten der Schultern verspannen oder reißen, wenn das unvermeidliche symptomatische Ereignis eintritt?

Die Ärzte erklärten Terry, der Knorpelschaden am rechten Knie wäre auf einen Sturz sowie auf Arthritis zurückzuführen, und entfernten die beschädigte Knorpelmasse. Seit jener Operation konnte Terry das rechte Bein nicht mehr durchstrecken. Diese böse Überraschung war eigentlich vorhersehbar: Das Abtragen des Knorpels hatte die Gleitfläche, die das Kniegelenk zur vollen Streckung benötigte, reduziert. Dafür waren die Schmerzen vorerst verschwunden. Und das besaß höchste Priorität.

Dass Schmerzbeseitigung nicht an erster Stelle steht, das erkannte Terry erst Jahre später. Er hatte sich bereits an den Rotatorenmanschetten operieren lassen, als die Ärzte ihm sagten, dass er ein künstliches linkes Kniegelenk benötige. Außerdem müsse er, um dauerhaft schmerzfrei zu werden, körperliche Aktivitäten drastisch einschränken und seine Lieblingssportarten aufgeben. Dazu aber war Terry nicht bereit, und zwar aus gutem Grund: Die Mittel zum Abtöten der Schmerzen hätten seine Lebenslust getötet.

Terry entschied sich gegen die Operation, als sich das Knie, das er seit zwölf Jahren nicht hatte durchstrecken können, nach einer dreistündigen Sitzung in meiner Klinik voll funktionsfähig zeigte. (Die Übungen, die zum größten Teil in diesem Kapitel vorgestellt werden, lockerten die verspannten Muskeln des linken Beckengürtels und verhalfen den Hüften zurück in eine neutrale Position, heraus aus der Rotationsfehlstellung.) Als Terry sich nach der letzten Übung vom Boden erhob, fiel er beinahe um: Er war nicht darauf gefasst und hatte fast vergessen, wie es ist, gerade auf zwei Beinen zu stehen.

Im Verlauf der Behandlung lernte Terry sein Knie und den Rest seines Bewegungsapparats zu begreifen. Er erkannte, dass er seiner linken Körperseite zu hohe Last aufgebürdet hatte, und damit den Zusammenhang von Ursache und Wirkung. Die Knieschmerzen waren die Wirkung.

Das Knie: Opfer sexueller Diskriminierung?

Die Medien haben das Knie entdeckt, speziell das weibliche. Sportlerinnen verletzen sich öfter als Sportler das vordere Kreuzband, berichten sie. Und wissen warum: weil Männer und Frauen nun einmal anders gebaut sind. Okay, Frauen haben ein geräumigeres Becken mit (für die Geburt) dehnbareren Gelenkbändern. Doch deswegen reißen ihnen die Kreuzbänder der Knie nicht. Männliches und weibliches Knie und vorderes Kreuzband gleichen einander vollkommen.

Nicht ungleiche Veranlagung ist schuld, sondern ungleiche Behandlung. Beim Leistungssport kommt frauengerechtes Training vielfach zu kurz. Frauen mögen beinharten Basketball spielen, aber auf Dauer unbeschadet nur, wenn Muskulatur und Funktionen des Bewegungsapparats von Kopf bis Fuß ausreichend – nicht bloß durch Kraft-, Herz- und Kreislauftraining und für die Sportart spezifische Übungen – darauf vorbereitet werden. Eine solche Funktionstüchtigkeit können Männer und Frauen gleichermaßen erreichen, wenn ihnen bewusst ist, dass sportlicher Erfolg nicht trotz des natürlichen Körperbaus erzielt wird, sondern in Einklang mit ihm.

Über die Ursachen von Knieschmerzen

Defekte an Kniescheibe und Oberschenkel, angegriffene Bänder, Meniskusschaden, Schleimbeutelentzündung, Osteoarthrose, Knorpelerweichung, Kniegelenksblockade … ich habe es längst aufgegeben zu zählen, wie viele Ursachen Kniebeschwerden haben können. Sicher, da liegt ein Knorpelschaden vor; unbestritten, dort ist ein Bänderriss zu diagnostizieren; keine Frage, da hat sich eine Baker-Zyste hinter dem Knie gebildet … Ach ja, und selbstredend lässt jedes Leiden sich medikamentös oder operativ behandeln. Ich halte dagegen: Jedes Knieleiden hat unmittelbar mit den übrigen gewichtstragenden Gelenken zu tun, und weder Medikamente noch Operationen beheben die wahre Ursache der festgestellten Probleme.

Voraussetzung für ein vollkommen schmerzfreies Knie ist die tadellose beidseitige Symmetrie des Bewegungsapparats. Die Schmerzen verschwinden nur dann, wenn der fehlgestellte Körperteil zu seiner natürlichen neutralen Position zurückfindet. Eine korrekte symmetrische Funktionsweise sorgt für Gleichgewicht, ihr Fehlen für ein Tauziehen: Die funktionsgestörten Muskeln zerren an Knochen und anderen Muskeln, an Sehnen, Bindegewebe und Nerven. Dies ist nicht nur anstrengend, sondern bewirkt auch

Ein Spiegeltest

Stellen Sie sich ohne Schuhe und in kurzen Hosen vor einen großen Spiegel, und betrachten Sie Ihre Knie. Halten Sie die Füße nicht krampfhaft gerade, sondern stehen Sie natürlich. Wackeln Sie ein wenig, um sich zu lockern. Voll funktionsfähige Knie bilden eine gerade Linie mit Hüften und Fußknöcheln. Führen Sie sich diese Linie vor Augen. Malen Sie mit einem Filzstift auf die Mitte jeder Kniescheibe einen großen Punkt, dann ein zweites Punktepaar auf den vorderen Mittelpunkt der Fußknöchel. Funktionsgestörte Knie befinden sich inner- oder außerhalb der gedachten Gerade, die senkrecht die Punkte verbindet.

Wenn Sie zurücktreten und wieder auf den Spiegel zugehen, fällt Ihnen vielleicht auf, dass die Punkte unruhig kreisen – mal inner-, mal außerhalb der Linie –, und zwar alle vier beidseits in unterschiedlicher Folge. Weshalb? Ganz einfach: Es fehlt die Synchronisation.

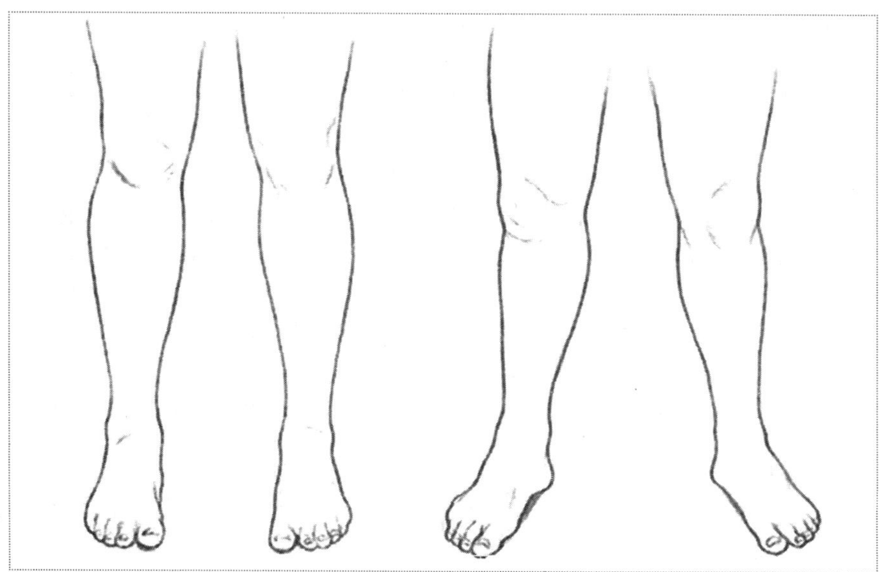

Änderungen des Bewegungsapparats, die ihrerseits vielerlei Behinderungen, Schmerzen und folgenschwere physiologische Störungen auslösen.

Die (den Schmerz ausgenommen) beiden deutlichsten Anzeichen für das Vorliegen von Kniegelenkserkrankungen treten an Füßen und Kniescheiben auf. Auswärtsgestellte Füße sind ein Beweis dafür, dass die Kette der Bewegungen von Sprung-, Knie-, Hüft- und Schultergelenken unterbrochen ist und die Knie solitär arbeiten müssen. Oftmals ist nur ein Fuß nach außen gedreht, oder es sind beide, aber in unterschiedlichen Ausmaßen – je nachdem, welche Tätigkeiten der funktionsgestörte Körper verrichtet.

Unterziehen Sie nun Ihre Kniescheiben vor einem großen Spiegel einer genauen Betrachtung. Intakte Kniescheiben weisen geradeaus, Ihre aber womöglich hin zu den auswärtsgedrehten Füßen oder in eine ganz andere Richtung. Wieder sind Unterschiede, sogar krasse, auf beiden Seiten möglich: Eine Kniescheibe mag höher sitzen als die andere, mittig oder seitlich verdreht oder auch auffallend anders geformt sein (siehe Abb. oben). Bei einem beidseitig symmetrisch ausgerichteten Körper stimmen die rechte und linke Seite überein. Abweichungen künden davon, dass einseitige Verschiebungen Ihren Kniegelenken zusetzen. Statt sich in gerader Linie und rechtem Winkel zu beugen und zu strecken, sich nur leicht zu drehen und in ihre neutrale Ausgangsstellung zurückzukehren, müssen die Knochen sich von Ersatzmuskeln herumzerren lassen. Es kommt zu Anspannung, Steifheit, manchmal auch Schwächegefühl und letztlich Schmerzen. Die Schmerzen können leicht und periodisch auftreten oder aber so hämmernd und heftig, dass Sie, um ihnen auszuweichen, Ihr Knie überhaupt nicht mehr bewegen.

Gleich welche Symptome in Ihrem Fall vorliegen, den folgenden Rat sollten Sie unbedingt beherzigen: Verzichten Sie auf Kniebandagen!

Jeder Körperteil wird durch Bandagen in seiner Bewegungsfreiheit eingeschränkt. Und das richtet langfristig noch mehr Schaden an, weil es Muskeln und Gelenke davon abhält, sich korrekt zu bewegen. Eine Kniebandage verändert das Zusammenspiel des Kniegelenks und der mit ihm verbundenen Knochen, also des Schienbeins, Wadenbeins und Oberschenkelknochens. Der Oberschenkelknochen zum Beispiel, der kräftigste und längste Röhrenknochen des Körpers, ändert sein Bewegungsmuster in der Hüftgelenkspfanne. Das sollten Sie besser nicht riskieren, denn damit können Sie sich ernsthafte Hüft- und Rückenprobleme einheimsen. Eine Kniebandage führt lediglich zu weiteren Funktionsstörungen und macht Ihr Knie nur scheinbar stabiler. Was Sie verspüren, ist nicht Stabilität, sondern

Schlechter Rat

»Wenn Sie etwas für Ihre Knie tun wollen, dann kräftigen Sie die Oberschenkelmuskulatur«, diesen Tipp sollten Sie auf der Stelle vergessen. Ist die Hüfte stabilisiert, brauchen die Oberschenkelmuskeln kein künstliches Bodybuilding. Ist sie es nicht, ist das Training der Oberschenkelmuskeln komplette Zeitverschwendung. Dann muss nämlich David gegen Goliath antreten: die schlaffe Muskulatur des Beckengürtels, die das Becken gebeugt hält, gegen die überzüchteten Muckis der Oberschenkel, die – dreimal dürfen Sie raten – als Strecker fungieren.

Unbeweglichkeit. Und ein unbewegliches Gelenk ist ein sterbenskrankes Gelenk.

Schmerzursache: Einwärtsgedrehte Knie

In meiner Klinik prüfen wir bei Patienten, die über Schmerzen in den Knien klagen, zunächst lediglich, ob eine Ein- oder Auswärtsdrehung der Knie vorliegt. Denn diese zwei Fehlstellungen zählen zu den Hauptursachen von Kniebeschwerden. Erstgenannte, die Drehung des Knies zur Innenseite des Beins, ist meist am leichtesten auszumachen (siehe Abb. links). Im Extremfall sieht der Patient x-beinig aus.

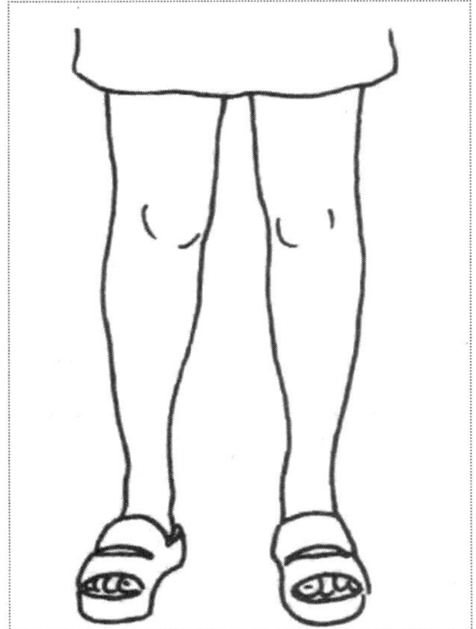

Die Einwärtsdrehung der Knie hat folgenden Grund: Sind die Muskeln des Beckengürtels zu schwach, kann das Becken sich nicht genügend strecken und verharrt in Beugung.

Als Folge davon wird der Oberschenkel bei jedem Schritt nach innen gedreht; die Adduktoren ziehen das Bein zurück zum Körperstamm und wirken dabei als Innendreher. Die Folge des Streckverlustes des Beckens ist also der Verlust an korrekter Drehung des Oberschenkels.

Egoscue-Übungsset Nr. 4: Einwärtsgedrehtes Knie

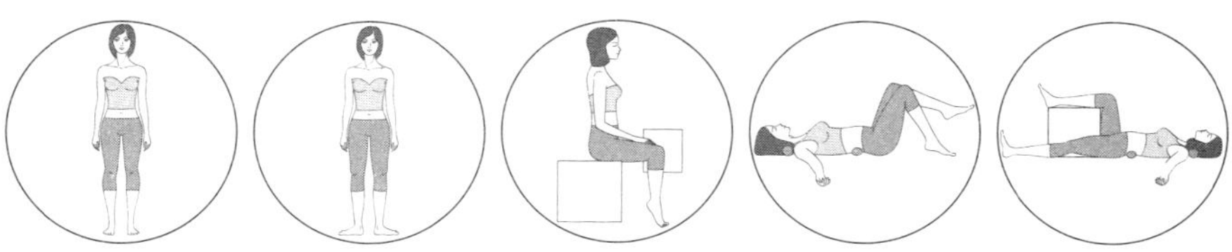

Zeitbedarf der Übungsfolge: Dieses Set kann wegen der Übung »Leistendehnung« etwas mehr Zeit beanspruchen; bei starken Schmerzen können Sie diese Dehnübung 45–60 Minuten lang machen, bei leichten Schmerzen genügen 15–20 Minuten.
Übungshäufigkeit: täglich einmal morgens
Gesamtzeitraum: Führen Sie die Übungen täglich aus, bis Sie 24 Stunden lang vollkommen schmerzfrei sind. Fahren Sie dann eine Woche lang wie gewohnt und danach mit dem allgemeinen Konditionsprogramm von Kapitel 13 fort.

1 Gesäßmuskeltraining 1

Durch das viele Sitzen verkümmern unsere Gesäßmuskeln. Diese einfache Übung macht sie schnell wieder aktiv. Stellen Sie sich aufrecht hin, die Beine hüftbreit auseinander, die Füße parallel und gerade nach vorn ausgerichtet. Die Arme hängen entspannt herab. Kneifen Sie die Pobacken zusammen; aktivieren Sie nur die Gesäßmuskeln, nicht die von Oberschenkeln und Bauch. Tun Sie dies **20-mal**. Machen Sie diese Übung **3-mal** im Wechsel mit Übung Nr. 2.

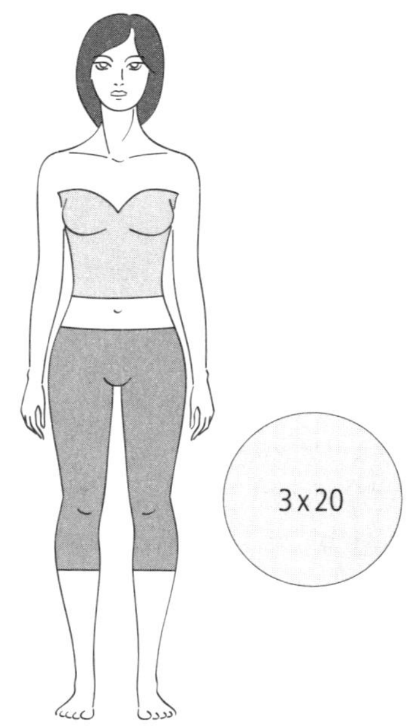

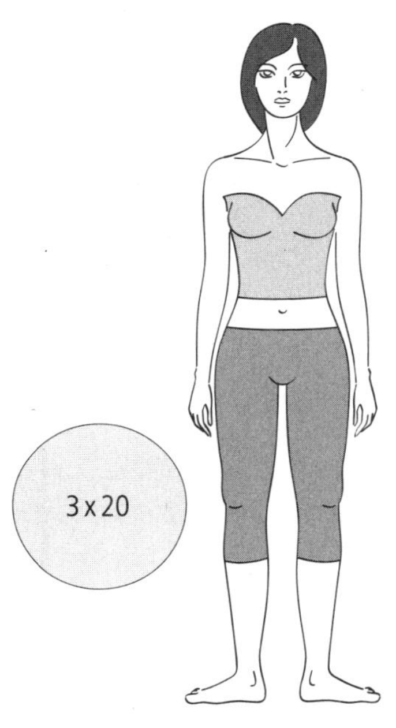

❷ Gesäßmuskeltraining 2

Pressen Sie auch hier **20-mal** die Pobacken zusammen, aber mit auswärtsgedrehten Fußspitzen. Machen Sie diese Übung **3-mal**, abwechselnd mit Übung Nr. 1.

❸ Fersenheben

Setzen Sie sich auf die Kante eines Stuhls oder einer Bank. Drücken Sie Ihr Kreuz durch, indem Sie die Hüftgelenke nach vorn schieben. Stecken Sie ein Kissen oder einen flachen Schaumstoffblock zwischen die Knie. Heben Sie beide Fersen gleichzeitig vom Boden.

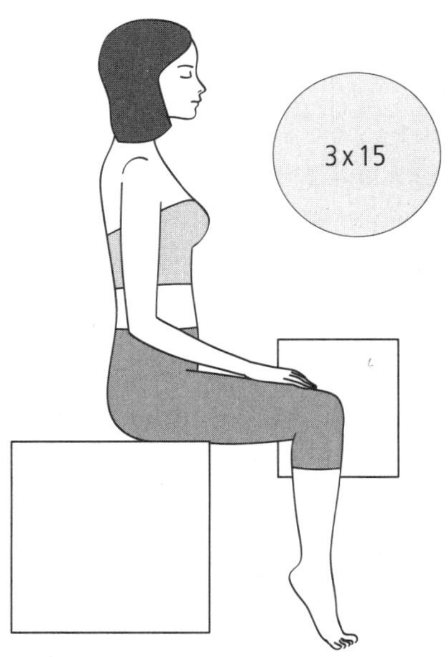

Halten Sie die Zehen stets auf dem Boden und geradeaus. Stoßen Sie sich beim Heben der Fersen nicht mit den Fußspitzen ab, sondern setzen Sie die Beugemuskeln der Hüften ein. Stellen Sie sich vor, Ihre Zehen würden auf Eierschalen ruhen. Heben und senken Sie die Fersen **15-mal**, und führen Sie dies insgesamt **3-mal** aus.

Bei Funktionsstörungen entwickeln unsere Muskeln einen erstaunlichen Einfallsreichtum, bloß um den Fuß zu beugen und zu strecken. Diese Übung schaltet die improvisierten Bewegungsabläufe aus.

4 Isoliertes Hüftbeugen

Nehmen Sie zwei Handtücher und rollen Sie jedes auf einem Durchmesser von etwa 9 cm zusammen. Legen Sie sich auf den Rücken, Knie angewinkelt, Fußsohlen flach auf dem Boden. Legen Sie eines der Handtücher unter Ihren

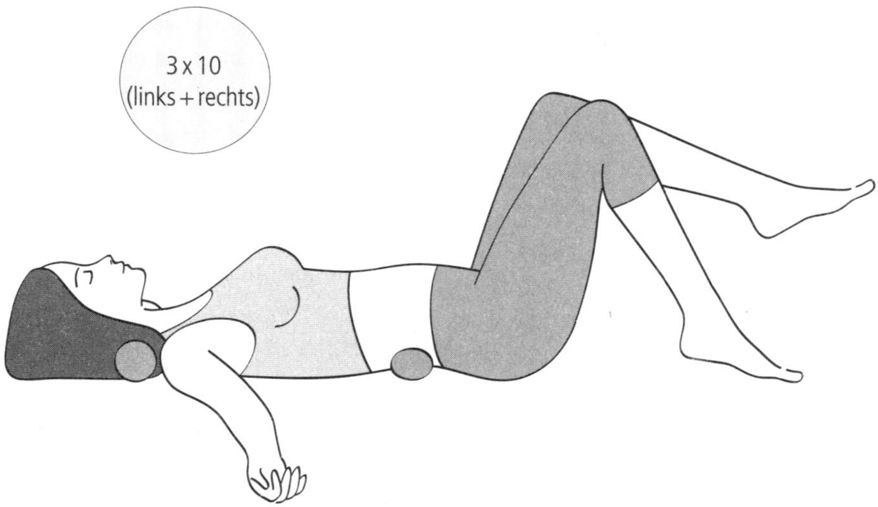

Nacken, das andere unter die Wölbung im unteren Rücken. Die Tücher sollen nur zum Abstützen dienen, nicht zum Anheben von Kopf und Hüften. Heben Sie einen Fuß 8–10 cm hoch. Fuß, Knie und Schulter sollen sich dabei auf einer Linie befinden. Heben Sie den Fuß **10-mal** und wechseln Sie dann die Seite. Führen Sie die Übung insgesamt **3-mal** aus.

5 Leistendehnung auf Rollen

Legen Sie sich auf den Rücken und ein Bein im rechten Winkel auf einen Block oder Stuhl. Strecken Sie das andere Bein gerade auf dem Boden aus. Rollen Sie zwei Handtücher zusammen (Durchmesser circa 9 cm), legen Sie je eines unter Nacken und untere Rückenpartie. Stützen Sie den Fuß des gestreckten Beins seitlich ab, damit er seine aufrechte Lage beibehält. Bleiben Sie so liegen, bis das ausgestreckte Bein vollkommen entspannt ist. Wechseln Sie dann die Seite. Bei leichten Schmerzen kann es **15–20 Minuten**, bei starken Schmerzen anfangs **bis zu 45 Minuten** dauern, um die von den Leistenmuskeln bewirkte Anspannung des Beins zu lockern.
Zum Feststellen Ihres persönlichen Zeitlimits bietet sich der Oberschenkeltest an: Spannen Sie während der Übung den Oberschenkel des ausgestreckten Beins an. Finden Sie heraus, wo Sie die Kontraktion am intensivsten spüren; das wird zunächst in Knienähe der Fall sein. Wiederholen Sie die Anspannung im Verlauf der Übung alle 3–5 Minuten; die empfindungsstärkste Stelle wird den Oberschenkel hinaufwandern. Spannen Sie den Oberschenkel jeweils nur kurz an, und lassen Sie gleich wieder locker. Wenn Sie die Kontraktion weit oben im Oberschenkel verspüren, ist es Zeit, die Seite zu wechseln.

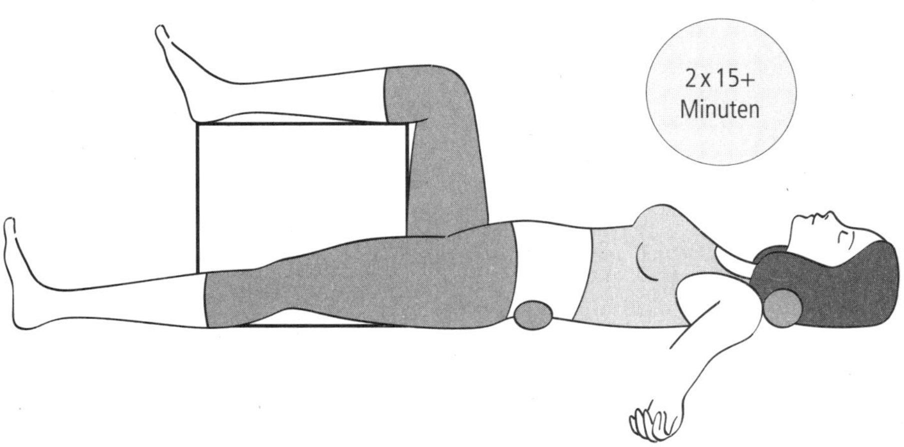

Schmerzursache: Auswärtsgedrehte Knie

Die zweite Hauptursache schmerzender Knie, eine Auswärtsdrehung der Knie, fällt anderen mitunter leichter auf als einem selbst (siehe Abb. rechts). Wenn Sie sich unsicher sind, ob eine Ein- oder Auswärtsdrehung vorliegt, dann gehen Sie von Letzterem aus. Ausgelöst werden die Schmerzen durch eine übermäßige Anspannung der Beckengürtelmuskulatur; die ständige Streckhaltung des Beckens bewirkt, dass sich der Oberschenkelknochen auswärtsdreht.

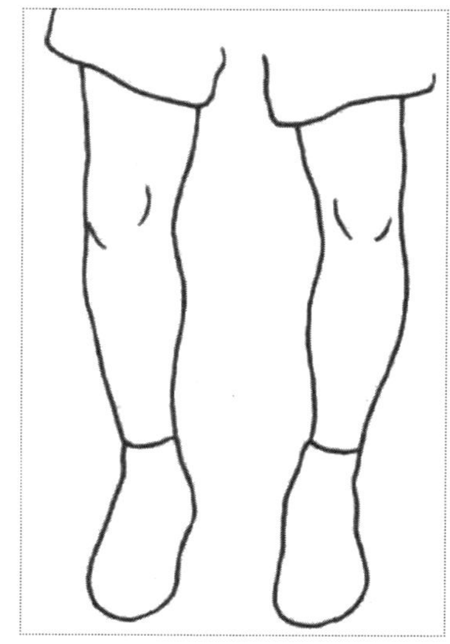

Egoscue-Übungsset Nr. 5: Auswärtsgedrehte Knie

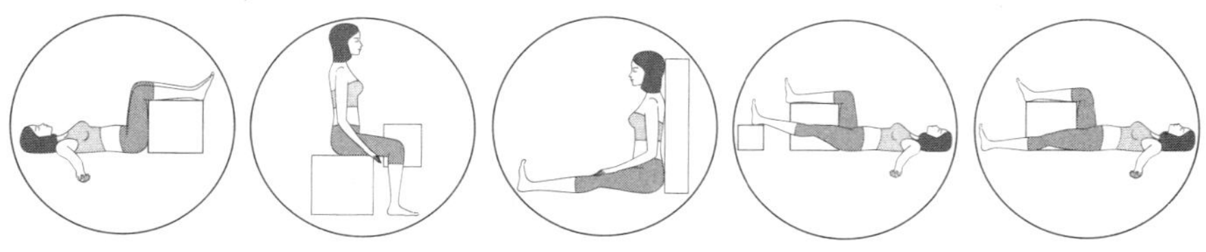

Zeitbedarf der Übungsfolge: 30–45 Minuten

Übungshäufigkeit: Täglich einmal morgens

Gesamtzeitraum: Führen Sie die Übungen täglich aus, bis Sie 24 Stunden lang vollkommen schmerzfrei sind. Fahren Sie dann eine Woche lang wie gewohnt fort, und danach mit dem allgemeinen Konditionsprogramm von Kapitel 13.

❶ Rückenruhe

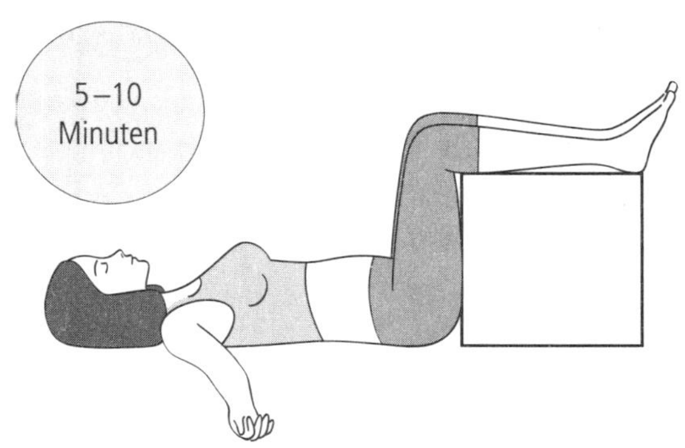

Diese Übung zählt seit Jahren zu den wichtigsten, die wir in meiner Klinik einsetzen. Hüften und Rumpf können ihre natürlichen Bewegungsmuster am besten einhalten, wenn sie sich auf gleicher Ebene befinden. Das wird hier dadurch erreicht, dass die Schwerkraft beide Hüften flach auf den Boden zieht.

Legen Sie sich auf den Rücken, beide Beine im rechten Winkel über einem Stuhl oder Block. Lassen Sie die Hände, Handflächen nach oben, unterhalb der Schulterlinie auf dem Boden oder Ihrem Bauch ruhen. Lassen Sie den unteren Rücken in den Boden sinken. Atmen Sie mit dem Bauch bzw. Zwerchfell (der Bauch hebt sich beim Einatmen und senkt sich beim Ausatmen). Halten Sie die Position **5–10 Minuten**.

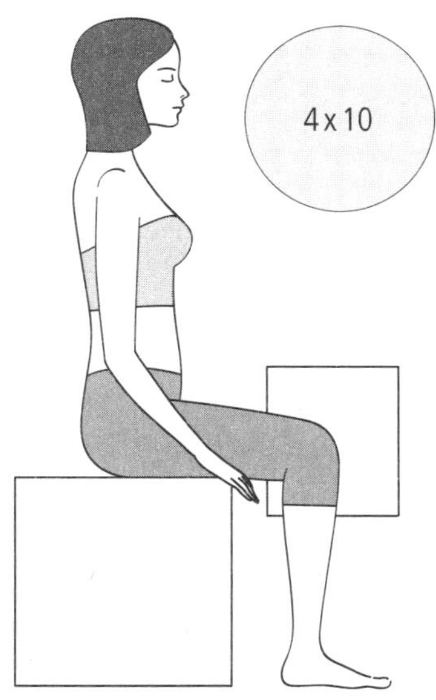

❷ Kissenpressen im Sitzen

Setzen Sie sich auf die Kante eines Stuhls oder einer Bank. Drücken Sie Ihr Kreuz durch, indem Sie die Hüftgelenke nach vorn schieben. Schieben Sie die Schultern zurück. Achten Sie darauf, dass Knie und Füße an den Hüften ausgerichtet sind. Entspannen Sie die Bauchmuskeln; lassen Sie sie »hängen«. Stecken Sie ein Kissen (falls es zu flach ist, gefaltet) oder einen Schaumstoffblock zwischen die Knie. Pressen Sie es mit den Innenseiten der Oberschenkel sanft zusammen, und lassen Sie wieder locker. Halten Sie die Füße parallel. Lassen Sie den Bauch und den oberen Rücken unbeteiligt. Führen Sie diese Bewegung **10-mal** aus, und wiederholen Sie das Ganze insgesamt **4-mal**. Diese Übung führt die als Haltungsmuskeln beim Gehen zweckentfremdeten Ad- und Abduktoren (»Hinführer« und »Abspreizer«) der Hüften zu ihrer natürlichen Bestimmung zurück.

❸ Bodensitzen

Setzen Sie sich auf den Boden, den Rücken gegen eine Wand, die Beine gerade ausgestreckt. Schieben Sie die Schulterblätter zueinander, und verharren Sie in dieser Haltung. Heben Sie die Schultern nicht. Spannen Sie die Oberschenkel an, und ziehen Sie die Fußspitzen zu sich heran. Die Arme ruhen entspannt an den Seiten oder auf den Oberschenkeln. Bleiben Sie so **6 Minuten** sitzen Diese Übung schafft eine Verbindung zwischen Schultern, Hüften, Knien und Sprunggelenken.

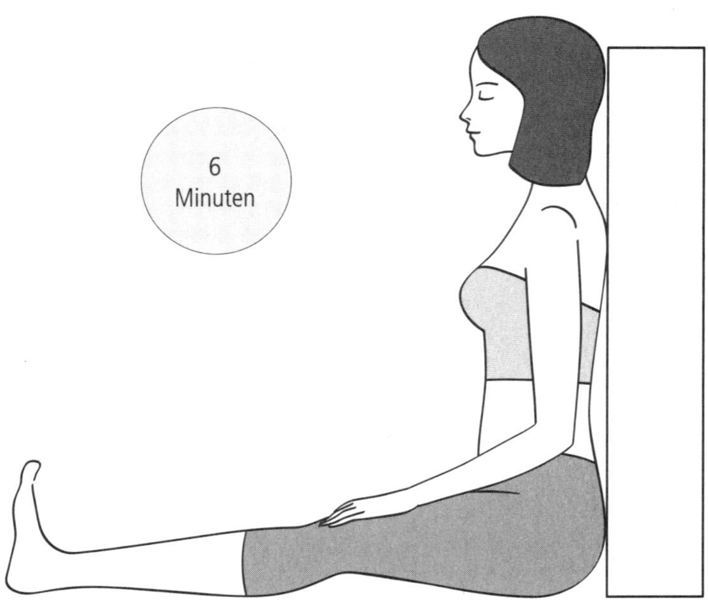

4 Fortgeschrittene Leistenübung 1

Legen Sie sich flach auf den Rücken und das rechte Bein im rechten Winkel über einen Stuhl oder Block. Legen Sie den Fuß des gestreckten linken Beins mit der Ferse auf einer kleinen Trittleiter, einem Bücherstapel oder Ähnlichem leicht erhöht ab – so hoch, dass Rücken und Hüften flach auf dem Boden ruhen; wie hoch Sie das Bein bekommen, hängt von Ihrer Körpergröße ab. Stützen Sie den linken Fuß, damit er nicht kippt, außen seitlich ab.
Es geht darum, stufenweise (!) das linke (gestreckte) Bein in **3 bis 4 Schritten** zu senken, bis es auf dem Boden zu liegen kommt. Senken Sie es bei jedem Schritt um 12–20 cm ab. Während Sie den Fuß von der Auflage nehmen, soll der Rücken entspannt auf dem Boden ruhen; drücken Sie den Rücken nicht krampfhaft herunter, sondern lassen Sie es natürlich geschehen. Halten Sie bei jedem Absenken des Beins **mindestens 3 Minuten** die Position. Wechseln Sie dann die Seite (das Bein). Durch das Trainieren von Beugen und Strecken gewöhnt diese Übung es den Beinen ab, sich durch Anspreizen und Abspreizen seitwärts zu drehen.

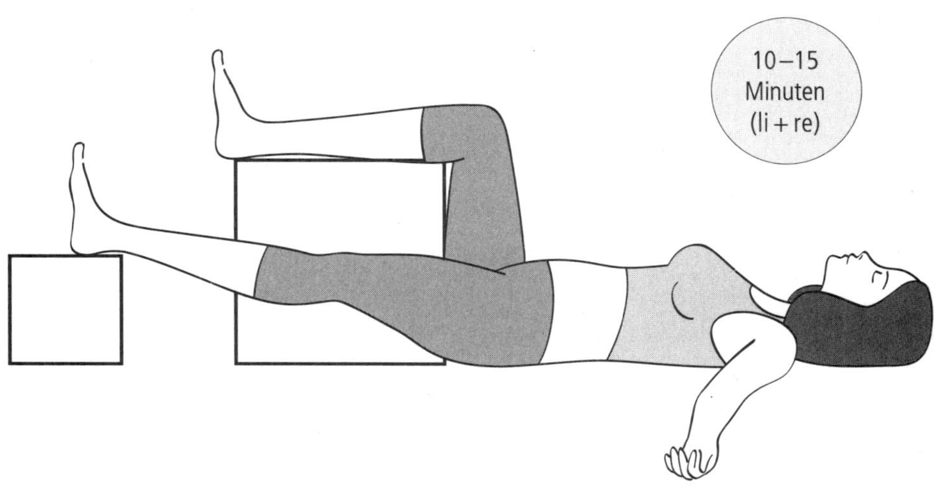

5 Fortgeschrittene Leistenübung 2

Gute Anhaltspunkte zur Übungsdauer gibt auch hier der Oberschenkeltest: Spannen Sie während der Übung den Oberschenkel des gestreckten Beins an. Finden Sie heraus, wo Sie die Kontraktion am intensivsten spüren; das wird zunächst in Knienähe der Fall sein. Wiederholen Sie die Anspannung im Verlauf der Übung alle 3–5 Minuten; die empfindungsstärkste Stelle wird den Oberschenkel hinaufwandern. Spannen Sie den Oberschenkel jeweils nur kurz an, und lassen Sie gleich wieder locker. Wenn Sie die Kontraktion weit oben im Oberschenkel verspüren, ist es Zeit, die Seite zu wechseln.

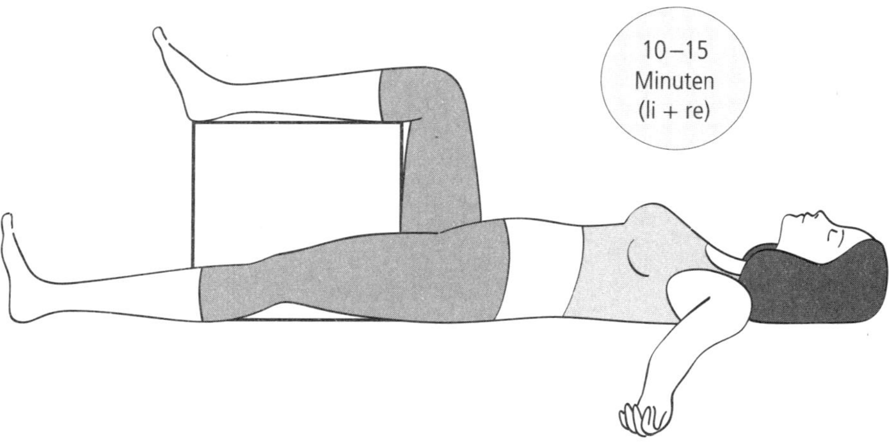

Aufmerksam bleiben!

Sehen Sie sich Ihre Knie genau an! Tun Sie es oft! Wenn Sie Schmerzen haben, ständig! Zeichen ordentlicher wie gestörter Funktionstüchtigkeit sind dazu da, dass man sie wahrnimmt. Unser einzigartiger Bewegungsapparat ist auf Eigendiagnose eingestellt: Knie sehen entweder gesund und funktionstüchtig aus oder nicht, und dafür gibt's einen objektiven visuellen Maßstab. Und da Sie nun eine Ahnung von der klugen Konstruktion und Kraft ihrer Kniegelenke haben, können Sie fortan mögliche Gefahren erkennen, bevor ein »Unfall« passiert. Vorbeugen ist die Garantie für ein schmerzfreies Leben.

7

Die Hüften: Ein standhaftes Team

Die Hüftgelenke bilden unerlässliche Bestandteile des Beckengürtels. In der Mitte unseres Körpers gelegen, vereinen sie zwei hochbegabte Naturen zu einem Wesen: den Läufer, Springer, Fußballspieler und Tänzer, der unterhalb der Taille in uns steckt, und oberhalb davon den rührigen Werfer, Lastenträger und Handhaber all der Werkzeuge, die uns zu geschickten Handwerkern, Künstlern und Wissenschaftlern machen.

Auf Grund dieser Dualität entwickelte sich einst, wie der Wissenschaftsjournalist Cohn Tudge in seinem Buch *The Time Before History* ausführt, ein auffälliges Zwitterwesen, gewissermaßen ein Zentaur auf zwei Beinen statt auf einem schwerfälligem Pferdeleib. Die anatomische Verbindung zweier Lebensformen brachte das erste große räuberische Lebewesen hervor, das die Welt auf zwei Füßen durchstreifen und Beute aus Entfernung töten konnte, indem es mit seinen starken Armen Waffen schleuderte: den Menschen.

Möglich wurde diese Verbindung durch unser Becken, eine genial einfache Konstruktion, die sich auf ein Mindestmaß beweglicher Einzelteile beschränkt und dabei ein Höchstmaß an Stabilität und Flexibilität gewährleistet. Anders als Schädel und Brustkorb ist das Becken für den Laien nicht auf Anhieb als Teil des menschlichen Skeletts zu identifizieren. Gleichwohl dürfte es der charakteristischste Baustein des menschlichen Bewegungsapparats sein. Denn obgleich alle Wirbeltiere eine Wirbelsäule besitzen, hat die Natur aber keiner Art ein dem unseren entsprechendes Becken mitgegeben.

Felsenfest

Unsere aufrechte Haltung steht und fällt mit dem Becken. Ohne den Beckengürtel würde unsere Wirbelsäule buchstäblich flach liegen. Das Becken trägt das Rückgrat wie eine stabile ebene Basis den Säulenschaft. Zugleich dient es als Dreh- und Hebepunkt zum Aufrichten der Wirbelsäule. Das Becken verbindet die oberen und unteren Komponenten unseres Bewegungsapparats nicht starr, sondern nach Art eines Taschenmessers. Der Körper wird von ihm nicht in aufrechter Streckung arretiert. Vielmehr kann er, ähnlich der Klinge eines Taschenmessers, nach Bedarf zusammenklappen und sich wieder aufrichten. Ferner ist dem Becken zu verdanken, dass sich der Rumpf um fast 180 Grad drehen kann: Dies würde mit der alleinigen Zuhilfenahme der Muskeln des Rumpfes oder der Hüften und Beine nicht gelingen (selbst wenn Menschen mit Funktionsstörungen das mit aller Macht versuchten).

Weil es sich drehen kann, ist das Becken mehr als schalenförmiger Anker, Angelpunkt und Ausgangsort einer Vielzahl von Muskeln. Es hat die Bedeutung einer ausgleichenden und steuernden Schaltzentrale. Angesichts dieser Bedeutung halte ich es nicht für überzogen, das Becken als zweites Gehirn unseres Körpers zu bezeichnen. Hinsichtlich der Robustheit des knöchernen Panzers jedenfalls steht das Becken dem Schädel nicht nach. Wie den Schädel hat die Natur das Becken so beschaffen, dass es zum Schutz lebenswichtiger Funktionen unseres Körpers extreme Verletzungen ertragen kann.

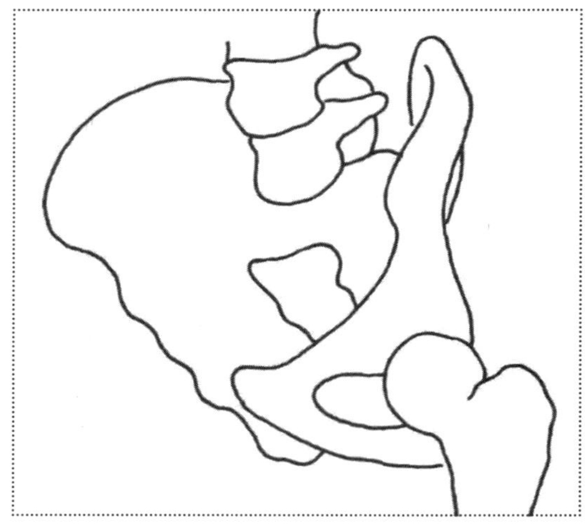

Dennoch sind Hüftbeschwerden weitverbreitet. Oftmals werden sie auf das Alter geschoben. Klagt ein Patient über Schmerzen oder Steifheit, wird meist zunächst der Bereich untersucht, wo der Kopf des Oberschenkelhalses in der Pfanne des Hüftgelenks steckt (siehe Abb. oben). Sind dort eine Entzündung und/oder am Knorpel Abnützungserscheinungen auszumachen, fallen bei der üblichen Diagnose die Begriffe Arthrose oder Arthritis. Das Wort Arthritis jagt vielen Angst und Schrecken ein. Dabei meint es nicht mehr als seine wortwörtliche Übersetzung, nämlich »Entzündung eines Gelenks« (das griechische *arthron* bedeutet »Gelenk«). Diese Gelenkentzündung hat folgende Hintergründe:

Das Hüftgelenk ist ein Nussgelenk, eine Sonderform des Kugelgelenks. Es besitzt außer der Knorpelschicht, die den Kopf des Oberschenkelhalses überzieht, eine innere Auskleidung. Diese, Synovium oder Gelenkschleimhaut genannt, sondert eine Flüssigkeit ab, die Gelenkschmiere oder Synovia. Bei Arthritis entzündet sich die Gelenkschleimhaut und schwillt an. Damit kommt sie lediglich ihrer Aufgabe nach, das Gelenk zu schützen. Dies versucht sie, indem sie bei ungewöhnlich starker Reibung und anderen Störungen ungewöhnlich viel Schmiere produziert. Da jedoch der Platz im Gelenk begrenzt ist, wird die überschüssige Schmiere milchig und zähflüssig und schränkt damit die Beweglichkeit des Gelenks ein.

Nochmals: Die Gelenkschleimhaut reagiert richtig. Anschwellen ist ein ganz und gar vernünftiger Versuch, das Gelenk davor zu bewahren, dass es sich selbst schädigt. Dieses Prinzip erinnert an einen Airbag, der sich nicht binnen Bruchteilen von Sekunden aufbläst, sondern im Lauf von Jahren. Wenn nun eine Störung des Bewegungsapparats vorliegt, dann ist eine gereizte Gelenkschleimhaut weder krank noch altersbedingt. Vielmehr ist ihre Entzündung die gesunde Reaktion auf die Bewegungen, mit denen das Hüftgelenk eine falsche Ausrichtung von Schultern, Hüften, Knien und Fußknöcheln zu kompensieren versucht. Durch diese unnatürlichen Bewegungen gerät der Kopf des Schenkelhalses aus seiner Position, dreht sich stärker und mahlt dabei – wie ein Stößel im Mörser – in der Gelenkpfanne herum.

Bei der *Coxa valga* genannten Missbildung ragt der Kopf des Oberschenkelhalses in zu steilem Winkel in die Gelenkpfanne. Dadurch kippt beim Gehen das Becken mit der Oberkante vor-, mit der Unterkante abwärts. Nach Schätzungen mancher Wissenschaftler lastet dann auf dem Hüftgelenk das Zehn- bis Zwanzigfache des üblichen Gewichts, was ungefähr dem dreifachen Körpergewicht entspricht.

Dies bedeutet für einen 90 Kilo schweren Mann, dass im schlimmsten Fall fast 5,5 Tonnen auf seine Hüftgelenke drücken, und das drehend. Ich bin überzeugt, dass eine Missbildung des Schenkelhalskopfes nur selten vorliegt, sondern der Eindruck meist durch eine falsche Ausrichtung des Beckens entsteht. Ein Haltungsfehler mag noch so harmlos wirken, er zieht unweigerlich harte Strafen nach sich, ob man sie nun mit beeindruckenden Fremdworten wie *Coxa valga* belegt oder nicht. Die Gelenkschleimhaut ist selbst bei extrem hohen Belastungen in der Lage, das Gelenk länger als eine Stunde, einen Tag oder eine Woche vor Schaden zu bewahren. Jahrelanges Stoßen und Mahlen aber übersteht kein Gelenk heil. Früher oder später beginnt sich Knorpel abzureiben, was die Bewegungsfreiheit des Gelenks einschränkt. Lässt sich die Gelenkschleimhaut mit einem Airbag vergleichen, dann der Knorpel mit einem Sicherheitsgurt.

Damit zwei Gelenkknochen nicht mit voller Wucht aufeinandertreffen, besitzen ihre Enden einen gleitfähigen Überzug aus Knorpel, einem elastischen Stützgewebe. Ohne Knorpel ist keine Gelenkbewegung möglich – die Schmerzen wären unerträglich. Um dem Schmerz auszuweichen, passt sich das Bewegungsmuster dem allmählichen Abbau der Knorpelschicht an, indem es die verbleibenden Knorpelkissen ausnutzt. Solche Schmerzausweichbewegungen wirken sich jedoch fatal aus: Indem sie den Druck des Schenkelhalses auf wenige Stellen konzentrieren, verstärken sie den Abbau der bereits geschädigten Knorpelmasse. Und als wäre es damit nicht genug, können Knorpelteilchen absplittern. Diese freien Gelenkkörper stören das fein abgestimmte Ineinandergreifen von Gelenkkopf und -pfanne so wie in die Zylinder eines Motors gestreuter Sand die Kolbenbewegung.

Für die moderne Medizin ist die Arthrose eine Krankheit mit nicht genau bekannter Ursache. Eine unheilbare Krankheit. Eine Behandlungsmethode besteht im Einsetzen eines künstlichen Hüftgelenks: Der Kopf des Oberschenkelhalses wird abgesägt und eine Gelenkkugel und -pfanne aus

Allzweck-Diagnose

»Arthrose schädigt die Gelenke. Folglich ist jeder Gelenkschaden auf Arthrose zurückzuführen.« Mit diesem plumpen Umkehrschluss würden Sie in jedem Logikkurs für Anfänger durchfallen. Trotzdem erklärt man ab dem 40. Lebensjahr auftretende chronische Gelenkschmerzen in der Regel mit Arthrose. Tatsächlich aber sind derlei »Arthrosen« weitgehend Zeichen für Störungen des Bewegungsapparats und als solche zu behandeln.

Keramik, Metall oder Plastik implantiert. Nach 5 bis 6 Stunden auf dem OP-Tisch und monatelanger Reha behindern weder überschüssige Gelenkschmiere noch freie Gelenkkörper mehr die Bewegung der Hüfte. Die Hüfte erscheint dem Patienten gekräftigt – weil sie ihr Bewegungsempfinden verloren hat: Das künstliche Ersatzteil besitzt nun einmal keine Nerven. Nichtsdestotrotz hält die Belastung des Bewegungsapparats an, und zwar unverändert, sprich funktionsgestört.

Das Becken hat seine Fehlstellung beibehalten und muss nach wie vor zu heftige Stöße und Drehungen verkraften. Aber wen kümmert es? Schließlich hat der Patient keine Schmerzen mehr – zumindest nicht im neuen Gelenk. Keramik, Metall und Plastik sind schmerzunempfindlich. Und damit war die Therapie erfolgreich.

War sie es wirklich? Ein Dreißigjähriger muss damit rechnen, dass sein künstliches Hüftgelenk nur ungefähr zehn Jahre hält. Dann heißt es auswechseln. Bei einer durchschnittlichen Lebenserwartung von achtzig Jahren stünden ihm also fünf schwere Operationen mit jeweils langwieriger Rehabilitation bevor.

»Ja, aber dafür ist er frei von Schmerzen«, mögen Sie einwenden.

Seien Sie sich dessen nicht so sicher. Der Schmerz tritt in anderen Gelenken auf, wo man die Abnutzung dann auf fortschreitende Arthritis, Unfälle, Überbeanspruchung oder Alter zurückführt. Der Muskelschmerz, der mit der »kranken« Hüfte einherging, bleibt ebenfalls bestehen. Was nun? Tja, man kann das andere Hüftgelenk ersetzen, die Kniegelenke, kann Bandscheiben entfernen, Schultern operativ neu aufbauen … Oder der Patient folgt dem üblichen Ratschlag und vermeidet körperliche Anstrengungen, um den Verschleiß des künstlichen Gelenks aufzuhalten. Doch selbst wenn er nur noch geruhsam spazieren oder schwimmen geht, kommt er immer schlechter zurecht. Irgendwann setzen die Ausreden ein: »Ich bin müde, habe keine Zeit, habe Rückenschmerzen …« Der Körper wird lahmgelegt. Dabei ist er eine Maschine, die von Bewegung angetrieben wird. All seine auf diesen Kraftstoff angewiesenen Systeme, darunter Verdauung, Kreislauf und Atmung, schalten auf Notbetrieb um und beginnen schwächer zu werden.

Selten eine Lösung: Künstliche Hüftgelenke

Lassen Sie mich an dieser Stelle von Sean erzählen. Sean, ein Spitzenmanager, war fest entschlossen, sich ein künstliches Hüftgelenk einsetzen zu lassen. (Er hatte bereits Eigenblut für seine Operation gespendet.) Widerstrebend hatte er sich überreden lassen, doch noch eine weitere Meinung einzuholen, und so schickte er mir Abzüge seiner Röntgenbilder zu.

Wir unterhielten uns am Telefon über die Aufnahmen. Auf meine Frage nach seinem Befinden antwortete Sean: »Ich habe höllische Schmerzen in der rechten Hüfte.«

»Und deswegen wollen Sie sich operieren lassen, oder?«

Sean hielt meine Frage sicher für ausgesprochen dumm. Ja, bestätigte er knapp, die Schmerzen hätten ihn zu diesem Schritt bewogen.

»Dann nehmen Sie bitte Ihre Röntgenbilder zur Hand«, forderte ich ihn auf.

Als er die Bilder vor sich hatte, fuhr ich fort: »Sehen Sie sich die Gelenke ganz genau an, das rechte und das linke.«

Sean legte eine Gesprächspause ein. (Knorpelgewebe – ein gesunder Knorpelüberzug ist knapp drei Millimeter dick – zeigt sich auf Röntgenbildern nur als schwacher Schatten.) Schließlich sagte er: »Rechts ist ganz wenig Knorpel vorhanden.«

»Hat man Sie darauf aufmerksam gemacht, dass links – also wo es nicht weh tut – noch weniger Knorpel übrig ist?«

Schweigen.

Hatte Sean beim rechten Gelenk den schmalen Knorpelschatten nur mit Mühe erkennen können, so fiel es ihm beim linken offenbar erst recht schwer.

»Hm ...« Sean, im Business eine große Nummer, hatten der Anblick und die Angst vor den Konsequenzen die Sprache verschlagen.

Da in Seans schmerzfreiem linken Hüftgelenk noch weniger Knorpel vorhanden war als im rechten, konnte man die Schmerzen in der rechten Hüfte nicht ausschließlich mit dem Knorpelverlust erklären. Vielmehr ging ein Teil der Schmerzen auf das Konto der betroffenen Muskeln und Mechanismen des Bewegungsapparats. Folglich würde ein künstliches Hüftgelenk nur von dem Schmerz befreien, den der »ungepolsterte« Knochenkontakt hervorrief.

Weshalb schmerzte das linke Gelenk nicht, obwohl sein Schutzmantel aus Knorpel noch dünner war? Wahrscheinlich weil sich dort die Muskulatur in einigermaßen guter Verfassung befand, erläuterte ich Sean. Und nun stellte sich die Frage, ob sich die rechte Seite ohne aufwendigen chirurgischen Eingriff ähnlich gut regenerieren ließe. Der Körper ist zweiseitig symmetrisch aufgebaut, erklärte ich weiter. Würden rechte und linke Hüfte lernen, wieder symmetrisch zu funktionieren, weshalb sollten es dann nicht beide ohne Schmerzen tun? Sean beschloss sofort, die Operation hinauszuschieben. Und tatsächlich gelang es ihm mithilfe der am Ende dieses Kapitels vorgestellten E-Übungen, die Funktionsstörung zu beheben.

Seans linke Hüfte drehte sich stärker und kippte mehr nach unten als die ebenfalls verschobene und rotierende rechte Hüfte. Ihr Knorpelüberzug war dünner, weil das linke Bein jahrelang mehr hatte leisten müssen als das rechte. Wie auch immer diese Beanspruchung ausgesehen haben mochte, sie hatte dazu geführt, dass rechtes und linkes Hüftgelenk sich auf unterschiedlichen Ebenen bewegten. Mit anderen Worten: Die beidseitige Symmetrie der Gelenke war gestört.

Mit zunehmender Instabilität der linken Hüfte begann Sean sich beim Gehen verstärkt auf die rechte Seite zu verlassen. Allerdings waren die gewichtstragenden Gelenke vertikal nicht mehr korrekt ausgerichtet. Infolge-

Hüftschmerzen

Die Muskeln werden beim Einsetzen eines künstlichen Hüftgelenks nicht ausgewechselt. Dabei haben gerade Muskelschmerzen erheblich zu den Qualen beigetragen, die der »kranken« Hüfte zugeschrieben wurden. Denn die von Funktionsstörungen des Bewegungsapparats ausgelöste jahrelange Fehlbeanspruchung macht den betroffenen Muskeln und von ihnen abhängigen Strukturen schwer zu schaffen.

Solange man diese Störungen nicht behebt, werden sie weiterhin schmerzen. Der gesunde Menschenverstand sagt uns, dass eine wirksame Behandlung von Hüftschmerzen bei den Muskeln ansetzen und mit nicht operativen Maßnahmen beginnen sollte.

Zu spät, ich habe bereits ein neues Hüftgelenk

Nein, es ist nicht zu spät! Die Egoscue-Übungen dieses Kapitels helfen auch nach Einsetzen eines künstlichen Hüftgelenks und Abschluss der postoperativen Physiotherapie. Wahrscheinlich lagen Ihren Hüftbeschwerden Funktionsstörungen zu Grunde, die weiterhin bestehen. Damit nicht andernorts Symptome auftreten, müssen Sie Ihre Hüften und übrigen gewichtstragenden Gelenke ausrichten. Sonst wird es bald heißen, man müsse Ihr anderes Hüftgelenk ersetzen oder eines Ihrer Kniegelenke. Nützen Sie auch das allgemeine Konditionsprogramm (Kapitel 13).

dessen kippte die rechte Hüfte noch weiter abwärts und drehte sich übermäßig, wodurch sich Knorpel abnutzte. Sie begann zu schmerzen, weil Sean sie in der Regel für die schwere Arbeit einsetzte und damit überstrapazierte (wegen der defekten linken Hüfte konnte er die Arbeit nicht gleichmäßig auf beide Seiten verteilen). Davon kündeten deutlich Seans hochgezogene rechte Hüfte und Schulter.

Ein wohlmeinender Schneider hatte Sean diese Haltung damit erklärt, dass sein rechtes Bein länger als das linke sei. Diese weitverbreitete Erklärung ist ein Beleg dafür, wie verzweifelt wir nach plausiblen Gründen für Funktionsstörungen suchen. Aber sie stimmt in der Regel nicht: Beide Beine sind gleich lang. Höchst selten ist von Geburt an oder infolge eines Unfalls ein Bein länger als das andere. Vielmehr wird die vermeintlich längere Seite von den Muskeln hochgezogen und vor- und zurückbewegt, sodass es so wirkt, als würden Bein und Hüfte gebeugt und gestreckt. Doch der Eindruck täuscht: Statt aus Beugen und Strecken besteht das Muskelspiel aus Anspreizen, Abspreizen und Drehen. Das »kürzere« Bein weist schlichtweg darauf hin, dass das andere Bein dominant ist und das Becken sich zu seiner, der kürzeren, Seite neigt.

Wenn Knorpel zur Mondlandschaft wird

Der größte Teil der Schmerzen, die Sie in der Hüfte verspüren, ist höchstwahrscheinlich keine unmittelbare Folge des Knorpelverlusts, den der Knochenkontakt bewirkt. Abgenutzter Knorpel neigt zur Bildung von Kerben und Kratern. Nach der Methode »Versuch und (schmerzhafter) Irrtum« lernt der Körper schnell, wie er mit möglichst wenig Leiden mit dieser mondartig zerklüfteten Oberfläche zurechtkommt.

Gesteuert von Muskeln, versuchen Gelenkkopf und -pfanne nach Kräften, die empfindlichsten Stellen zu meiden und den Kontakt mit unumgänglichen Partien zu begrenzen. Mit der Zeit dirigieren zunehmend komplizierte, eingeschränkte und anstrengende Muskelimprovisationen die Hüftbewegungen. Zum Beispiel kann es passieren, dass die Muskeln des unteren Rückens sich am Beugen und Strecken der Hüftgelenke beteiligen bzw. es zumindest versuchen. Sie simulieren das Beugen und Strecken, indem sie die Hüfte drehen und so die Hindernisse in der Gelenkpfanne umgehen.

Dadurch wackelt und schlackert der Schenkelhalskopf in der Pfanne, statt geschmeidig vor- und rückwärts zu gleiten, während die Fehlbeanspruchung der Muskeln weitere Strukturen des unteren Rückens in Mitleidenschaft zieht. Unterdessen schreitet der Knorpelabbau voran: Weil der kreiselnde Schenkelhalskopf die tiefsten Knorpelkrater ausspart, höhlt er den Knorpel an anderen Stellen aus.

Erkennen Sie den Teufelskreis? Je mehr eingeschränkte Schmerzausweichbewegungen eingesetzt werden, desto zerstörerischer wirkt sich der punktuelle Druck aus und desto weniger Knorpel verbleibt. Und je weniger Knorpel vorhanden ist, desto eingeschränkter die Schmerzausweichbewegungen und desto verheerender der punktuelle Druck … Zuletzt droht Schmerz von allen Seiten.

Das Hüftgelenk vermag sich ausgezeichnet zu schützen – unter anderem indem es zunächst die funktionsgestörte Muskulatur in eine Krisis treibt. Seans Aussage, er habe höllische Schmerzen in der rechten Hüfte, stimmte nur zum Teil: Außer Kopf und Pfanne des Hüftgelenks schmerzten die Muskeln der unteren Körperhälfte. Zum einen gelang es ihnen nicht mehr, Gelenkkopf und -pfanne um die empfindlichen Stellen herum zu steuern und damit den direkten Knochenkontakt zu vermeiden. Zum anderen – und das wog noch schwerer – rächte es sich nun, dass Teile des Bewegungsapparats jahrelang an falschen Orten das Falsche hatten tun müssen. Als sie erschöpft versagten, nahm der Schmerz zu und die Funktionsfähigkeit des Kugelgelenks weiter ab.

Schmerzen treten nicht unbedingt am Ort ihres Ursprungs auf: Fehlstellungen der Hüften können ihre Visitenkarten an vielen verschiedenen Stellen hinterlassen. Dies ist einer der Gründe, weshalb Ärzten bei Hüftbeschwerden oft eine genaue Diagnose schwerfällt. Sie haben sich und ihre Patienten davon überzeugt, dass Hüftbeschwerden Schmerzen in der Leistengegend, im oberen Teil des Oberschenkels, Knie oder unterem Rücken auslösen. In ihrer Unsicherheit greifen sie zurück auf ihren alten Freund, den Röntgenapparat, durchleuchten die Hüfte und sehen: schon wieder ein Fall von Knorpelabnutzung!

Weil man abgebautes Knorpelgewebe – fälschlicherweise – für nicht erneuerbar und daher – ebenfalls fälschlicherweise – schmerzlose Gelenkbewegungen für unmöglich hält, führt am künstlichen Hüftersatz scheinbar kein Weg vorbei. Doch es gibt eine Alternative! Sie besteht darin, die richtigen Muskeln zu reaktivieren und dadurch die Ausrichtung der Hüften zu korrigieren. Genau dies ist das Ziel der E-Übungen dieses Kapitels.

Wie in Kapitel 3 erläutert, führen die Knochen aus, was ihnen die Muskeln auftragen. Die Reaktivierung der richtigen Muskeln beseitigt den punktuellen Druck der Knochen, der für den Knorpelabbau verantwortlich ist. Sie entlastet die überanstrengten, schmerzenden Ersatzmuskeln und übrigen betroffenen Strukturen und bringt den Hüftgelenken bei, sich wieder fast normal zu beugen, zu strecken und zu drehen. Ich sage »fast« normal, denn infolge des vorgeschädigten Knorpels wird ein gewisses Maß an Kopf-Pfannen-Steuerung nötig sein.

Muskelinfo: Hauptmuskeln

Als Hauptmuskeln bezeichne ich hier jene Muskeln, die auf das Bewegen bestimmter Knochen spezialisiert sind. Bei diesen Bewegungsvorgängen werden sie unterstützt von den Synergisten oder Mitspielermuskeln, die Gelenke und Knochen stabilisieren.
Wegen der hohen Bedeutung der Hüften für den menschlichen Körper entspringen viele dieser beiden Muskelarten im Beckengürtel. Sie setzen an dem Knochen an, den sie bewegen bzw. stabilisieren. Und wegen der Bedeutung unserer Beine sind die Hüften mit außerordentlich kräftigen Hauptmuskeln und Synergisten ausgestattet.

Diese Steuerung wird der Körper aufbringen, solange die Form in Ordnung ist, insbesondere, wenn der Kopf des Oberschenkelhalses nicht mehr ständig gegen den ungeschützten Knochen der Pfanne schlägt.

Was den irreversiblen Verlust von Knorpel betrifft, frage ich Sie: Weshalb sollte Knorpel das einzige Körpergewebe sein, das sich nicht erneuern kann? Und liefere Ihnen die Antwort: Er kann sich regenerieren! Schwedische Laborversuche haben bewiesen, dass sich Knorpelgewebe regeneriert, wenn die Bedingungen stimmen. Außerdem wissen Sportmediziner seit langem, dass sich Dichte sowie Elastizität von Knorpelgewebe durch gezieltes Training verbessern lassen.

Knorpel kann sich erneuern – wenn man es ihm gestattet.

Ein vollständiger Bruch des Oberschenkelknochens verheilt in ungefähr sechs Wochen; hielte man diese Schonfrist nicht ein, würde er es nie zu voller Zufriedenheit tun. Dass man mit gebrochenem Oberschenkel nicht laufen kann, versteht sich von selbst. Ebenso unmöglich ist es, ohne Knorpel zu gehen. Trotzdem versucht der Körper verzweifelt, dies zu bewerkstelligen, indem er den punktuellen Druck auf einigermaßen intakte Knorpelstellen des Hüftgelenks verlagert. Dabei schürft er Krater um Krater aus, bis er keinen unversehrten Punkt mehr findet. Solange wir die Hüften nicht korrekt ausrichten, nehmen wir dem Knorpel die Chance, sich zu regenerieren. Stattdessen klammern wir uns an das Unmögliche: an ein Hüftgelenk, das ohne Knorpel auskommt.

Wenn Beugen und Strecken aus dem Lot geraten

Wenn den verschiedenen Behandlungsmethoden von Funktionsstörungen des Bewegungsapparats eines gemein ist, dann die Erkenntnis, dass Fehlhaltungen der Hüften sich dramatisch auf den gesamten Körper auswirken. (Dass jederlei Fehlstellung eines gewichtstragenden Gelenks drastische Folgen nach sich zieht, dürfte Sie nicht mehr überraschen.)

Wegen der zentralen Bedeutung der Hüftgelenke für den Bewegungsapparat setzt in meiner Klinik die Therapie oft bei den Hüften an; viele Übungen dieses Buches helfen, auch wenn sie im Kontext anderer Gelenke und Beschwerden vorgestellt sind, Hüftfehlstellungen zu berichtigen. Werden die Hüften dauerhaft aus ihrer geradlinigen Ausrichtung mit Schultern, Knien und Sprunggelenken geschoben oder gezogen, können Rumpf und untere Körperhälfte sich nicht mehr korrekt beugen und strecken. Dies rührt daher, dass zahlreiche Hauptmuskeln im Beckengürtel entspringen. Und deswegen ist zum Beispiel Hanteltraining für die Schultern vergebene Liebesmühe, solange das Becken falsch ausgerichtet ist und die Schultern nach vorn hängen.

Um oberer wie unterer Körperhälfte Stabilität, Flexibilität und Kraft zu verleihen, muss der Beckenring sowohl längs als auch quer ausreichend beweglich sein. Beim Gehen muss er mindestens vier Tätigkeiten gleichzeitig verrichten können: erstens eine Hüfte strecken, zweitens die andere beugen, drittens den Oberkörper aufrecht halten und dabei viertens Drehbewegungen der Gelenke zulassen, die notwendig sind, um Veränderungen der Bodenbeschaffenheit und andere variable Faktoren ohne Schaden auszugleichen.

Erfahrungsgemäß fällt es schwer, sich das Beugen und Strecken der Hüften vorzustellen. Daher will ich diesen Punkt ausführlicher erklären; vielleicht hilft Ihnen auch der Vergleich mit den zwei Wippen »auf die Sprünge« (siehe Abb. unten). Beugen und Strecken setzen eine hohe Beweglichkeit der Hüften voraus.

Genau dies macht die Hüften aber auch anfällig für Funktionsstörungen (wohlgemerkt nicht »zerbrechlich« oder »schwach«). Obwohl äußerst kräftig gebaut, haben die Hüften, wie alle Knochen, den Muskeln zu gehorchen. Befehlen diese ihnen, sich zu beugen, dann tun sie es. Konstant beugen müssen sie sich zum Beispiel bei einem Vielsitzer, der Stunde um Stunde mit hängenden Schultern zurückgelehnt im Stuhl verbringt. Machen Sie es ihm einmal nach:

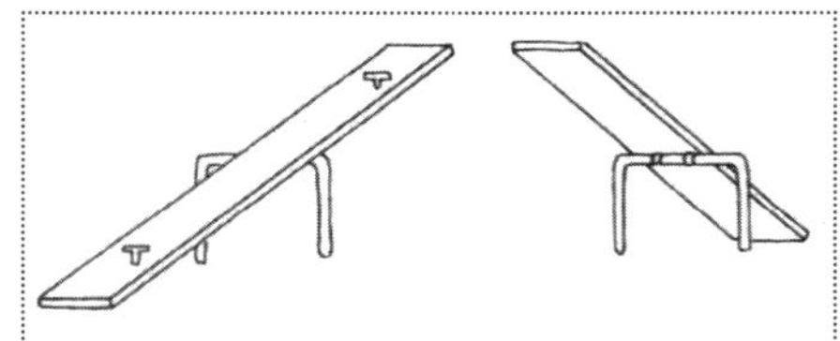

»Wippende« Hüften

Beim Gehen und Laufen beugen und strecken sich die Hüften. Die Wippenillustration (siehe Abb. unten links) veranschaulicht dieses Bewegungsmuster. Sie zeigt aus südlichem Blickwinkel zwei nebeneinander aufgestellte, nord-südlich ausgerichtete Kinderwippen. Das Nordende der linken Wippe ist nach oben, das der rechten Wippe nach unten gekippt. Wären die Wippen Hüften, die nach Süden gehen oder laufen, so befände sich die linke Hüfte in Streck-, die rechte in Beugehaltung.
Dabei kippt die linke nach vorn, die rechte nach hinten. Stellen Sie sich vor, durch die Hüften wären waagerecht von vorn nach hinten Drähte gespannt, deren Wechselspiel dem der zwei Wippen entspricht. Genau diesen Bewegungsablauf vollziehen Ihre Hüften (bzw. sollten sie vollziehen), wenn Sie gehen oder laufen.

Setzen Sie sich aufrecht hin, das Kreuz durchgedrückt und beide Füße flach auf dem Boden. Stellen Sie sich Ihr Becken als Schale vor und die Darmbeinkämme der Hüftbeine als wulstförmige Griffe. Legen Sie die Daumen auf die Hüftknochen, lassen Sie den Rücken locker, und lehnen Sie sich zurück. Sie werden feststellen, dass die Hüften (und das gesamte Becken) der Bewegung folgen, indem sie sich rückwärts senken. Zugleich flacht die Lendenwirbelsäulenkrümmung ab und verkehrt sich sogar, wenn sich das obere Ende der Wirbelsäule, Kopf und Schultern in der Folge, vorwärtskrümmt. Dies wäre also ein Beispiel für das Beugen der Hüften.

So wie das Becken gehorcht auch die Wirbelsäule den Muskeln: Sie »reitet« auf dem Beckengürtel, verankert am Kreuzbein, einer kreiselförmigen Art Sockel, der mit dem rechten und linken Hüftbein verbunden ist. Wenn diese beiden »Griffe« sich wie soeben beschrieben rückwärts neigen, kippt der »Sockel« mit. Gleichzeitig ziehen die Muskeln, die am sich beugenden Becken und entlang dem Rückgrat befestigt sind, die biegsame Wirbelsäule abwärts, um sie der Form der Rückenlehne anzupassen.

Beim Gehen und Laufen bleibt (sofern keine Funktionsstörungen des Bewegungsapparats vorliegen) diese Auswirkung der Hüftbeugung auf die Wirbelsäule aus. Denn das konstante Wechselspiel von Beugen und Strecken hält das Becken in einer neutralen Position. Muskelkräfte und -funk-

Hüfthaltung und Geburt

Damit das Kind in den Geburtskanal gleiten kann, bäumen sich die Hüften der Gebärenden auf und begeben sich in starke Streckung. Möglich macht dies eine der wenigen geschlechtsspezifischen Besonderheiten des weiblichen Knochengerüsts: Bei Frauen ragt der Oberschenkelhalskopf in steilerem Winkel in das Hüftgelenk als bei Männern. Schwangere mit in Beugehaltung blockierten Hüftgelenken – ein übrigens bei beiden Geschlechtern häufiger Haltungsfehler – müssen damit rechnen, dass ihre Hüften bei der Entbindung nicht in die beschriebene Position finden.
Umgekehrt befinden sich Schwangere mit in gestreckter Stellung blockierten Hüftgelenken in konstanter Gebärhaltung, was das Risiko einer Frühgeburt erhöht. Die Übungen dieses Kapitels sowie das allgemeine Konditionsprogramm von Kapitel 13 helfen die Hüften in eine ungefährliche Position bringen.

tionen befinden sich im Gleichgewicht und zudem im Einsatz statt in Ruhestellung. Beim Sitzen dagegen verharren die Hüften in Beugehaltung, was ihnen mit der Zeit sowohl die Kraft als auch die Fähigkeit raubt, sich wieder mühelos zu strecken. Überdies sind die spärlichen Oberkörperbewegungen weitgehend losgelöst von der Tätigkeit bzw. Untätigkeit der Beckenmuskulatur; die Rückenmuskulatur muss die Wirbelsäule allein, also ohne die dynamische Unterstützung der Hüften und (müßig nach vorn sackenden) Schultern, aufrecht halten.

Arthrose und Schmerzen in der Hüfte

Zwar können gewisse Umstände wie Alkoholismus und die Einnahme hoher Dosen Kortison die Durchblutung des Schenkelhalskopfes beeinträchtigen, doch sind Krankheiten selten die Hauptursache von Hüftschmerzen. Selbst die so gern haftbar gemachte Arthrose sowie Unfälle stellen zweitrangige Faktoren dar, die erst dann ins Gewicht fallen, wenn Fehlstellungen die Hüftgelenke anfällig machen.

Ein korrekt ausgerichtetes und bewegungsaktives Gelenk, das an Arthrose erkrankt, diesen Fall habe ich noch nie erlebt. Noch nie! Und wenn, wie neuere klinische Studien untermauern, regelmäßiges leichtes Training bei älteren Menschen die Symptome der Arthrose lindert, dann würde es bei jüngeren Menschen im Zusammenspiel mit einer symmetrischen Ausrichtung des Bewegungsapparats viel, ja vielleicht genug, zur Verhütung dieser Krankheit beitragen.

Aggressive Arthrose scheint sich zielsicher Stellen zu suchen, an denen sie ihr Werk ungestört verrichten kann. Eine Gelenkkapsel ist gleichsam eine abgeschlossene Festung, um nicht zu sagen ein kleiner Kosmos. Ist sie durch Blut- und Sauerstoffmangel geschwächt – der Körper kürzt bei jedem untergeordneten System und Gewebe die Zufuhr –, findet die Arthrose Bedingungen vor, unter denen sie sich bestens entfalten kann. Machen Sie für Ihre schmerzenden Hüften also nicht gleich die sattsam bekannten Sündenböcke verantwortlich. Wählen Sie lieber in aller Ruhe die simpelste Lösung, das Ausrichten Ihrer Fehlhaltung: Sie werden Ihr blaues Wunder erleben!

Wie man Schmerzen in den Hüften beseitigt

Schmerzen in unterem Rücken und Gesäß, in Oberschenkeln und Leistengegend können von den Hüften ausgehen, müssen es jedoch nicht. Beginnt indes das Hüftgelenk zu schmerzen, sind höchstwahrscheinlich auch Muskeln und andere lokale Mechanismen am Ende ihrer Kräfte. Woher auch immer Ihre Schmerzen rühren, mithilfe der folgenden E-Übungen können Sie Fehlstellungen Ihrer Hüften korrigieren. (Die übrige Muskulatur wird jedweden Beistand sehr zu schätzen wissen.)

Angesichts der essenziellen Rolle von Becken und Hüftgelenken wird es Sie womöglich wundern, hier lediglich vier Übungen vorzufinden. Aber Sie können mir glauben: Genau diese Übungen werden Ihre Schmerzen lindern und Ihre Hüften wieder ordentlich ausrichten. Dann können Sie sich mit dem allgemeinen Konditionsprogramm von Kapitel 13 fit halten.

Egoscue-Übungsset Nr. 6: Hüftschmerzen

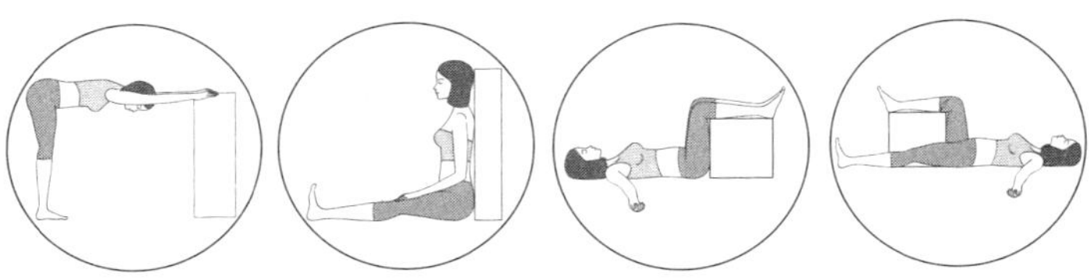

Zeitbedarf der Übungsfolge: Dieses Programm kostet wegen der Übung »Leistendehnung« etwas mehr Zeit. Bei starken Schmerzen sollten Sie diese Dehnübung 45–60 Minuten lang ausführen, bei leichten Schmerzen genügen 15–20 Minuten.

Übungshäufigkeit: täglich einmal morgens

Gesamtzeitraum: Führen Sie die Übungen täglich aus, bis Sie 24 Stunden lang vollkommen schmerzfrei sind. Fahren Sie dann eine Woche lang wie gewohnt und danach mit dem allgemeinen Konditionsprogramm von Kapitel 13 fort.

1 Winkelstandhaltung

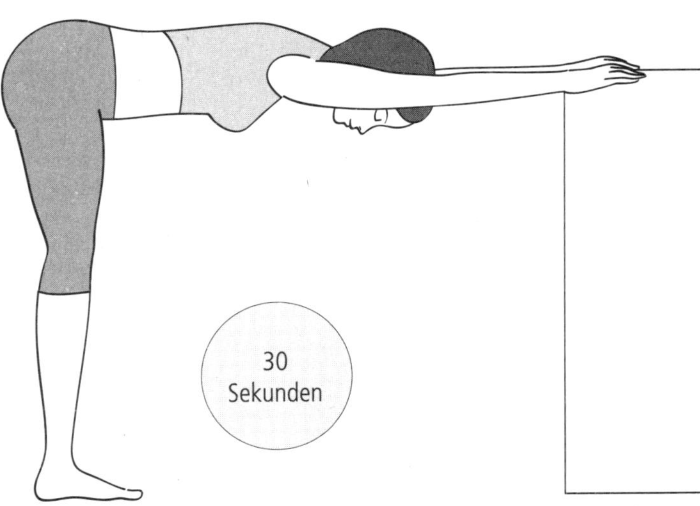

Legen Sie die Hände flach auf eine etwa hüfthohe (ein wenig höher oder niedriger macht nichts) Tischplatte oder andere Ablage. Beugen Sie den Oberkörper vor, die Arme in Kopfhöhe ausgestreckt. Füße, Fußknöchel und Knie sollten eine gerade Linie mit den Hüften bilden. Wahrscheinlich müssen Sie die Füße ein bisschen zurücksetzen, damit Sie ganz gestreckt stehen, ohne unangenehmes Einknicken in den Hüften. Lassen Sie den Kopf zwischen den Armen durchhängen, die Hüften nach vorn gekippt, die Oberschenkel angespannt. Verharren Sie etwa **30 Sekunden** in dieser Position.
Diese Übung befreit die Hüften aus ihrer Fehlstellung sowie die Schultern aus ihrer unnatürlichen Ausgleichshaltung und stellt auch die S-Form der Wirbelsäule wieder her.

❷ Bodensitzen

Setzen Sie sich auf den Boden, den Rücken gegen eine Wand, die Beine gerade ausgestreckt. Ziehen Sie die Schulterblätter zueinander, und verharren Sie in dieser Haltung. Heben Sie die Schultern nicht. Spannen Sie die Oberschenkel an, und ziehen Sie die Fußspitzen gleichmäßig heran. Die Arme ruhen entspannt an den Seiten oder auf den Oberschenkeln. Bleiben Sie **6 Minuten** sitzen. Diese Übung fördert das Zusammenspiel der unteren Körperhälfte mit den Hüften.

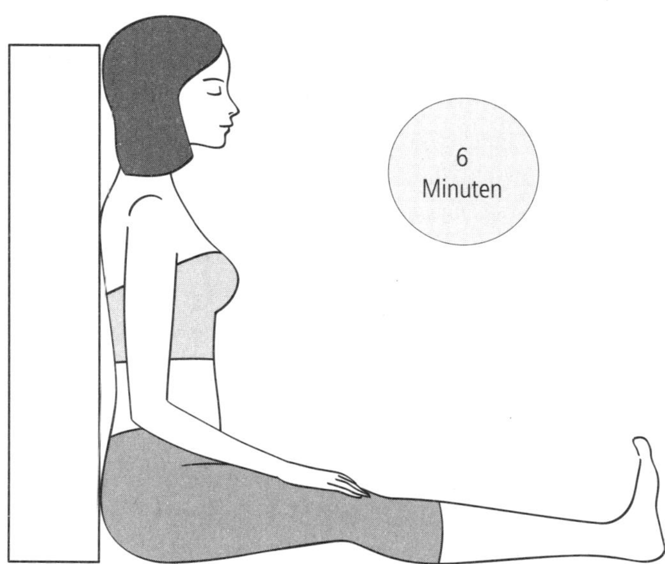

❸ Rückenruhe

Legen Sie sich auf den Rücken, beide Beine im rechten Winkel über einem Stuhl oder Block; die Ablagefläche sollte nicht zu hoch sein. Lassen Sie die Hände, Handflächen nach oben, unterhalb der Schulterlinie auf dem Boden oder Ihrem Bauch ruhen. Lassen Sie den unteren Rücken in den Boden sinken; unterer Rücken und Hüften müssen auf dem Boden ruhen. Atmen Sie tief mit dem Bauch bzw. Zwerchfell (der Bauch hebt sich beim Einatmen und senkt sich beim Ausatmen). Halten Sie die Position **5–10 Minuten** Diese Übung neutralisiert die Hüfthaltung mithilfe der Schwerkraft.

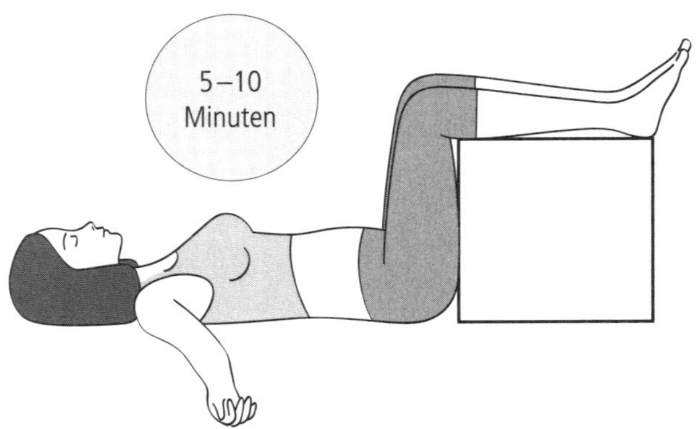

❹ Leistendehnung

Legen Sie sich auf den Rücken, ein Bein im rechten Winkel auf einen Block oder Stuhl. Strecken Sie das andere Bein gerade auf dem Boden aus. Beide Beine sollten eine Linie mit Hüfte und Schulter bilden. Stützen Sie den Fuß des gestreckten Beins seitlich ab, damit er seine aufrechte Position bewahrt. Entspannen Sie sich in dieser Lage, und wechseln Sie dann die Seite. Diese Übung lockert die verkrampfte Hüfthaltung, indem die Leistenmuskulatur an den Hüften zieht und so verhindert, dass diese sich beugen oder strecken. Bei leichten Schmerzen verspüren Sie die Wirkung nach **15–20 Minuten**, bei starken Schmerzen womöglich erst nach **45–60 Minuten**.
Um Ihr persönliches Zeitlimit festzustellen, können Sie während der Übung den Oberschenkeltest durchführen: Spannen Sie den Oberschenkel des ausgestreckten Beins an. Finden Sie heraus, wo Sie die Kontraktion am intensivsten spüren; das wird zunächst in Knienähe der Fall sein. Wiederholen Sie

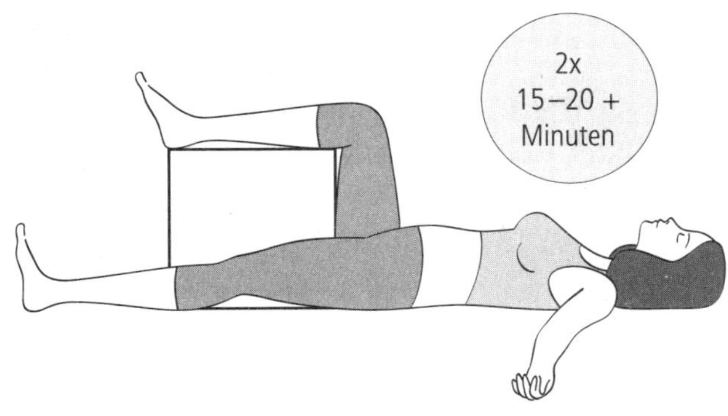

die Anspannung im Verlauf der Übung alle 3–5 Minuten; die empfindungsstärkste Stelle wird den Oberschenkel hinaufwandern. Spannen Sie den Oberschenkel jeweils nur kurz an, und lassen Sie gleich danach wieder locker. Wenn Sie die Kontraktion weit oben im Oberschenkel verspüren, ist es Zeit, die Seite zu wechseln. (Sie sollten die Kontraktion auf beiden Seiten gleich stark wahrnehmen.)

Der typische Vertreter unserer modernen Zivilisation ist eine Kreatur mit gebeugten Hüften. Vor wenigen Jahrzehnten noch besaßen die meisten von uns normal ausgerichtete oder überstreckte (nach vorn gekippte) Hüften. Gestreckte Hüften sind ein Zeichen für straffe, starke Muskeln.

Feste, kontraktionsfähige Muskeln können sich rasch entspannen und sich so wieder an ihre Arbeit machen. Muskeln dagegen, die die Hüfte in konstante Beugehaltung versetzen, sind schwach und bleiben es meist, wenn nicht viel an ihnen gearbeitet wird. Ich glaube, dass schon ein bisschen gegensteuern, wie wir es in meiner Klinik tun, viel ausrichten könnte. Doch scheine ich leider ein noch recht einsamer Rufer in der Wüste zu sein. Denn immer mehr Menschen leiden unter ihren gebeugten Hüften, werden daher von chronischen Schmerzen befallen und erfahren drastische Therapien.

Unsere Hüften mögen noch so viel aushalten, dies jedoch nicht.

8

Der Rücken: Eine kurvige Angelegenheit

Chronischer Schmerz ist unabhängig von Ursache und Symptomen eine traumatische Tortur. Doch so unerträglich Schmerzen in Knien oder Hüften sein können: Heftige Rückenschmerzen sind, wie jeder Betroffene weiß, ein ganz besonderes Kreuz. Sie vermögen den inneren Dialog abzuwürgen, den wir benötigen, um rationale Entscheidungen zu fällen. Und daher entscheidet sich so mancher ohne Zögern und Einholen anderer Meinungen für drastische Behandlungsmethoden. Am besten lassen sich Rückenschmerzen behandeln, ehe sie chronisch werden oder wenn ein Anfall nachlässt. Sollten Sie diese Seiten während einer akuten Verkrampfung Ihrer Rückenmuskulatur lesen, dann kann ich Ihre Willenskraft nur bewundern. Eben diese Kraft wird Ihnen helfen, die Schmerzen zu überwinden.

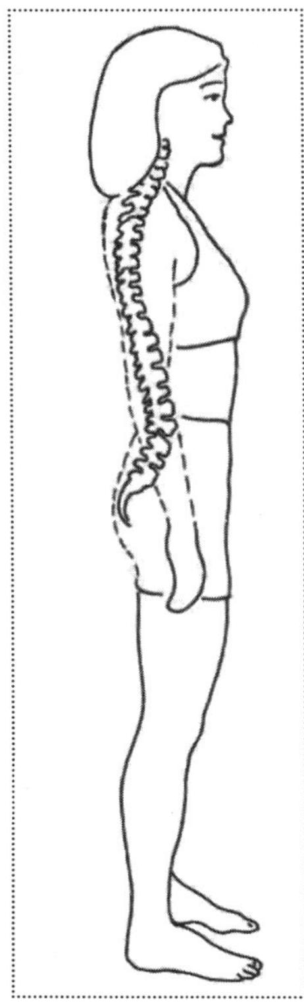

Lebensnotwendige Kurven

Mein Anliegen ist es, Ihre Aufmerksamkeit von Ihren Rückenschmerzen abzulenken. Wenn mir das gelingt, dann können wir uns auf die Funktionsstörungen Ihres Bewegungsapparats und damit die wahre Ursache Ihrer Beschwerden konzentrieren. Andernfalls betreiben wir nichts als Symptomkuriererei.

Erst wenn Sie verstehen, weshalb Ihnen der Rücken wehtut, besitzen Sie das nötige Rüstzeug, um den Schmerz dauerhaft zu vertreiben. Um es vorwegzunehmen: Grund für die Rückenschmerzen sind die Muskeln. Um Ihnen dies zu erklären, müssen wir unser Rückgrat genauer betrachten. Im Seitenprofil (siehe Abb. links) erkennt man deutlich die S-Form der Wirbelsäule: Gebildet wird dieses S durch zwei Vorwärtskrümmungen (Konkavität), eine im Lenden-, eine im Halsbereich, sowie durch die Rückwärtskrümmung (Konvexität) in Höhe des

Brustkorbs. Es ist die Tätigkeit der Muskeln, die diese Formgebung ermöglicht und erhält.

Unsere Wirbelsäule besteht aus 32 bis 34 übereinander angeordneten Wirbeln, die vom Rückenmark durchzogen werden. Ohne Muskeln ist sie so biegsam und instabil wie eine dicke Korallenkette. Dennoch bürdet jeder Mensch ihr mehr als die Hälfte seines Körpergewichts auf, darunter die Last der größeren Organe und eines Schädels, der so schwer wiegt wie eine Bowlingkugel. Diese Last trägt er in den gut 320 000 Wachstunden seiner ersten 60 Lebensjahre mit sich herum, wohin er sich auch wendet und dreht, geht und läuft.

Unser Körper ist, um an einen an früherer Stelle gezogenen Vergleich anzuknüpfen, eine Maschine, die sich in ständigem Einsatz gegen die Schwerkraft befindet. Antriebswelle dieser Maschine ist die Wirbelsäule: Ihre einzigartige Form befähigt den Menschen zu seinem erstaunlichen Balanceakt. Ferner braucht es dazu Muskeln, Muskeln zum Bewahren der Form und Aufrichten der Wirbelsäule.

Sind diese Muskeln inaktiv, verkümmert oder fehlbeansprucht, verändern sich die Krümmungen im Lenden-, Brust- und Halsbereich. Nach und nach begeben sich alle für Bildung und Erhalt der S-Form zuständigen Muskeln in vorzeitigen Ruhestand, unter ihnen die tiefliegende, direkt mit der Wirbelsäule verbundene Rückenmuskulatur sowie die Muskeln von Becken und unterer Körperhälfte.

Funktionsstörungen der Muskeln greifen meist von innen nach außen um sich. Zuerst sind also die Schichten der tiefer liegenden Muskulatur betroffen.

Die Muskeln nahe der Wirbelsäule schwinden nicht auf einen Schlag, wobei der Grad der Verkümmerung von den individuellen Lebensgewohnheiten und Arbeitsbedingungen abhängt. Liefert die Umwelt dem Körper immer weniger Bewegungsanreize, so verliert die Wirbelsäule nach und nach ihre charakteristische S-Form und damit an Biegsamkeit, stoßdämpfender Wirkung und an Tragvermögen.

Bettruhe

Bei heftigen Anfällen von Rückenschmerzen mag es angebracht sein, ein oder zwei Tage das Bett zu hüten, ehe Sie die E-Übungen aufnehmen können. Bettruhe stellt die Muskeln ruhig, die Bandscheiben oder Wirbel in Nervenkontakt bringen. Fahren Sie aber, wenn der Schmerz nachlässt, nicht auf Ihrer alten Schiene weiter! Nützen Sie die Schmerzpause, um mit den Übungen zu beginnen. Und bleiben Sie höchstens ein paar Tage im Bett, denn Untätigkeit beeinträchtigt sehr rasch wichtige Funktionen.

Ein fatales Notsystem

Wer schon einmal eine Sturmnacht im Zelt verbracht hat, weiß, dass man die Leinen so spannen muss, dass die Zelthaut nachgiebig auf Böen reagieren kann: windseitig etwas straffer als auf der windabgewandten Seite. Und sollte dann die Windrichtung wechseln, müssen Sie aus Ihrem warmen Schlafsack kriechen und die Leinen neu justieren, damit das Zelt nicht wie wild wackelt. Eine solche Anpassung nimmt unsere Muskulatur unentwegt vor, wenn wir uns bewegen, und zwar binnen Sekundenbruchteilen. Um die Wirbelsäule in aufrechtem und funktionstüchtigem Zustand zu halten, befinden sich die verantwortlichen Muskeln in einer ständigen dynamischen Interaktion.

Aus nicht bewegten Muskeln werden rasch bewegungsunfähige Muskeln

Dieses Prinzip hat lediglich einen Haken: Muskeln brauchen Anweisungen. Wird ihnen nicht befohlen, sich zu bewegen, bleiben sie an Ort und Stelle. Und wenn sie sich nicht genügend bewegen, bewegt sich der gesamte Rücken viel zu wenig. (Das gilt für sämtliche Teilsysteme unseres Bewegungsapparats.)

Verliert die Wirbelsäule den Beistand der Muskeln und ihre gesunde S-Form, ist sie hilflos der Schwerkraft ausgeliefert. Und die Schwerkraft kennt keine Gnade: Was sich erhebt, gehört zurück auf den Boden. Die Biegsamkeit der Wirbelsäule, die uns im Gleichgewicht hält, wird von Starrheit abgelöst. Um mit der instabilen Wirbelsäule zurechtzukommen und die geringe Restkraft der verkümmernden Muskeln zu nutzen, besinnt sich der Körper auf sein Notsystem: Er versetzt die Muskeln in Kontraktion.

Allerdings besteht die Wirbelsäule aus zu vielen beweglichen Teilen, als dass die zusammengezogenen Muskeln sie allein durch Kraft in Form halten und so die Schwerkraft übertrumpfen könnten. Und da der obere Rumpf die Tendenz hat, sich vorzubeugen, geben die Muskeln widerwillig seiner Neigung nach, bis die Wirbelsäule ihre äußersten natürlichen Grenzen erreicht und in ihrer Fehlhaltung verbleibt.

Um Ihnen dieses Notsystem zu veranschaulichen, will ich das skizzierte Bild weiter ausmalen: Stellen Sie sich vor, Sie packen Ihr Zelt ein. Dann steigen Sie in Ihren Wagen und fahren nach Hause. Der Sturm ist inzwischen ein Schneesturm und die Straße vereist. Urplötzlich springt Ihnen ein Reh in den Weg. Sie treten auf die Bremse, und die Reifen blockieren – genau wie die Muskeln. Das Heck schlingert heftig, und Sie versuchen durch Gegensteuern das Schleudern abzufangen. Bei Rückenschmerzen reißen die kräftigsten Ersatzmuskeln verzweifelt am Rückgrat wie Sie am Lenkrad Ihres Wagens, um die Wirbelsäule halbwegs beweglich und aufrecht zu halten.

Für die Wirbelsäule ist diese Situation fatal: Der Körper, daran ist nicht zu rütteln, braucht Bewegung, will er nicht in vollständige Lähmung oder gar Todesstarre verfallen. Doch funktionsgestört wie er ist, malträtieren bereits winzige Bewegungen Knochen, Muskeln, Bänder, Sehnen und Knorpel seines Rumpfs.

Rückenbeschwerden lassen sich erfolgreich nur nach dem Kausalitätsprinzip beheben: Mit der Ursache verschwindet die Wirkung. Kümmern Sie sich also um die Muskulatur, nicht um die Wirbelsäule. Zwar werden Rückenschmerzen mitunter durch Beschädigungen der Wirbelsäule oder ihrer Bestandteile wie Bandscheiben und Nerven verursacht, meist aber durch eine fehlgesteuerte langwierige Tätigkeit (und/oder Untätigkeit) der Muskulatur. Wenn Sie diese Funktionsstörung unterbinden, wird der Schmerz weichen. Das habe ich ungezählte Male erlebt.

Was tun bei Bandscheibenvorfällen?

Was Rückenbeschwerden betrifft, so machen in meiner Klinik Bandscheibenvorfälle den Löwenanteil aus. Viele Patienten bringen Röntgenbilder mit, die erkennen lassen, dass eine ihrer Bandscheiben – elastische knorpelige Scheiben, die als Stoßdämpfer zwischen den Wirbeln eingebettet sind – von den Knochen so weit gequetscht wurde, bis sie in Kontakt mit einem Nerv geraten ist. Die Bandscheibe tritt seitlich aus wie ein gequetschter aufgeblasener Ballon, oder ihr weicher Gallertkern quillt aus dem gerissenen Faserring wie die Marmeladenfüllung aus einem Krapfen. Meist ergibt sich dann folgender Dialog:

Ich: »Tja, das ist eindeutig ein Bandscheibenvorfall.«

Patient: »Mein Arzt sagt, er will das Teilstück, das gegen den Nerv drückt, operativ entfernen.«

Ich: »Glauben Sie eigentlich nicht, dass Ihr Rücken so gebaut ist, dass er die ganze Bandscheibe braucht?«

»Sie drückt aber gegen den Nerv.«

»Und weshalb hat sie sich dahin bewegt?«

Da der Patient inzwischen Einblick in die Grundlagen der Biomechanik unseres Körpers gewonnen hat, antwortet er in der Regel: »Weil Muskeln sie dahin bewegt haben.«

»Richtig. Und die Muskeln können sie von dort auch wieder fortbewegen.«

Egoscue-Übungsset Nr. 7: Bandscheibenvorfälle & Schmerzen im unteren Rücken

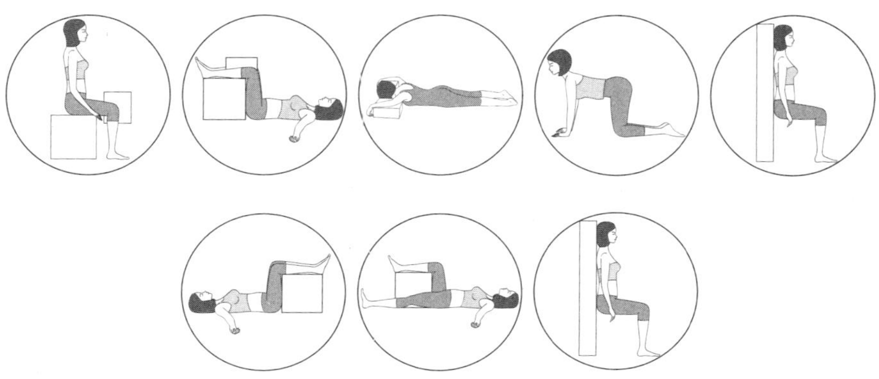

Zeitbedarf der Übungsfolge: 20 Minuten (+ 30 Minuten für Übung 6, 7 und 8)
Übungshäufigkeit: täglich einmal morgens
Gesamtzeitraum: Führen Sie die Übungen täglich aus, bis Sie 48 Stunden lang schmerzfrei sind. Fahren Sie dann zehn Tage lang wie gewohnt und danach mit dem allgemeinen Konditionsprogramm von Kapitel 13 fort.
Verlieren Sie nicht die Geduld: Hat Ihnen der Rücken rund um die Uhr wehgetan, stellt bereits ein Nachlassen der Schmerzen für anfänglich 1 oder 2 Stunden einen Fortschritt dar. Haben Sie den Eindruck, nicht weiter voranzukommen, dann erhöhen Sie die Zahl der Wiederholungen. Nehmen Sie die drei Zusatzübungen 6, 7 und 8 hinzu, sobald der Schmerz nachlässt.

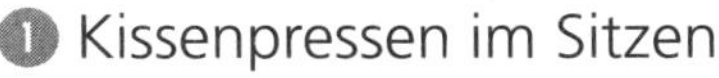

1 Kissenpressen im Sitzen

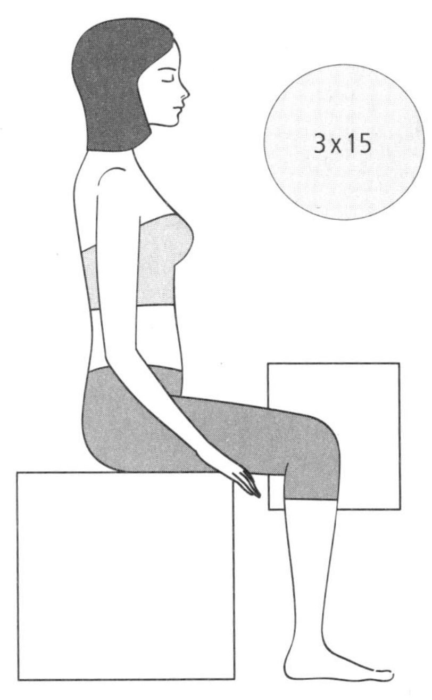

Setzen Sie sich auf die Kante eines Stuhls oder einer Bank. Drücken Sie Ihr Kreuz durch, indem Sie die Hüftgelenke nach vorn schieben. Schieben Sie die Schultern zurück. Achten Sie darauf, dass Knie und Füße an den Hüften ausgerichtet sind. Entspannen Sie die Bauchmuskeln; lassen Sie sie »hängen«. Stecken Sie ein Kissen (falls es zu flach ist, gefaltet) oder einen Schaumstoffblock zwischen die Knie. Pressen Sie es mit den Innenseiten der Oberschenkel langsam und gleichmäßig zusammen, und lassen Sie wieder locker. Halten Sie die Füße in Hüftbreite parallel und flach auf dem Boden, die Zehen gerade nach vorn gerichtet. Lassen Sie den Bauch und den oberen Rücken unbeteiligt. Führen Sie diese Bewegung **15-mal** aus, und wiederholen Sie das Ganze insgesamt **3-mal**.
Diese Übung befreit den Rücken aus seiner Beugehaltung, indem sie die Ad- und Abduktoren der Hüften kräftigt.

2 Kissenpressen im Liegen

Legen Sie sich auf den Rücken und beide Beine im rechten Winkel über einen Stuhl oder Block. Lassen Sie die Hände, Handflächen nach oben, unterhalb der Schulterlinie auf dem Boden oder Ihrem Bauch ruhen. Senken Sie den Rücken auf den Boden ab. Stecken Sie ein Kissen zwischen die Knie. Pressen Sie es mit den Innenseiten der Oberschenkel gleichmäßig zusammen, und lassen Sie wieder locker. Halten Sie die Füße parallel, und entspannen Sie den Bauch. Führen Sie diese Bewegung **15-mal** aus, und wiederholen Sie das Ganze insgesamt **3-mal**. Diese Übung stellt mithilfe der Schwerkraft das Zusammenspiel der Ad- und Abduktoren (»Hinführer« und »Abspreizer«) der Hüfte wieder her und entlastet die unteren Gliedmaßen.

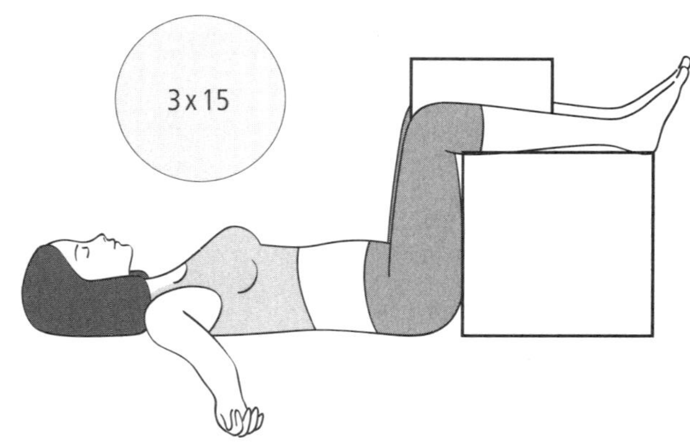

3 Bauchruhe

Begeben Sie sich in Bauchlage, Stirn auf dem Boden und die Fußspitzen einwärtsgerichtet. Lassen Sie die Gesäßmuskeln locker. Legen Sie die Ellbogen in »Hände-hoch«-Haltung auf zwei Blöcke. Achten Sie darauf, dass die Schultern parallel und auf gleicher Höhe ruhen.

Atmen Sie tief durch, und entspannen Sie den Oberkörper. Drücken Sie die Arme nicht auf die Blöcke; lassen Sie Brustkorb und Bauch zu Boden sinken und dadurch die Hüften nach vorn kippen. Verweilen Sie 6 Minuten in dieser Position.

Diese Übung entlastet die Schultermuskulatur.

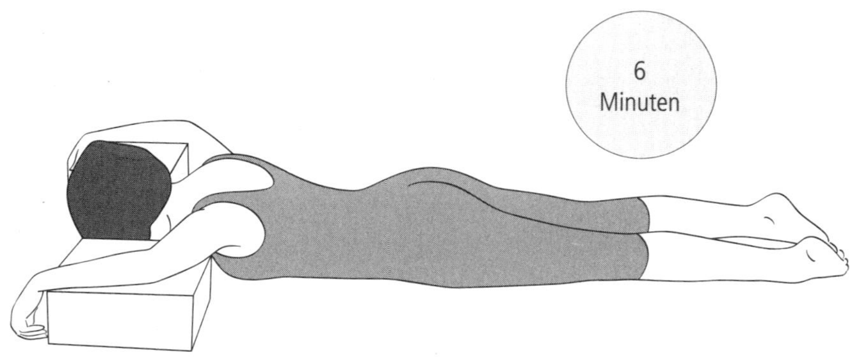

4 Pferd am Boden

Knien Sie sich auf den Boden. Beugen Sie den Oberkörper vor, und setzen Sie die Hände unterhalb der Schultern flach auf dem Boden auf. Lassen Sie Kopf und Rücken entspannt bodenwärts sinken, sodass die Schulterblätter einander berühren. Bleiben Sie ganz locker, Ihr Rücken darf merklich durchhängen. Lassen Sie die Ellbogen durchgestreckt. Wandern Sie mit den Händen ca. 15–20 cm nach vorn, sodass die Hüften nicht mehr senkrecht über den Knien stehen. Halten Sie diese Position **1 Minute**.

Haben Sie keine Angst vor dieser Übung: Erstens würde Ihr Körper eine mutwillige Verschlimmerung Ihres Bandscheibenvorfalls nicht zulassen, sondern sofort die Schmerzbremse ziehen. Zweitens werden Bandscheibenvorfälle meist durch übermäßiges Beugen der Wirbelsäule bewirkt. Diese Übung fördert indes ihr Strecken und mindert damit den Druck auf die Bandscheibe. Indem Sie die Hüften vor die Knie schieben, kann der Rücken durchhängen und die Lendenwirbelsäule wieder zu ihrer natürlichen Wölbung zurückfinden. Gegebenenfalls sollte jemand kontrollieren, dass Ihr Rücken tatsächlich durchhängt und kein flaches Brett oder, noch schlimmer, einen Katzenbuckel bildet. Ihre Bauchmuskeln sollten völlig entspannt sein.

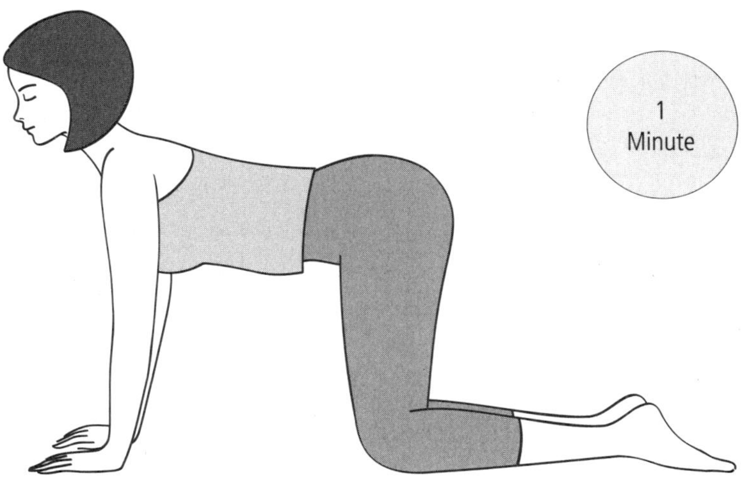

5 Luftbank

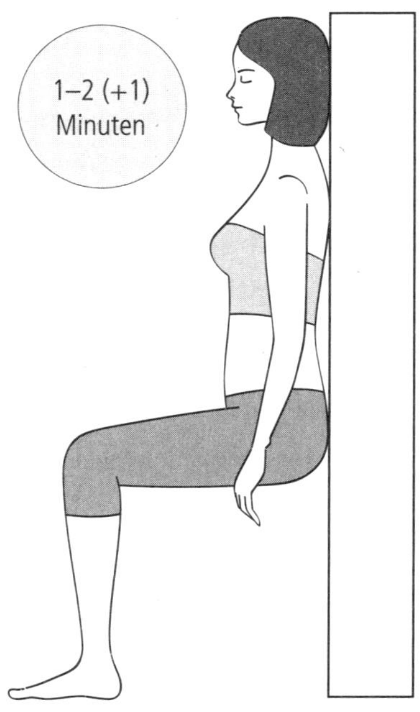

Stellen Sie sich mit dem Rücken an eine Wand. Pressen Sie Hüften und Schultern gegen die Wand, rutschen Sie mit den Füßen vorwärts und mit dem Rücken langsam abwärts in Sitzhaltung. Die Oberschenkel sollten sich im rechten Winkel zum Rumpf befinden und die Knie senkrecht über den Knöcheln stehen, nicht über den Zehen. (Sie dürfen Ihre Zehen nicht mehr sehen.)
Wenn Sie Schmerzen in den Kniescheiben verspüren, rutschen Sie mit dem Rücken wieder etwas höher.
Drücken Sie Kopf, Schultern, den unteren und mittleren Rücken gegen die Wand und spüren Sie, wie die Muskulatur an der Oberseite der Oberschenkel arbeitet. Verharren Sie **1–2 Minuten** in dieser Position. Falls Sie dies zu sehr anstrengt, können Sie mit wenigen Sekunden beginnen und sich allmählich steigern. Gehen Sie anschließend **1 Minute** umher.
Diese Übung stellt die Verbindung zwischen Sprunggelenken, Knien und Hüften wieder her.

Drei Zusatzübungen

Wenn Ihre Rückenschmerzen abflauen – dies sollte der Fall sein, wenn Sie die beschriebenen fünf Übungen eine Woche lang regelmäßig ausgeführt haben dann erweitern Sie das tägliche Programm um drei Übungen.

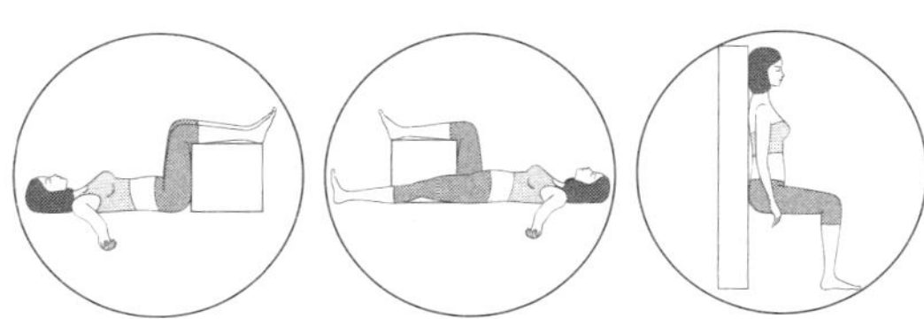

6 Rückenruhe

Legen Sie sich auf den Rücken, beide Beine im rechten Winkel über einem Stuhl oder Block. Lassen Sie die Hände, Handflächen nach oben, unterhalb der Schulterlinie auf dem Boden oder Ihrem Bauch ruhen. Lassen Sie den unteren Rücken in den Boden sinken. Atmen Sie mit dem Bauch bzw. Zwerchfell (der Bauch hebt sich beim Einatmen und senkt sich beim Ausatmen). Halten Sie die Position **5–10 Minuten**. So angenehm die »Rückenruhe« ist, halten Sie sich an die Zeitvorgabe. Nach einer Stunde verliert die Übung an Wert. Unbeweglichkeit rächt sich nun einmal: Diese Übung dient dazu, die angesprochenen Körperstrukturen mittels der Schwerkraft eben auszurichten, doch darf man darüber die Notwendigkeit der vertikalen Ausrichtung und Auslastung nicht vernachlässigen.

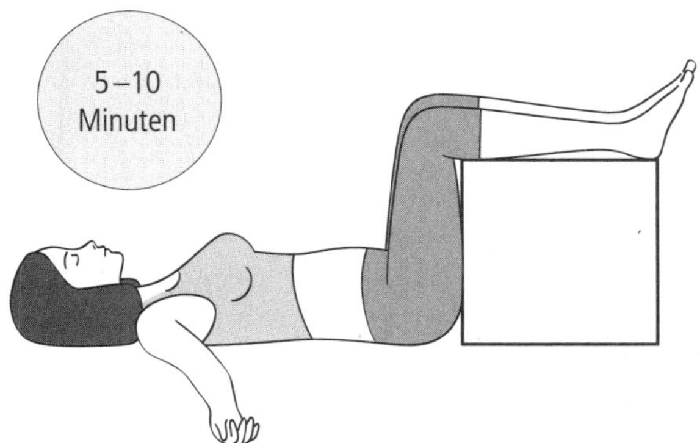

7 Leistendehnung

Legen Sie sich auf den Rücken und ein Bein im rechten Winkel auf einen Block oder Stuhl.
Strecken Sie das andere Bein gerade auf dem Boden aus. Beide Beine sollten eine Linie mit Hüfte und Schulter bilden. Stützen Sie den Fuß des gestreckten Beins seitlich ab, damit er seine aufrechte Position bewahrt. Entspannen Sie sich in dieser Lage mindestens **10 Minuten**, und wechseln Sie dann die Seite. Um Ihr Zeitlimit festzustellen, können Sie während der Übung auch den Oberschenkeltest durchführen: Spannen Sie den Oberschenkel des gestreckten Beins an. Finden Sie heraus, wo Sie die Kontraktion am intensivsten spüren; das wird zunächst in Knienähe der Fall sein. Wiederholen Sie die

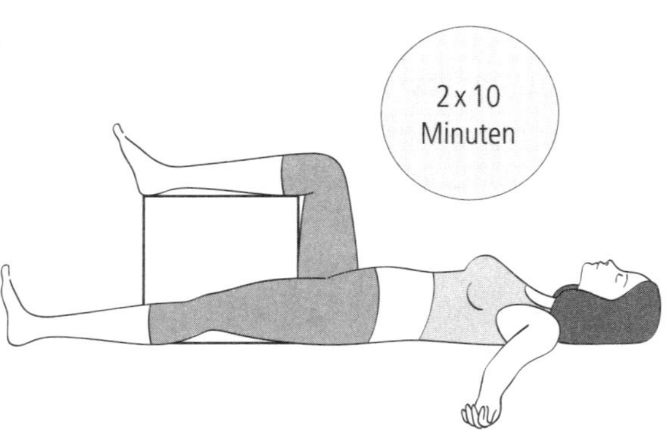

Anspannung im Verlauf der Übung alle **3–5 Minuten**; die empfindungsstärkste Partie wird den Oberschenkel hinaufwandern. Spannen Sie den Schenkel jeweils nur kurz an, und lassen Sie gleich danach wieder locker. Wenn Sie die Kontraktion weit oben im Schenkel verspüren, ist es Zeit, die Seite zu wechseln. Bei obiger Übung besteht die Gefahr der Untertreibung! Sie braucht viel Zeit, um zu wirken, denn die kraftvollen Leistenmuskeln lassen nicht so rasch locker.

8 Luftbank

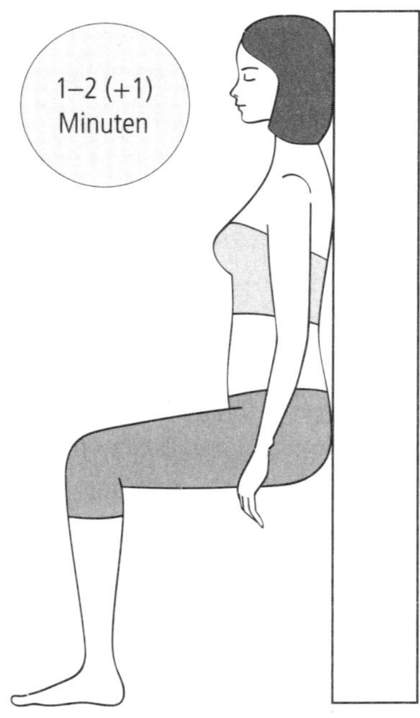

Wiederholung Sie zum Abschluss die Übung Nr. 5: Stellen Sie sich mit dem Rücken an eine Wand. Pressen Sie Hüften und Schultern gegen die Wand, rutschen Sie mit den Füßen vorwärts und mit dem Rücken langsam abwärts in Sitzhaltung. Die Oberschenkel sollten sich im rechten Winkel zum Rumpf befinden und die Knie senkrecht über den Knöcheln stehen, nicht über den Zehen. (Sie dürfen Ihre Zehen nicht mehr sehen.) Wenn Sie Schmerzen in den Kniescheiben verspüren, rutschen Sie mit dem Rücken wieder etwas höher. Drücken Sie Kopf, Schultern, den unteren und mittleren Rücken gegen die Wand und spüren Sie, wie die Muskulatur an der Oberseite der Oberschenkel arbeitet. Verharren Sie **1–2 Minuten** in dieser Position.

Was Sie vor Bandscheibenoperationen wissen sollten

Eine Bandscheibe der Lendenwirbelsäule teilweise oder ganz zu entfernen, das ist heutzutage eine geläufige Operationsmethode. Wenn Sie einen solchen Eingriff erwägen, sollten Sie Ihrem Arzt folgende vier Fragen stellen:

- Weshalb ist die Bandscheibe vorgefallen?
- Benötige ich den Bandscheibenteil, der entfernt werden soll, nicht?
- Werde ich sämtliche körperliche Aktivitäten unverändert wieder aufnehmen können?
- Kann derselbe Schaden bei einer anderen Bandscheibe auftreten?

Skepsis ist angebracht, wenn der Arzt die erste Frage mit einem Hinweis auf Ihr Alter oder einen Unfall beantwortet.
Zur zweiten Frage sei bemerkt, dass Ihr Rücken auf die Nutzung jeder einzelnen und zwar kompletten Bandscheibe ausgerichtet ist.
Ferner – soviel zu Frage drei – sollte eine Behandlung, die zu heilen vorgibt, Ihre Gesundheit und Funktionsfähigkeit wiederherstellen und nicht beschneiden.
Bei Frage vier würde ich zu einem Ja tendieren, da eine Operation nicht die Störungen des Bewegungsapparats behebt, die diesen Bandscheibenvorfall verursacht haben.

Sollten Ihre Rückenschmerzen unvermindert anhalten, dann verzichten Sie auf die ersten fünf Übungen und führen Sie lediglich die drei Zusatzübungen (»Rückenruhe«, »Leistendehnung« und »Luftbank«) aus; das Andauern der Schmerzen weist darauf hin, dass zunächst falsche Drehbewegungen der Hüften abgestellt werden müssen.

Versuchen Sie nach etwa einer Woche, die ersten fünf Übungen wieder in Ihr Programm einzubauen, indem Sie alle zwei Tage eine oder zwei hinzunehmen. Lassen Sie sich von Ihrem gesunden Menschenverstand leiten. Rückenschmerzen sind Anzeichen von Leiden, die sich in Jahren entwickelt haben. Erwarten Sie daher keine Besserung von heute auf morgen. Und da die Übungen unterschiedliche Muskeln ansprechen, sollten Sie darauf gefasst sein, dass einige ihre Wirkung später zeigen als andere.

Rückbesinnung auf die Kurven

Obgleich Kreuzschmerzen meist unmittelbar mit einer Veränderung der Wirbelsäulenkrümmung zusammenhängen, ist der Schmerz selbst weder ein strukturbedingtes noch ein dauerhaftes Problem. Dass Muskeln Ihren Rücken formen, können Sie spüren, wenn Sie auf der Kante eines Bürostuhls Platz nehmen. Setzen Sie die Füße in hüftbreitem Abstand flach auf. Lehnen Sie sich zurück, bis Ihr Rücken senkrecht aufgerichtet ist. Entspannen Sie Bauchmuskeln und Schultern. Legen Sie nun die rechte oder linke Hand knapp über der Taille auf Ihr Kreuz.

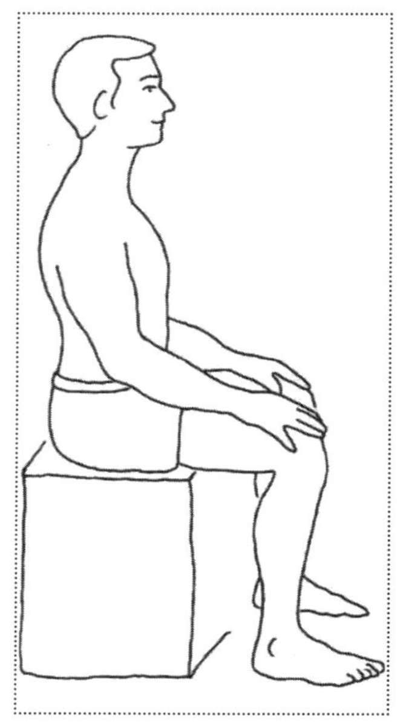

Was spüren Sie? Wenn es Ihnen ergeht wie den meisten Menschen, werden Sie antworten: »Naja, einen Rücken.« Das ist in Ordnung – sofern Sie eine deutliche Vorwärtskrümmung der Lendenwirbelsäule (Konkavität) ertasten. Ist diese korrekt ausgebildet, werden Sie sie unverzüglich bemerken. Sind Sie sich dagegen nicht sicher, fehlt sie Ihnen (siehe Abbildung rechts).

Lassen Sie die Hand im Kreuz. Bewegen Sie den Kopf langsam nach hinten, und ziehen Sie die Schultern zusammen. Spannen Sie dabei die Bauchmuskeln nicht an, aber dafür ein wenig die Muskulatur von Schulterblättern und oberem Rücken. Bemerken Sie eine Veränderung? Die Lendenwirbelsäule sollte nun ausgeprägter gekrümmt sein. Und vielleicht ist Ihnen bei dieser Bewegung auch eine leichte Hüftdrehung nach vorn aufgefallen.

Nehmen Sie wieder Ihre übliche Sitzhaltung ein. Sie werden spüren, dass sich die Hohlwölbung abflacht und verschwindet, während sich der Kopf senkt und die Schultern vorwölben. Indessen bewegen Lendenwirbelsäule und Hüften sich rückwärts. Der untere Rücken begibt sich in Beugung, als wolle er in der Taille wie eine Taschenmesserklinge einklappen. Dies geht auf Kosten der Streckung, die der Wirbelsäule in eine völlig aufrechte Position mit mittig über dem Becken ausgerichtetem Kopf verhilft. Gleichzeitig wandern die Drehpunkte, an denen die Wirbelsäule ihre Hebel ansetzt, in die entgegengesetzte Richtung (siehe Abbildung unten).

Langsam wird die Angelegenheit kompliziert, nicht wahr? Vielleicht hilft es Ihnen, sich den Hebelmechanismus der Wirbelsäule folgendermaßen vorzustellen: Nehmen wir einmal an, zwischen die Wirbel sei je eine kleine kugelrunde Murmel (der Drehpunkt des Hebels bzw. Gallertkern der Bandscheibe) eingesetzt worden. Bei einem gesunden Rücken liegt jede Murmel genau auf der Mittellinie der Wirbel. Die Wirbel drehen und neigen sich so geschmeidig wie ihre Kanten sich heben und senken (siehe Abb. Seite 162 links).

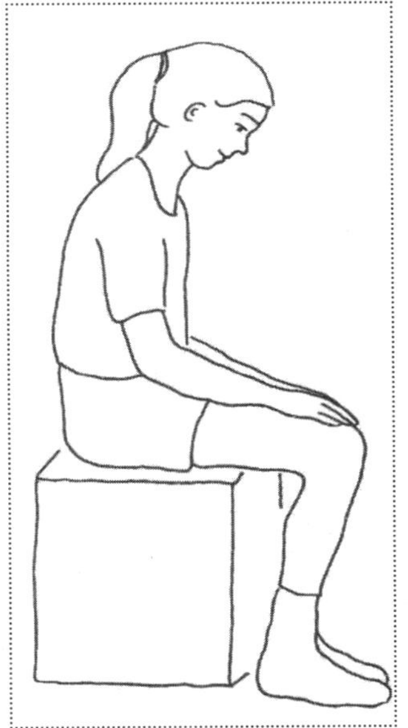

In einer Beugefehlstellung allerdings wird die Murmel zur gedehnten Körperrückseite gedrängt. Daher kann nicht mehr die gesamte Bandscheibe die Wirbelsäule beim Dehnen und Aufrichten stützen, ja schlimmer noch: Wegen der Drehpunktverlagerung wirken die sich hebenden und senkenden Hebel, die von den Oberflächen der Wirbel gebildet werden, verstärkt auf die rückwärtige Bandscheibenkante ein (siehe Abb. Seite 162 rechts). Dieser intensive punktuelle Druck lässt die Bandscheibe schließlich seitlich austreten oder ihren Kern »vorfallen«.

Übermäßige Beugung führt schließlich dazu, dass die Gelenkfacetten, die als Verbindungen zwischen den Wirbeln fungieren, als Drehpunkte herhalten müssen.

Diese Tatsache beschert allerdings doppelten Ärger: Denn durch sie werden die Gelenkfacetten beschädigt, da diese nur begrenzt Stöße dämpfen können und wenig beweglich sind. Außerdem gerät der hintere Bandscheibenrand wie zwischen die Klemmbacken eines kraftvollen Schraubstocks, der bei jeder Bewegung des Rückens fester angezogen wird.

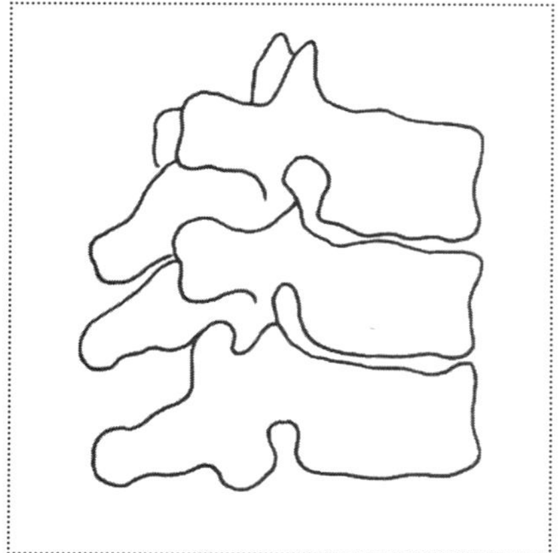

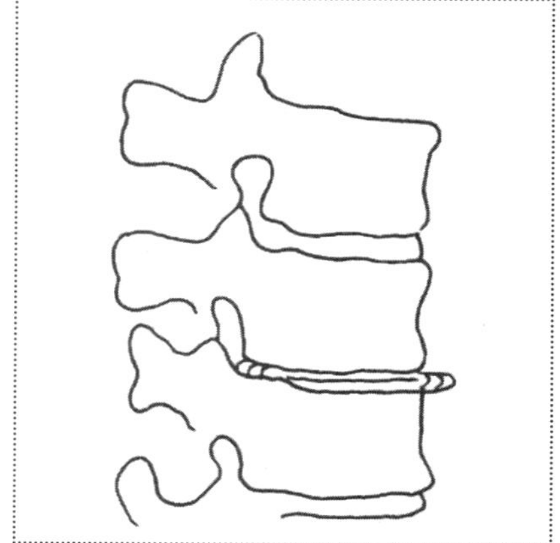

Die empfohlenen Übungen sollen die »Murmeln«, die Gallertkerne der Bandscheiben, zurück in ihre mittige Position zwischen den Wirbeln verlagern. Indem sie den Druck auf die Bandscheibe lockern, kann diese dank ihrer natürlichen Elastizität das ausgetretene Gewebe vom Nerv zurückziehen; oder das gesamte Wirbelglied zieht sich nach hinten und verleiht so dem Nerv wieder Freiraum. Beeinträchtigte Gelenkfacetten erfahren ebenfalls Erleichterung.

Verspannte Muskeln erschweren die Situation. Sie wollen nämlich auf keinen Fall nachgeben. Damit tun sie nur ihre Pflicht. Überspitzt ausgedrückt, kommt die Wahl zwischen ständiger Anspannung und ständiger Entspannung einer Wahl zwischen Leben und Tod gleich. Deswegen versuchen Muskeln, sich so lange wie möglich zusammenzuziehen. Bei Schmerzen im unteren Rücken können Muskelrelaxanzien, Medikamente zur Muskelentspannung, eine gewisse Linderung verschaffen. Denn werden die Muskeln zur Entspannung gezwungen, können sie Knochen oder Bandscheiben nicht mehr gegen Nerven drücken.

Das lässt sich gegebenenfalls auch durch eine befristete Bettruhe erreichen, da durch sie der Schmerz auslösende Reiz wegfällt. Dazu will ich ein Fallbeispiel anführen und meinen Patienten Adam nennen. Besagter Adam pflegt sich tief zu bücken, wenn er die Schuhe an- und auszieht. Diese Tätigkeit entfällt, wenn er mit qualvollen Schmerzen im unteren Rücken im Bett liegt. Doch sobald die Schmerzen nachgelassen haben, bindet Adam sich wie eh und je seine Schuhe – für die Muskeln der Befehl, sich zusammenzuziehen. Desgleichen nehmen die Muskeln nach Beendigung der Einnahme von Muskelrelaxanzien ihre alten Gewohnheiten wieder auf. (Wer solche Arzneien ständig einnimmt, ist zu lethargisch, um sich in einem Maße zu bewegen, dass der Schmerz erneut aufflammt.)

Jüngere Studien bestätigen dieses Muster der Verhaltensanpassung. Sie haben erbracht, dass Personen, die ihre Rückenschmerzen von Ärzten, Physiotherapeuten oder Chiropraktikern behandeln lassen, ungefähr dieselbe Heilungsrate aufweisen wie Menschen, die nichts gegen ihre Beschwerden unternehmen.

Beide Gruppen verändern den Schmerz auslösenden Reiz. Die Gruppe, die nicht zum Arzt geht, behandelt sich sozusagen selbst, indem sie im Eigenversuch herausfindet, wie sich schmerzhafte Bewegungen vermeiden lassen. Sie setzt mehr oder minder auf Bewegungseinschränkung. Und das tun im Wesentlichen auch die Behandlungsmethoden der ersten Gruppe. Wie dem auch sei: Unser Körper versucht sich selbst zu heilen, indem er Wege ersinnt, Schmerzen auszuweichen. Das Fatale ist, dass ihm irgendwann keine schmerzfreien Alternativen mehr übrig bleiben.

Eine gefährliche Kurve: Die Brustwirbelsäule

Wenden wir uns wieder Adam zu, der inzwischen aus seinem Bett aufgestanden ist, und begleiten wir ihn ein wenig. Er gewöhnt sich an, beim Binden der Schuhe die Brustwirbelsäule einzusetzen. Die Brustwirbelsäule weist die Hauptkrümmung der Wirbelsäule nach hinten auf (Konvexität).

Schmerzlose chronische Rückenbeschwerden

Schmerzen sind ebenso ein Krankheitszeichen wie taube Glieder. Taubheitsgefühle in einem oder beiden Beinen können daher rühren, dass vorfallende Bandscheiben oder Verkrümmungen der Lendenwirbelsäule Nerven beeinträchtigen.

Schieben Sie die Angelegenheit nicht auf die lange Bank: Ein Magnetresonanztomogramm hilft Klarheit zu schaffen. Daraufhin sollte ein Behandlungsplan entwickelt werden, der berücksichtigt, dass eine Funktionsstörung der Muskulatur Ihre Beschwerden verursacht.

Darauf ausgerichtet, sich vorzubeugen, wird sie von der Schwerkraft vor- und abwärts gezogen. Diesen Bewegungsspielraum schöpft sie aus, wenn Lenden- und Halswirbelsäule den äußersten ihnen möglichen Krümmungsgrad erreicht haben. Allerdings kann sie das nur bis zu einem gewissen Punkt.

Adam lernt schnell, die Brustwirbelsäule für verlorene Funktionen zu benutzen. Um zum Beispiel die Schnürsenkel zu binden, setzt er sich hin und legt einen Fuß auf das andere Knie. Er beugt sich so weit vor, wie der untere Rücken es ihm erlaubt, und krümmt für den Rest der Strecke die Brustwirbelsäule.

Machen Sie es Adam einmal nach: Nehmen Sie auf einem Bürostuhl Platz, das Becken gegen die Rückenlehne gedrückt. Lassen Sie den Rücken hängen. Greifen Sie nun nach dem Telefon, ohne Rücken und Hüften zu bewegen. Sie werden bemerken, dass oberer Rücken und Schultern die erforderliche Beugung ausführen. Zahlreiche Menschen verbringen Stunden um Stunden in dieser Haltung und zweckentfremden wie Adam die Brustwirbelsäule für Aufgaben des unteren Rückens.

Ein solcher Tauschhandel kostet einen hohen Preis. Wenn sich die Brustwirbelsäule in ständiger Beugung befindet und die Skelettmuskulatur den oberen Rumpf vornüberbeugt, verspannen sich die für Streck-, Dreh- und Seitwärtsbewegungen zuständigen Gegenspielermuskeln. Dies schränkt die Beweglichkeit des oberen Rückens und der Schultern ein. Überdies wird der Körper gewissermaßen kopflastig. Damit kann er der Schwerkraft weniger entgegensetzen: Die Schultern sacken noch weiter vor, der Kopf

Der Weg zum flachen Bauch

Wohl kaum einer trägt gern eine »Wampe« vor sich her, aber wer den Bauch einzieht, tut seinem Körper keinen Gefallen. Angespannte Bauchmuskeln halten Hüften und Wirbelsäule in unnatürlicher Beugung und verhindern, dass sie sich in eine neutrale Position begeben. Gesunde Bauchmuskeln stabilisieren als Mitspielermuskeln den Rücken, statt sich als Hauptmuskeln zu betätigen.

Entspannen Sie also Ihren Bauch, und nähern Sie sich Ihrer Traumfigur durch bewusste Ernährung und Gymnastik.

noch tiefer herab. In der Folge verkrümmt die Brustwirbelsäule sich noch stärker und die Muskeln verspannen sich noch mehr. So wie dieser Prozess fortschreitet, so geht die Funktionstüchtigkeit des Bewegungsapparats zurück.

Alsdann lenken die Beschwerden gern von der Brustwirbelsäule ab. Die Verspannung weicht einem Brennen zwischen den Schulterblättern, der Nacken versteift sich, es bereitet Mühe oder gar Schmerzen, den Kopf seitwärts oder auf und ab zu bewegen. Häufig treten beim Schlafen oder Sitzen auch Taubheitsgefühle in Schultern, Armen und Händen auf. Sie rühren daher, dass die aus ihrer korrekten Ausrichtung geratenen Gelenke des Oberkörpers die Blutzirkulation hemmen und zusätzliche Reibung verursachen.

Die Kopfhaltung kann ein deutlicher Hinweis auf Verkrümmungen der Brustwirbelsäule sein. Theo, ein Patient Ende fünfzig, hatte seit Jahren nicht mehr mit erhobenem Kopf geradeaus gesehen: Sein Blickwinkel endete etwa drei Meter vor seinen Füßen. Um den Horizont ins Auge zu fassen, musste er sich in den Hüften zurückneigen. Durch die gebeugte Brustwirbelsäule hatten sich Schultern und Kopf dermaßen vorgeschoben, dass Theo nur in Rückenlage zum Himmel aufsehen konnte. Beim Autofahren fallen mir oft genug Leute auf, die wie Theo wegen Fehlstellungen der Brustwirbelsäule auf nichts reagieren können, was weiter als eine oder zwei Autolängen von ihnen entfernt ist.

Und Millionen von Autofahrern können ihren Kopf nur mit Mühe nach rechts oder links drehen, um beim Spurwechsel über die Schulter nach hinten zu blicken. Wahrscheinlich befinden sich für viele bereits die Außen- und Rückspiegel in einem unbequemen Blickwinkel.

Es brächte herzlich wenig, Autofahrer bei Verkehrskontrollen einem Beweglichkeitstest zu unterziehen. Funktionsstörungen der Brustwirbelsäule werden meist nicht als solche erkannt. Vielmehr werden die Beschwerden auf die Rotatorenmanschetten, Schultern und Nacken zurückgeführt. Diese Beschwerden stellen jedoch lediglich Symptome dar. Daher würde ihre Behandlung, ob mit Operationen oder anderen schulmedizinischen Methoden, unsere Straßen allenfalls vorübergehend sicherer machen. Schneller als gedacht wird der Patient seinen Blick wieder bodenwärts richten.

Sehe ich die runden Schultern eines Patienten und höre ihn über einen verspannten oberen Rücken klagen, so muss ich meist nicht weiter nach der Ursache seiner Beschwerden suchen. Und in der Regel folgt prompt ein weiterer Hinweis in Körpersprache: ein Hochziehen und Wackeln der Schultern. Diese Bewegung ist ein geradezu klassischer Versuch, verspannte Muskeln zu lockern, führt aber nicht zum Ziel.

Ich rate dem Patienten stattdessen, sich mit zurückgezogenen Schultern und einwärtsgekehrten Zehen gerade hinzustellen. Dadurch löst die Verspannung sich unverzüglich. Denn diese Fußstellung bringt das Becken wieder in eine gerade Linie mit den Schultern. Verspannungen im oberen Rücken verweisen darauf, dass den Schultern die Unterstützung der tragenden Gelenke und das Zusammenspiel mit der Muskulatur des Beckengürtels fehlt.

Die folgenden Übungen befreien von Schmerzen, die auf Funktionsstörungen der Brustwirbelsäule zurückgehen, indem sie die korrekte Ausrichtung und Interaktion der oberen und unteren Körperhälfte wiederherstellen.

Egoscue-Übungsset Nr. 8: Funktionsstörungen der Brustwirbelsäule

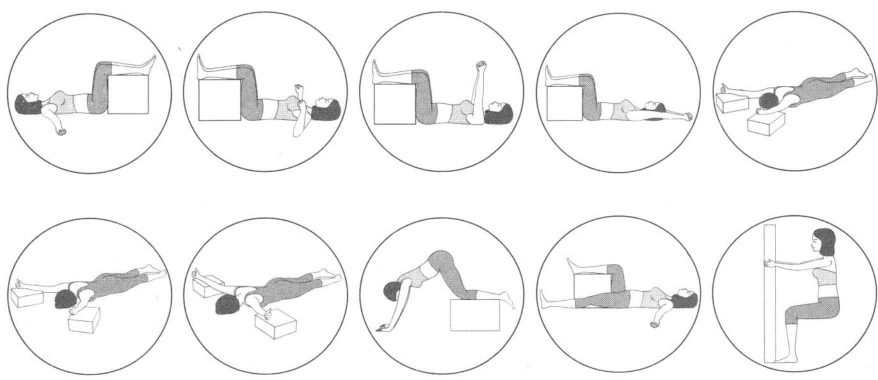

Zeitbedarf der Übungsfolge: Diese Übungsfolge kann wegen der Übung »Leistendehnung« (Übung Nr. 9) etwas länger dauern. Bei starken Schmerzen kann es nötig sein, diese Übung 45–60 Minuten auszuführen. Bei leichten Schmerzen genügen 15–20 Minuten.
Übungshäufigkeit: täglich einmal morgens
Gesamtzeitraum: Führen Sie die Übungen täglich aus, bis Sie 48 Stunden lang schmerzfrei sind. Fahren Sie dann zehn Tage lang wie gewohnt und danach mit dem allgemeinen Konditionsprogramm von Kapitel 13 fort. Verlieren Sie nicht die Geduld. Wenn Ihnen Ihr Rücken zuvor pausenlos Schmerzen bereitet hat, ist schon ein Nachlassen der Schmerzen für anfangs 1 oder 2 Stunden als Fortschritt zu verzeichnen. Haben Sie den Eindruck, dass Ihr Zustand stagniert, dann erhöhen Sie die Zahl der Wiederholungen.

❶ Rückenruhe

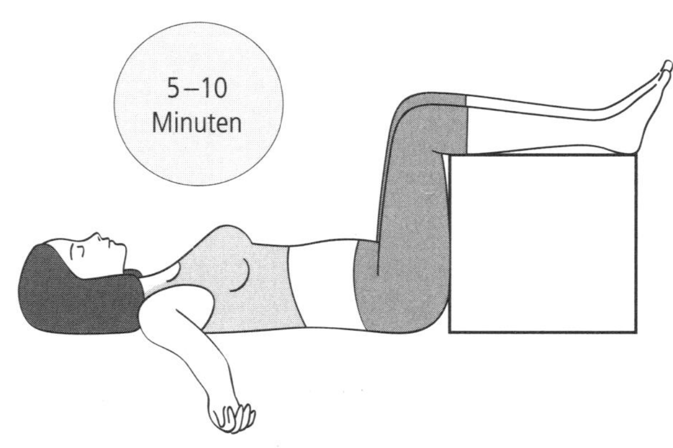

Legen Sie sich auf den Rücken, beide Beine im rechten Winkel über einem Stuhl oder Block. Lassen Sie die Hände, Handflächen nach oben, unterhalb der Schulterlinie auf dem Boden oder Ihrem Bauch ruhen. Lassen Sie den unteren Rücken in den Boden sinken. Atmen Sie mit dem Bauch bzw. Zwerchfell. Halten Sie die Position **5–10 Minuten**.

❷ Expander

Behalten Sie die Position der Übung »Rückenruhe« bei, doch strecken Sie die Arme seitlich in Schulterhöhe aus, winkeln Sie sie an, und stellen Sie die Unterarme senkrecht auf. Ballen Sie beide Hände zu lockeren Fäusten, die Fingerknöchel zur Decke gewandt. Ziehen Sie die Schulterblätter zueinander, indem Sie die Ellbogen gegen den Boden pressen. Machen Sie keine ruckartigen Bewegungen. Konzentrieren Sie sich darauf, dass sich die Schulterblätter einander nähern; damit ziehen Sie die Schultern aus ihrer vorgebeugten Haltung. Halten Sie einen Moment inne, und lassen Sie dann locker. Wiederholen Sie die Bewegung **15-mal**.

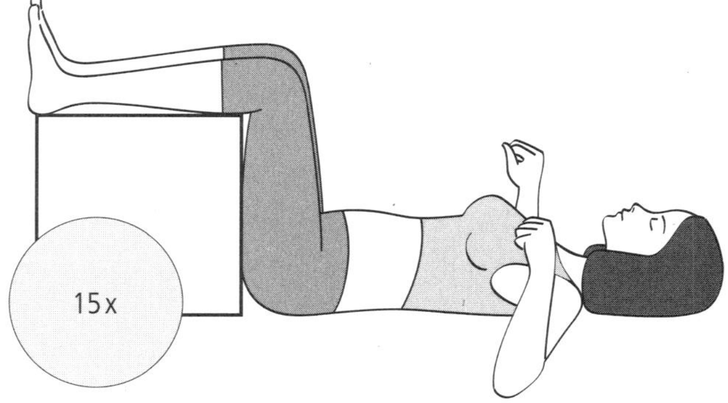

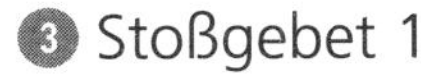

3 Stoßgebet 1

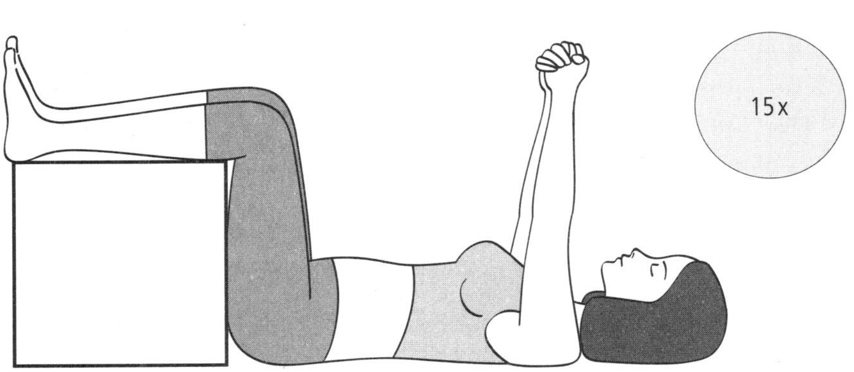

Behalten Sie die Ausgangslage der Übung »Rückenruhe« bei. Falten Sie die Hände fest, und richten Sie sie wie zum Stoßgebet mit gestreckten Arme zur Decke. Ziehen Sie die gestreckten Arme dann über den Kopf nach hinten bis auf den Boden oder so weit es Ihnen ohne Anwinkeln der Arme gelingt (siehe unten, Übung 4). Kehren Sie in die Ausgangsposition zurück. Führen Sie die Übung mit entspannten Bauchmuskeln und ohne Hast **15-mal** durch. Diese Übung trainiert die Drehfunktion des Kugelgelenks der Schultern.

4 Stoßgebet 2

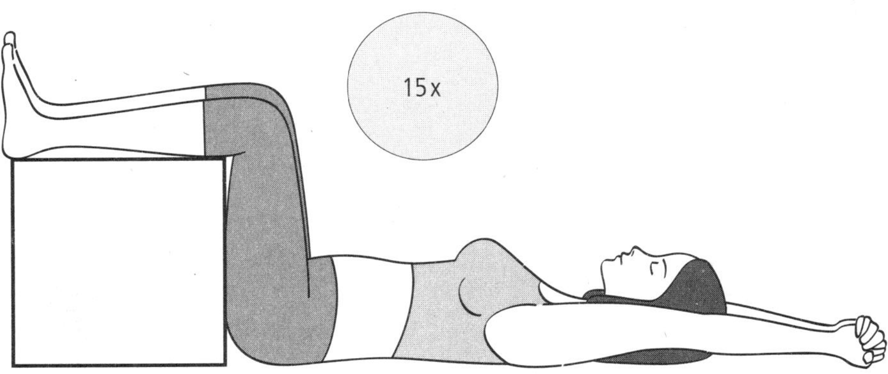

5 Liegender Adler 1

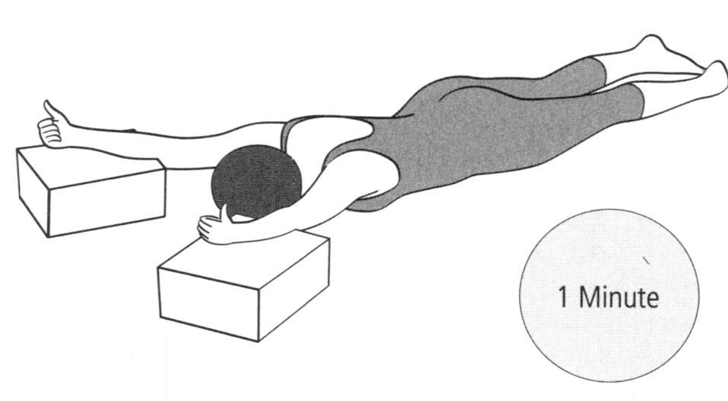

Begeben Sie sich in Bauchlage, Gesicht nach unten, die Fußspitzen einwärtsgedreht. Strecken Sie die Arme angespannt nach vorn aus. Legen Sie die Arme unterhalb der Handgelenke auf 15 cm hohe Blöcke. Ballen Sie die Hände ganz locker (nicht fest!) zu Fäusten, die ausgestreckten Daumen zur Decke gerichtet; bringen Sie die Arme mit einer Drehbewegung der Schultern, nicht der Ellbogen, in diese Haltung. Lassen Sie die Stirn auf dem Boden ruhen. Nacken, Schultern, Gesäß und Bauch sind entspannt, die Hüften sinken nach vorn in Richtung Boden. Verweilen Sie **1 Minute** in dieser Lage. Gehen Sie nun über zu Übung Nr. 6.

6 Liegender Adler 2

Bleiben Sie in derselben Position liegen, und breiten Sie die Arme (samt Blöcken) zu **Winkeln von 45 Grad** aus. Lassen Sie Nacken, Schultern, Gesäß und Bauch entspannt.

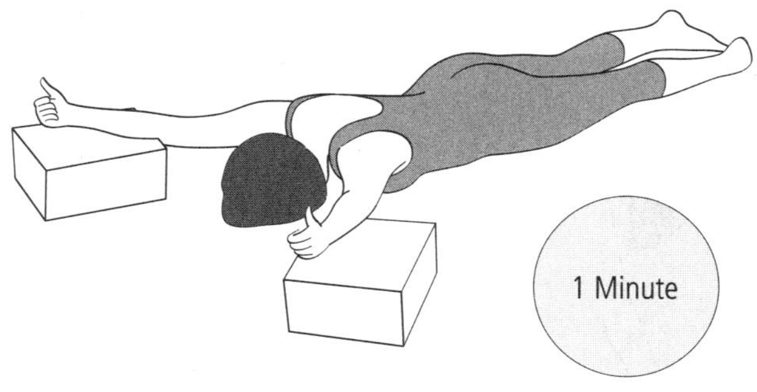

Drehen Sie wie bei Übung 5 die Arme in den Schultern, damit die Daumen zur Decke weisen. Halten Sie diese Position **1 Minute** lang, und schließen Sie dann Übung Nr. 7 an.

7 Liegender Adler 3

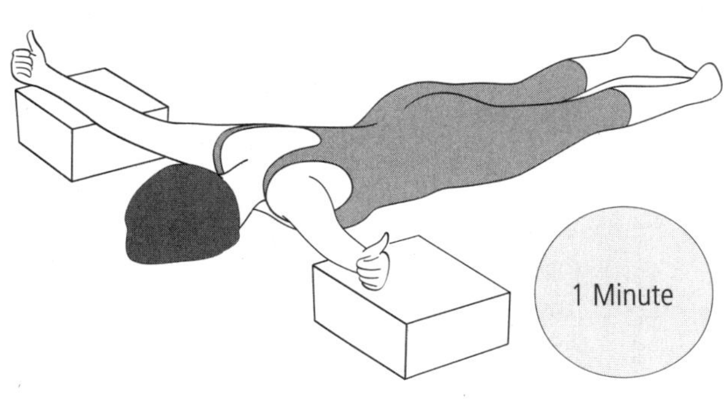

Bleiben Sie weiterhin in derselben Position liegen, und breiten Sie die Arme (einschließlich der Blöcke) nunmehr zu **Winkeln von 90 Grad** aus. Nacken, Schultern, Gesäß und Bauch bleiben entspannt, die Drehbewegung der Arme erfolgt wiederum aus den Schultern. Verharren Sie **1 Minute** in dieser Position.
Durch diese dreiteilige Übung lernen die Kugelgelenke der Schultern ihren Bewegungsspielraum wieder voll zu nutzen.

8 Pferd

Knien Sie sich auf einen festen Schaumstoffblock oder Stuhl. Beugen Sie den Oberkörper vor, und stützen Sie ihn mit den Armen ab, die Handflächen unterhalb der Schultern liegen flach auf dem Boden. Lassen Sie Kopf und Rücken entspannt bodenwärts sinken, sodass die Schulterblätter einander berühren.

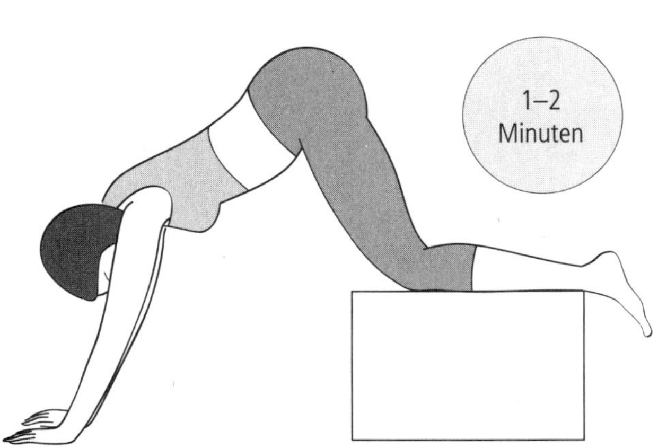

Bleiben Sie ganz locker, Ihr Rücken darf merklich durchhängen. Lassen Sie die Ellenbogen durchgestreckt. Wandern Sie mit den Händen ca.

15–20 cm nach vorn, sodass die Hüften nicht mehr senkrecht über den Knien stehen. Halten Sie diese Position **1–2 Minuten**.
Diese Übung hilft alle Verbindungen zwischen Kopf und Hüfte wiederherzustellen.

9 Leistendehnung

Legen Sie sich auf den Rücken, ein Bein im rechten Winkel auf einem Block oder Stuhl. Strecken Sie das andere Bein gerade auf dem Boden aus. Beide Beine sollten eine Linie mit Hüfte und Schulter bilden. Stützen Sie den Fuß des gestreckten Beins seitlich ab, damit er seine aufrechte Position bewahrt. Entspannen Sie sich in dieser Lage, und wechseln Sie dann die Seite. Bei leichten Schmerzen verspüren Sie die Wirkung dieser Übung nach 15–20 Minuten, bei starken Schmerzen womöglich erst nach **45–60 Minuten**.
Um Ihr Zeitlimit festzustellen, können Sie während der Übung auch den Oberschenkeltest durchführen: Spannen Sie den Oberschenkel des gestreckten Beins an. Finden Sie heraus, wo Sie die Kontraktion am intensivsten spüren; das wird zunächst in Knienähe der Fall sein. Wiederholen Sie die Anspannung bei der Übung alle 3–5 Minuten; die empfindungsstärkste Stelle wird den Oberschenkel hinaufwandern. Spannen Sie den Schenkel jeweils nur kurz an, und lassen Sie gleich wieder locker. Wenn Sie die Kontraktion weit oben im Schenkel verspüren, ist es Zeit, die Seite zu wechseln.

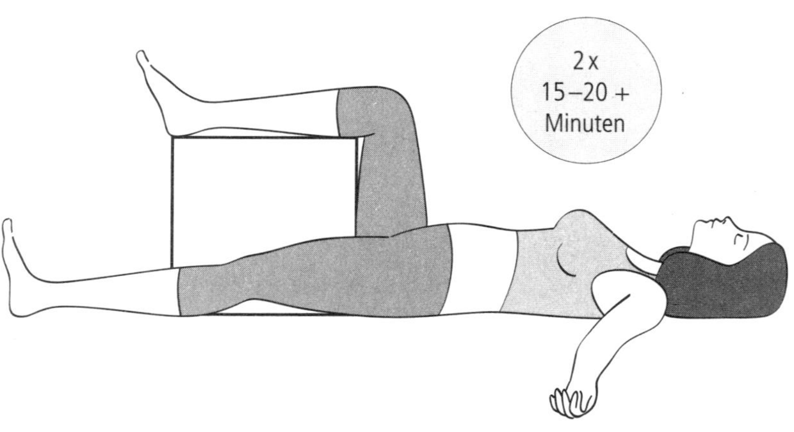

⑩ Hockdehnung

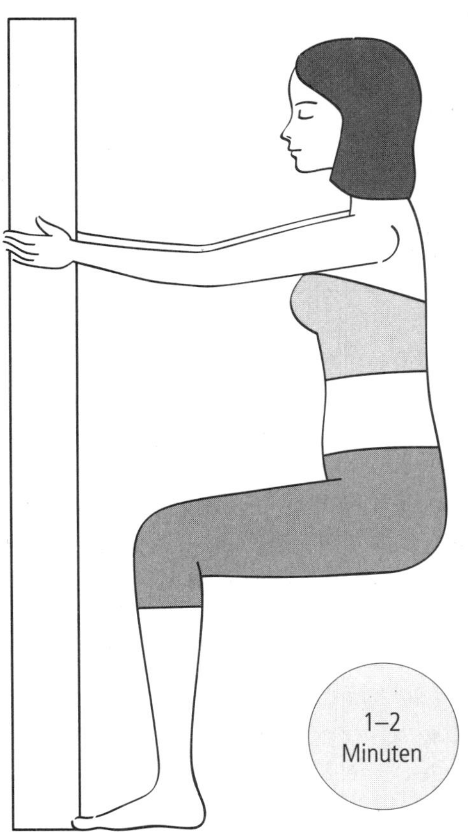

Halten Sie sich mit gestreckten Armen an einem Türrahmen, Geländer oder einer Stange fest, und gehen Sie in die Hocke, bis Knie und Hüften eine Linie bilden. Biegen Sie den unteren Rücken durch, und halten Sie den Oberkörper gerade. Halten Sie diese Position **1–2 Minuten**.
Diese Übung erinnert die Muskeln und anderen Strukturen der unteren Körperhälfte wieder an ihre korrekten Aufgaben, während sie die obere Körperhälfte vertikal gleichmäßig belastet.

Vermutlich erwarten Sie, dass ich nun näher auf die Halswirbelsäule eingehe. Dies tue ich nicht an dieser Stelle, sondern in Kapitel 11. Denn Funktionsstörungen der Halswirbelsäule machen sich im Nackenbereich bemerkbar (wie teils auch Fehlstellungen der Lenden- und Brustwirbelsäule). Genau genommen wird der Nacken von der Halswirbelsäule gebildet, verbinden ihre sieben Wirbel doch Schultergürtel und Schädelbasis.

Fünf »aufreibende« Defekte der Wirbelsäule

Schmerz sei kein strukturbedingtes Problem, habe ich bereits kühn behauptet. Und war dabei durchaus auf den Einwand gefasst: »Das gilt aber nicht für krankhafte Verengungen des Wirbelkanals (Stenose), verschobene Wirbel (Spondylolisthese), spröde Wirbelkörper (Spondylolyse), Verformungen an den Wirbeln (Spondylose) und seitliche Verkrümmungen der Wirbelsäule (Skoliose)!« Doch, lautet meine Antwort, auch sie sind muskulär bedingt.

Die Fachtermini der vier erstgenannten Leiden machen unnötig Eindruck. Beginnen wir mit der Verengung des Wirbelkanals: Sie entsteht gewöhnlich durch Knochenanlagerungen. Diese bilden sich infolge von Reibung, die wiederum durch Fehlstellungen des Bewegungsapparats verursacht wird. Der Körper reagiert stets abwehrend auf Reibung. Das muss er, damit sich lebenswichtige Bestandteile nicht abnutzen.

Die Taktik der Knochen besteht in diesem Fall darin, eine zusätzliche Schicht oder ein Polster aus Kalkablagerungen aufzubauen. Ideal ist diese Lösung freilich nicht, weil der Kalk die Beweglichkeit der Wirbel behindert. Zu starke Reibung und zu dicke Kalkablagerungen engen schließlich den Nerv ein.

Bei dem in diesen Fällen üblichen chirurgischen Eingriff entfernt man ein Stück des Wirbelbogens an der Rückseite der Wirbelsäule, dringt in den Rückenmarkskanal vor und schabt dort die Knochenanlagerung ab. Ich selbst habe indes selten mit Fällen zu tun gehabt, bei denen dieser Eingriff unbedingt notwendig gewesen wäre.

Dass sich Kalk im Rückenmarkskanal ablagert und schmerzhaft auf die Nerven drückt, will ich damit nicht abstreiten. Doch ich schlage eine andere Therapie vor, nämlich die Funktionstüchtigkeit von Lenden-, Brust- und/oder Halswirbelsäule wiederherzustellen. Dies verschafft dem Rückenmark und den Wurzeln der Rückenmarksnerven in aller Regel wieder ihren ungestörten Freiraum.

Genauso lassen sich verschobene Wirbel, spröde Wirbelkörper und verformte Wirbel behandeln. (Bei der Spondylolisthese verengt ein verschobener Wirbel den Rückenmarkskanal, während bei der Spondylolyse das Verbindungsstück eines Wirbels degeneriert. Die von den Bandscheiben ausgehende Spondylose wiederum führt zu Randwucherungen der Wirbelkörper und Schädigungen der Wirbelsäule.) In all diesen Fällen ermöglichen schwache Ersatzmuskeln, dass die Strukturen der Wirbelsäule Schaden nehmen.

Etwas anders sieht es bei der Skoliose aus, also seitlichen Verbiegungen der Wirbelsäule. Gleichwohl ist auch sie muskulär bedingt. Meist tritt sie während plötzlicher Wachstumsschübe in der Pubertät auf. In dieser Lebensphase können Muskeln und ihre Funktionen oft nur mit Mühe mit dem Knochenwachstum Schritt halten. Noch schwerer fällt es ihnen, wenn der Jugendliche zugleich seine Verhaltensmuster ändert. Und nichts tun Teenager lieber als das … Ihre Interessen schwanken sprunghaft: zwischen Büchern und Basketball, Schwebebalken und Schminkspiegel. Oft tun sie es so jäh, dass darunter sogar die beidseitige Symmetrie des Bewegungsapparats leiden kann.

Eine Skoliose ereilt Mädchen häufiger als Jungen. Denn vielfach geht die Entwicklung des weiblichen Körpers abrupter vonstatten. Im Extremfall mutiert ein »Wildfang« über Nacht zur »jungen Dame« oder eine Leseratte zur Leistungssportlerin. In beiden Fällen muss der Bewegungsapparat außer Wachstumsschüben urplötzliche Veränderungen seiner Beanspruchung verkraften. Bei männlichen Jugendlichen hingegen vollzieht das Aufgeben präpubertärer Verhaltensmuster sich (nicht immer, aber meist) zögerlicher. Ob Mädchen oder Junge: Der im Wachstum begriffenen Wirbelsäule kann das Auf und Ab der heute aktivierten, morgen inaktiven Funktionen dermaßen zusetzen, dass sie sich seitwärts zu verkrümmen beginnt.

Rechts- und Linkshänder

Die Auswirkungen ausgeprägter Rechts- und Linkshändigkeit erkennt man vor allem an unterentwickelten Funktionen der nicht dominanten Körperseite. Liefert die Umwelt reichliche Bewegungsanreize, werden beide Seiten genügend stimuliert.
Da dies heute aber kaum mehr zutrifft, sollten Sie nie rechts Bewegungsabläufe üben, ohne es gleichzeitig links zu tun (und umgekehrt).

Eine Skoliose lässt sich durch ausgewogenes Muskeltraining kurieren. Die Egoscue-Therapie erinnert den Körper an seinen beidseitig symmetrischen Aufbau: Was rechts geschieht, muss auch links ablaufen. In dieser wie jeder anderen Hinsicht gilt für den menschlichen Bewegungsapparat das Gebot der Architektur: Die Form folgt der Funktion. Mit Wiederherstellung der naturgegebenen Funktion bereitet die Form, also die Körperstruktur, keine Probleme mehr.

Rückenschmerzen künden, gleich wie man sie bezeichnet, meist von einem Defekt der Form, den ein Funktionsverlust verursacht hat. Das auslösende Moment kann hormonell bedingt sein oder Zufall: eine andere Arbeitsstelle, körperliche Aktivität, Krankheit … Welche Faktoren auch immer zu Ihren Schmerzen beitragen, eine die Funktionsstörung angehende Behandlung wird nicht verlangen, dass Sie Ihren Körper ummodeln.

9

Die Schultern: Verbannt in einen Käfig

Wenn Ihre Brieftasche Ihnen schwer wie ein Ziegelstein vorkommt oder Sie beim Korbball immer seltener Treffer landen, dann sind womöglich Ihre Schultern nicht mehr das, was sie einmal waren. Sollte man mich fragen, welcher Teil unseres Bewegungsapparats sich am stärksten zurückentwickelt, würde ich antworten: »Die Schultern.«

Darwin umgekehrt

Der moderne Mensch benutzt seine Schultern viel zu wenig. Er hat den Bewegungsgrad seiner Schultern auf einen Rahmen beschränkt, der gerade einmal 90 Zentimeter mal 1,20 Meter misst. Dieser Rahmen, um nicht zu sagen Käfig, schwebt unsichtbar vor uns und reicht ungefähr von der Mitte der Oberschenkel bis zu den Achseln. Wir bleiben in ihm, um den Telefonhörer abzuheben, den Fernseher einzustellen und das Auto aufzuschließen. Außerhalb dieses Rahmens betätigen wir uns sehr wenig, und wir nehmen ihn mit, wohin wir auch gehen.

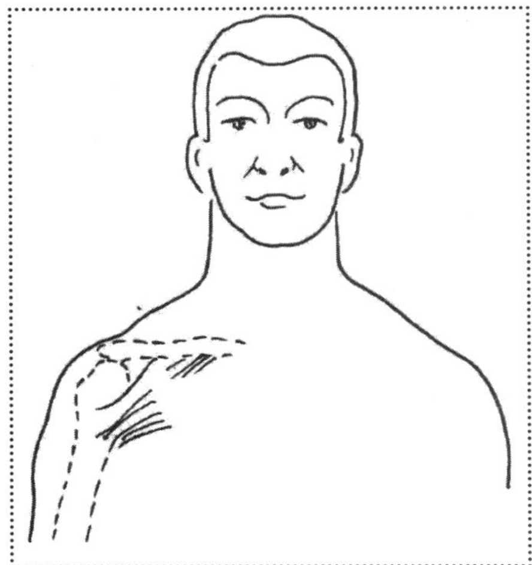

Durch unser modernes Leben an diesen Käfig gewöhnt, haben wir über die Hälfte unserer Schulterfunktionen schlichtweg vergessen. Kein Wunder, dass die Schultern schmerzen, wenn sie auf einmal eine Arbeit erledigen sollen, die zwar in ihren Zuständigkeitsbereich fällt, diesen Rahmen aber sprengt.

Das Haus streichen, den Koffer ins Gepäckfach über dem Sitz hieven, den Apfelbaum stutzen, Laub rechen, einen Tennisball schlagen … Diese Aufgaben sind nicht allzu schwer, und wir besitzen die Muskeln, Gelenke und Knochen, um sie mühelos und sicher zu verrichten. Was wir nicht besitzen, ist unsere volle Bewegungsfreiheit. Diese Fähigkeit wurde uns zwar in die Wiege gelegt, und in der Kindheit haben wir sie zunächst auch weiterentwickelt. Später jedoch haben wir sie verloren – nicht aus Altersgründen, sondern weil wir unsere Bewegungen zunehmend auf die modernen Käfigmaße beschränkt haben. Wir ließen unsere Schulterfunktionen links liegen wie die Dreiräder, Rollschuhe und Springseile, die auf der Wiese im Garten verrotteten. Allerdings nehmen Schultern Vernachlässigung nicht klaglos hin: Früher oder später strafen sie uns mit Schmerzen.

Eine Zeitrafferaufnahme würde diese Entwicklung deutlich vor Augen führen: Während sich der Bewegungsrahmen verengt, beugt sich der Kopf vor, runden sich die Schultern und nimmt die Wirbelsäule die Form eines C an (siehe Abb. unten rechts). Zuletzt werden einige Muskeln vollständig lahmgelegt, während andere Gelenke, die infolge außerordentlicher Reibung und biomechanischer Einschränkungen nahezu bewegungsunfähig geworden sind, versuchen die Bewegung auszuführen.

Treten dann plötzliche Schulterschmerzen auf, signalisieren sie: Überschreite nicht die Grenzen, bleib im Rahmen! Werden sie chronisch, ist der Käfig sogar für die minimalsten Routinebewegungen zu klein geworden. In solchen Fällen hören Ärzte, Krankengymnasten und Chiropraktiker unweigerlich das Klagelied: »Hätte ich bloß nicht … (den schweren Koffer geschleppt, letzten Samstag Golf gespielt, das Zimmer gestrichen …), dann täte mir die Schulter nicht so mörderisch weh.«

Schulterschmerzen überraschen uns anscheinend mehr als andere schmerzhafte Symptome des Bewegungsapparats – ganz so, als dürften Rücken, Hüften und Knie getrost gelegentlich weh tun, nicht aber die Schultern. Für unsere Überraschung gibt es zwei Erklärungen: Erstens können die Schultern, nicht zuletzt dank des Einfallsreichtums der modernen Technik, lange Zeit schmerzfrei mit der beständig reduzierten Bewegungsfreiheit zurechtkommen. Zweitens jagen Schulterschmerzen uns einen be-

Von der Hand in den Mund

Nach Ansicht vieler Anthropologen begann die Entwicklung sozialer menschlicher Verhaltensweisen, als unsere Vorfahren das Essen zum Mund führten statt umgekehrt.

sonders tiefen Schrecken ein, weil wir durch sie unsere Existenz gefährdet sehen.

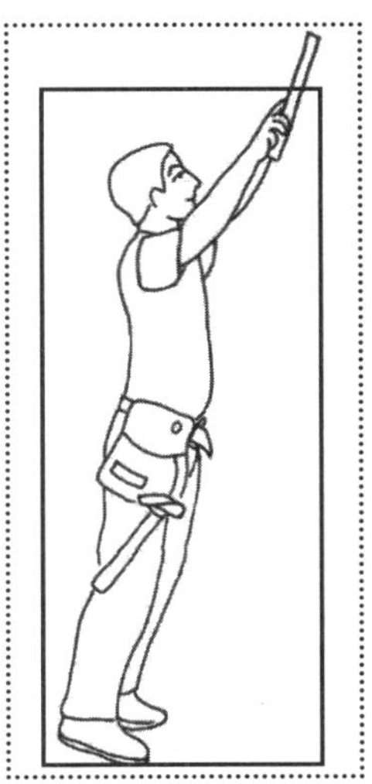

Unsere Jäger- und Sammlervorfahren waren auf ihre Füße und Beine angewiesen, um Essbares zwischen ihre kräftigen Kiefer und scharfen Zähne zu bekommen. Eine Mahlzeit erhielt nur, wer sie sich besorgen konnte.

Als sich die Jäger und Sammler zu Bauern, Kriegern und Handwerkern mauserten, wurden immer mehr die Hände für immer kompliziertere Tätigkeiten gebraucht. Im Verlauf der Evolution des Menschen zu einem Wesen, das mit den Händen Werkzeuge herstellt und benutzt, entwickelten sich die Schultern gemeinsam mit den oberen Gliedmaßen zu gleichwertigen Partnern von Beinen und Füßen.

Die Verfeinerung ihrer Funktionen ermöglichte dem Menschen das Tragen von Kindern und Proviant, das Werfen von Waffen und das Hantieren mit Werkzeugen.

Eigentlich versteht es sich von selbst, dass die Schultern Übung brauchen, um diese und andere Tätigkeiten problemlos ausführen zu können. Kein Wunder, dass sie mit Steifheit oder Schmerzen auf das Schwingen von Pinsel, Golfschläger oder Koffer reagieren, wenn sie monate- oder gar jahrelang in ihrem Käfig gefangen waren, wenn die Arme seit Ewigkeiten nicht mehr über den Kopf gehoben, geschwenkt, gebeugt oder durchgestreckt wurden, nichts haben ziehen oder schieben dürfen. Trotzdem führen die wenigsten Menschen ihre Schulterbeschwerden auf Bewegungsmangel zurück.

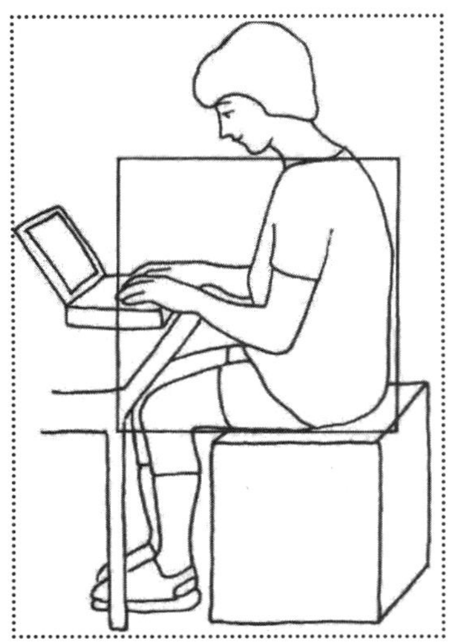

Stattdessen fragen sie den Arzt: »Was stimmt mit meinen Schultern nicht?« Für

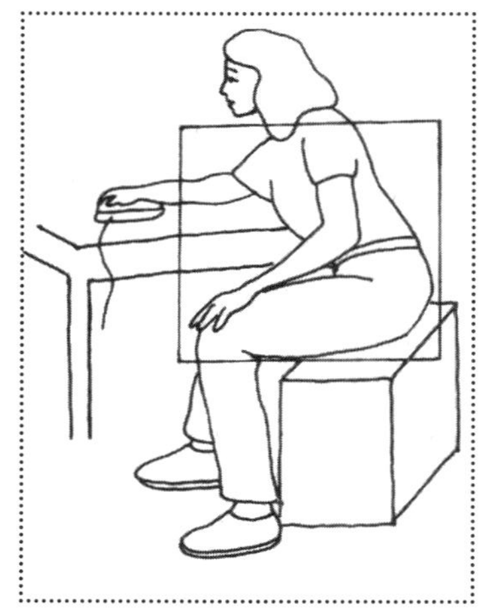

gewöhnlich fällt dann der Begriff Tendinitis, Sehnenentzündung. Seit irgendein Mediziner darauf verfallen ist, mit der Endsilbe »-itis« eine Entzündung zu bezeichnen, grassieren »Itis-Krankheiten« geradezu epidemisch. Angehängt an Hauptworte, entstehen so Fachtermini, die zwar viel an-, aber wenig bedeuten. Ich gebe zu, dass mich die Diagnose »Tendinitis« ärgert – zumal sie weniger eine scharfe Diagnose darstellt als die vage Beobachtung, dass Sie unter einer Schwellung und Schmerzen leiden.

Mir behagt es nicht, Schulter- und andere Gelenkschmerzen als Krankheit zu betrachten, wie man es etwa bei einer durch Ansteckung übertragenen Grippe oder Tuberkulose oder einem genetisch oder durch Unfall bedingten Defekt tut. Schmerzen und Schwellungen im Schulterbereich künden von fehlerhafter Ausrichtung. Sie sind die Folgeerscheinungen eines Lebens im Gefängnis.

Stellen Sie fest, wie viel Zeit Ihre Schultern, Arme und Hände im Käfig verbringen. Fertigen Sie eine Liste aller Tätigkeiten an, die Sie regelmäßig verrichten: Tippen in den Computer, Lesen, Auto fahren und so fort. Vermerken Sie, welche davon sich innerhalb und welche sich außerhalb des üblichen Rahmens bewegen; erstere werden vermutlich überwiegen und einen Großteil Ihrer »produktiven« Aktivitäten ausmachen. Versuchen Sie herauszufinden, wie lange sich dieser Rahmen sprengen ließe.

Um es für beliebige Zeit zu tun, müssten Sie aller Wahrscheinlichkeit nach ein Leben führen, das es Ihnen erlaubt, zu tanzen, Schattenboxen zu betreiben, herumzutollen … kurz gesagt: sich »wie ein Kind« zu verhalten.

Gehen Sie nun die Frageliste auf der rechten Seite durch. Antworten Sie auf jede Frage ehrlich. Belassen Sie es nicht bei einem vagen: »Das ist schon eine Weile her«, sondern geben Sie die Zeit möglichst genau an. Sie werden vermutlich erschrecken. Einige Aktivitäten werden Sie seit Jahren nicht verrichtet haben, und zwar nicht, weil sie schwierig, gefährlich oder sonderlich anstrengend wären. Die wenigsten Menschen recken die Arme mehr als ein paar Mal im Jahr über den Kopf, und ein Gewicht tragen sie in dieser Haltung schon gar nicht. Trotzdem besitzen wir einen ausgeklügelten Mechanismus, der uns dazu befähigt. Sie werden ahnen, was geschieht, wenn wir ihn nicht benutzen: Er verliert seine Funktionsfähigkeit.

Wann sind Sie das letzte Mal …

- auf dem Boden herumgekrochen?
- auf einen Baum geklettert?
- über einen Zaun gestiegen?
- unter einem Zaun durchgeschlüpft?
- auf Zehenspitzen gestanden?
- auf einem Bein gestanden?
- auf einem Bein balanciert, während Sie auf einem Hocker oder einer Bank standen?
- eine Treppe hinaufgestiegen?
- eine Treppe hinauf- und hinuntergegangen und haben dabei mehr als eine Stufe auf einmal genommen?

Wann haben Sie das letzte Mal …

- an den Händen gehangen?
- einen Ball von unten geschlagen?
- einen Ball mit gestreckten Armen über den Kopf geworfen?
- eine Last mit über den Kopf erhobenen Händen getragen?
- beide Arme seitlich aus- und hochgestreckt?
- beide Hände auf den Kopf gelegt?
- rückwärts nach rechts und links gelangt?
- ihre Arme in den Schultergelenken gedreht?
- Laub und Gras gerecht?
- einen schweren Gegenstand geschoben?
- einen schweren Gegenstand gezogen?
- einen Schläger oder Stock mit einer Hand geschwungen?
- einen Schläger mit beiden Händen geschwungen?
- mit jeder Hand mehr als fünf Kilo getragen?
- mit beiden Händen mehr als zehn Kilo vom Boden hochgehoben?
- einen kraftvollen Hieb geführt?
- getanzt?

Das scheint Ihnen kein allzu großer Verlust zu sein. Solange ich meine Arme nicht über den Kopf heben muss, hat die Fähigkeit dazu ohnehin wenig Wert – oder?

Sie mögen noch so oft und kraftvoll Golfbälle schlagen, die Muskeln, mit denen unsereins nach den Sternen greift, halten Sie damit nicht in Schuss. Eine Störung dieser Muskelfunktion stört auch die Haltungsmuskulatur in ihrer Aufgabe, die Schultern hinten, den Kopf oben und die Wirbelsäule normal S-förmig geformt zu halten. Die Inaktivität einer Muskelgruppe untergräbt das gesamte System.

Das gilt für sämtliche Tätigkeiten der Frageliste und viele andere mehr: Die Muskeln, die man braucht, um einen Ball hochzuwerfen, die Arme seitlich auszustrecken, einen schweren Gegenstand zu schieben usw., sind Mitglieder eines Teams. Fällt ein Spieler aus, tritt die Restmannschaft ohne Aussicht auf Erfolg an.

Die Frageliste auf Seite 183 ist deshalb ein ausgezeichneter Test, weil sie die Tätigkeiten aufführt, die grundsätzlich jedem Menschen möglich sind. Diese Fähigkeiten gehören zur Grundausstattung unseres Körpers, aber die wenigsten nutzen sie. »Ich mach' mich doch nicht lächerlich«, »Ich hab' dazu keine Lust«, »Mir fehlt die Zeit dafür« — gleich weshalb Sie nicht auf allen Vieren herumkrabbeln, auf einem Bein stehen oder über einen Zaun klettern: Es ist Ausdruck von Krankheit.

Nicht regelmäßig beanspruchte Funktionen unseres Bewegungsapparats stehen irgendwann nicht mehr zur Verfügung. Das Fazit ist schonungslos simpel: Wer sich bewegen kann, tut's, wer es nicht kann, lässt es bleiben. »Können« hat hier nichts mit sportlicher Technik, Koordination oder Kraft zu tun, sondern einzig mit dem Funktionsvermögen. Wir bleiben ein Le-

Arbeitslos

In unserem von Bewegungsarmut und -monotonie geprägten modernen Alltag bekommt wohl kein Gelenk weniger zu tun als das Schultergelenk. Das lässt uns glauben, dass es ordentlich funktioniert.
Erhält es dann einen eigentlich normalen Auftrag und reagiert darauf mit Schmerzen, können wir es kaum fassen.

Muskeln und mehr …

Der kinästhetische Sinn, das Bewegungsempfinden, ist nicht auf die Muskeln beschränkt, sondern erfasst alle übrigen Systeme und Untersysteme unseres Körpers. Das Lymphsystem zum Beispiel steht in unmittelbarem Bezug zur Funktionsfähigkeit der Muskeln, denn die Lymphknoten sind über den gesamten Körper verteilt, so auch zwischen den Muskelfasern.

Die Muskeln dienen als Pumpe, die den Fluss der Lymphflüssigkeit in Gang hält. Deshalb beeinträchtigen Muskeln, die inaktiv bleiben, die Funktion des Lymphsystems.

ben lang im Käfig, weil wir außerhalb davon nicht ohne Schmerzen leben können.

Wiederentdeckung der Schulterfunktionen

Um Schulterschmerzen zu bekämpfen und zu vermeiden, muss man zunächst die Schulterfunktionen wiederentdecken. Funktionen mögen ein halbes Menschenleben oder länger vernachlässigt werden, aber vollständig kommen sie nie abhanden. Man kann sie also »wiederfinden«, wenngleich es anstrengend sein mag, sie zu suchen.

Carl, einer unserer Klinikpatienten, hatte seit mindestens 30 Jahren nicht mehr auf dem Boden gesessen und gelegen. Wegen starker Schulterschmerzen und anderer Beschwerden konnte er sich kaum aufrecht halten und gehen. Die Behandlung begann damit, dass er sich lediglich auf den Boden setzen und wieder aufstehen sollte. Das fiel Carl nicht leicht, aber nach der ersten Übungsstunde fühlte er sich kräftiger und, wie er sagte, berauscht.

Es war die Rückkehr in die Jugend, die Carl berauschte. Das Wiederentdecken verloren geglaubter Funktionen weckt in uns die Freude, die wir als Kinder empfanden, wenn wir auf Bäume stiegen und auf allen vieren herumkrabbelten. Das natürliche Bewegungsempfinden kehrt zurück, und das geht mit dem Freisetzen von Endorphinen, dem gesunden Zusammenspiel von Muskeln und Lymphsystem sowie der Belebung von Atmung und Kreislauf einher. Carl erlebte dieses Gefühl erstmals seit langen Jahren. Da-

Ein Weckruf

Nachts mit kribbelnden oder eingeschlafenen Armen aufzuwachen, dies ist ein häufiges Symptom falsch ausgerichteter Schultern; die Fehlstellung hemmt die Blutzirkulation.
Es können allerdings auch ernsthaftere Ursachen vorliegen. Kehrt jedoch das Gefühl rasch zurück, wenn Sie die Lage verändern oder die Gliedmaße bewegen, sind Störungen des Bewegungsapparats wahrscheinlich.

bei hatte er keinen Marathonlauf bewältigt, sondern sich gerade mal einen Meter fortbewegt.

Schulterbeschwerden verursachen keine klar definierbaren Schmerzsymptome. Der Schmerz kann sich konstant oder periodisch, kribbelnd, scharf oder dumpf, brennend oder pochend melden, und häufig wird er durch Steifheit ersetzt. Pro Woche kommen in meine Klinik mindestens zwei neue Patienten wegen einer steifen Schulter, die zwar nicht schmerzt, sich aber nicht über einen bestimmten Punkt hinaus bewegt.

Ob Steifheit oder Schmerzen: Die Ursache für beinahe jedes Schulterleiden, ernste Unfälle mit starkem Aufprall ausgenommen, besteht in einer Fehlstellung der Schulter. Wie die Schulter in diese Haltung geraten ist? Aus dem klassischen Grund: Muskeln haben sie dorthin gezogen. Daher ist es wichtig, dass Sie sich vor Behandlung Ihrer Schulterschmerzen eine ungefähre Vorstellung von der Rolle verschaffen, die den Schultergelenken in ihrer Beziehung mit den anderen tragenden Gelenken zukommt.

Die meisten Menschen verkennen, dass die Schultergelenke tragende Gelenke sind. Zusammen mit Hüft-, Knie- und Sprunggelenken tragen sie das gesamte Körpergewicht. Ist zum Beispiel eine instabile Hüfte nach hinten verzogen, neigt eine Schulter sich zum Gewichtsausgleich vor; die zweite Schulter tut es ihr nach, rückt zurück oder bleibt am Fleck. Lässt man diesen Zusammenhang außer Acht und behandelt nur die Schultern, bleibt das Problem bestehen.

Egoscue-Übungsset Nr. 9: Schulterbeschwerden bei gewölbter LWS

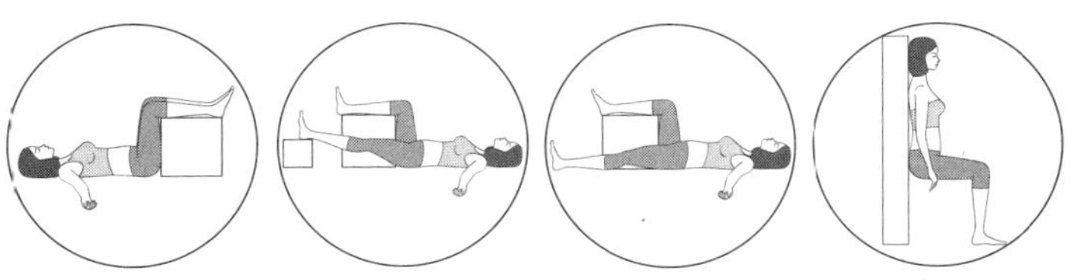

Zeitbedarf der Übungsfolge bei gewölbter LWS und gerundeten Schultern: Dieses Set kann wegen der Übung »Schrittweise Leistendehnung« etwas mehr Zeit beanspruchen; bei starken Schmerzen können Sie diese Übung 45–60 Minuten lang machen, bei leichten Schmerzen genügen 15–20 Minuten.
Übungshäufigkeit: täglich einmal morgens
Gesamtzeitraum: Führen Sie die Übungen täglich aus, bis Sie 24 Stunden lang vollkommen schmerzfrei sind. Fahren Sie dann eine Woche lang wie gewohnt und danach mit dem allgemeinen Konditionsprogramm von Kapitel 13 fort. Bei schmerzlosen Symptomen, wie z. B. schlechter Haltung, sollten Sie diese Übungsfolge drei Wochen lang durchführen, ehe Sie zum allgemeinen Trainingsprogramm übergehen.

1 Rückenruhe

Führen Sie diese Übung zunächst als **einmaligen Test** durch: Legen Sie sich auf den Rücken, beide Beine im rechten Winkel über einem Stuhl oder Block. Lassen Sie die Hände, Handflächen nach oben, unterhalb der Schulterlinie auf dem Boden oder Ihrem Bauch ruhen. Lassen Sie den unteren Rücken in den Boden sinken; unterer Rücken und Hüften müssen auf dem Boden ruhen. Atmen Sie tief mit dem Bauch bzw. Zwerchfell. Bleiben Sie für den Test nur einige Minuten liegen, nicht so lange, bis der Rücken von der Schwerkraft flach auf den Boden gezogen wird. Sie sollen lediglich herausfinden, was Ihre Muskeln mit den Knochen anstellen. Stellen Sie fest, ob Ihr unterer Rücken eine Wölbung aufweist: Können Sie eine Hand unters Kreuz schieben? Beurteilen Sie dann Ihre Schultern: Sind sie aufwärts (weg vom Boden) gerundet, wodurch das Gewicht auf Hinterkopf und Schulterblättern ruht? Falls Sie beides bejahen können, ist dieses Übungsset Nr. 9 für Sie geeig-

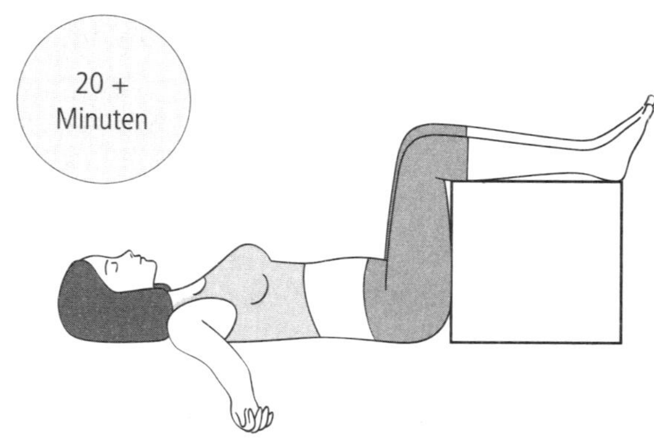

net. Erste Übung ist die «Rückenruhe«, die Sie mindestens **20 Minuten** lang durchführen sollten.

❷ Fortgeschrittene Leistenübung 1

Legen Sie sich flach auf den Rücken, das rechte Bein im rechten Winkel über einem Stuhl oder Block. Legen Sie den Fuß des gestreckten linken Beins mit der Ferse auf einer kleinen Trittleiter, einem Bücherstapel oder Ähnlichem leicht erhöht ab – so hoch, dass Rücken und Hüften flach auf dem Boden ruhen; die Höhe hängt von Ihrer Körpergröße ab. Stützen Sie den linken Fuß, damit er nicht kippt, außen seitlich ab.

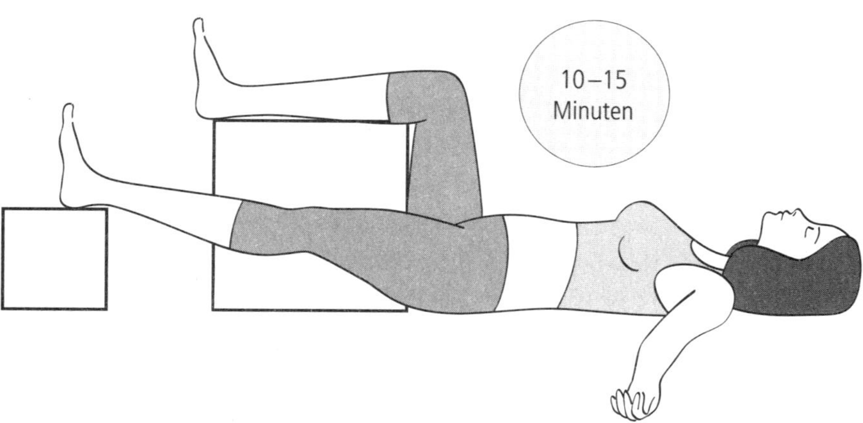

❸ Fortgeschrittene Leistenübung 2

Es geht darum, schrittweise (!) das linke (gestreckte) Bein in **3 bis 4 Schritten** zu senken, bis es auf dem Boden zu liegen kommt. Senken Sie es bei jedem Schritt um 12–20 cm ab. Während Sie den Fuß von der Auflage nehmen, soll der Rücken entspannt auf dem Boden ruhen; drücken Sie den Rücken nicht krampfhaft herunter, sondern lassen Sie es natürlich geschehen. Halten Sie bei jedem Absenken des Beins **mindestens 3 Minuten** die Position. Wechseln Sie dann die Seite.

Ihre individuelle Übungsdauer können Sie mithilfe des Oberschenkeltests feststellen: Spannen Sie während der Übung den Oberschenkel des gestreckten Beins an. Finden Sie heraus, wo Sie die Kontraktion am intensivsten spüren; das wird zunächst in Knienähe der Fall sein. Wiederholen Sie die Anspannung im Verlauf der Übung alle 3–5 Minuten; die empfindungsstärkste Stelle wird den Oberschenkel hinaufwandern.

Spannen Sie den Oberschenkel jeweils nur kurz an, und lassen Sie gleich wieder locker. Wenn Sie die Kontraktion weit oben im Oberschenkel spüren, ist es Zeit, die Seite zu wechseln.

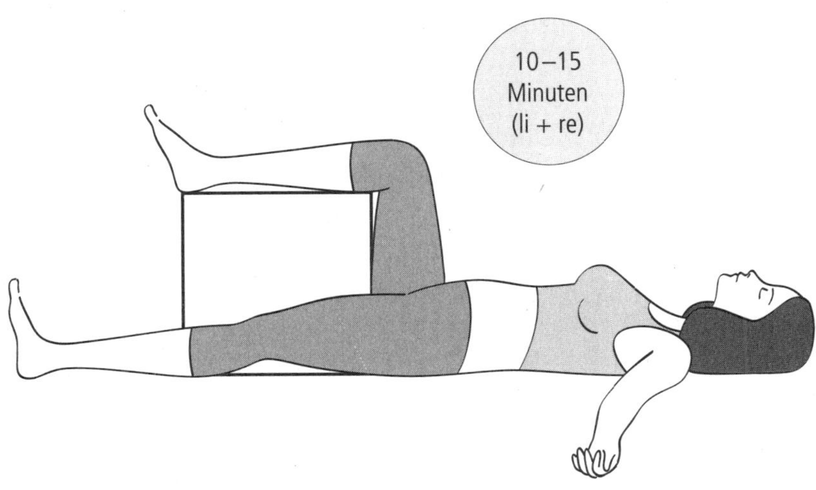

❹ Luftbank

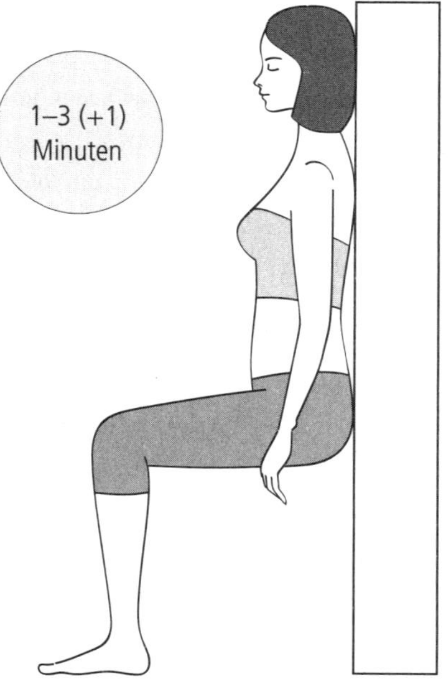

Stellen Sie sich mit dem Rücken an eine Wand.
Pressen Sie Hüften und Schultern gegen die Wand, rutschen Sie mit den Füßen vorwärts und mit dem Rücken langsam abwärts in Sitzhaltung.
Die Oberschenkel sollten sich im rechten Winkel zum Rumpf befinden und die Knie senkrecht über den Knöcheln stehen, nicht über den Zehen. (Sie dürfen Ihre Zehen nicht mehr sehen.)
Wenn Sie Schmerzen in den Kniescheiben verspüren, rutschen Sie mit dem Rücken wieder etwas höher. Drücken Sie den unteren und mittleren Rücken sowie beide Schultern und Hüften gleichmäßig gegen die Wand. Atmen Sie. Verharren Sie **1–3 Minuten** in dieser Position. Wenn man dies anfangs als zu anstrengend empfindet, kann man mit wenigen Sekunden beginnen und sich allmählich steigern. Gehen Sie anschließend **1 Minute** umher.

Dieses Übungsset sollte Ihre Schmerzen sofort mindern, es sei denn, eine Rotatorenmanschette wäre gerissen. Mithilfe der Rotatorenmanschette kann sich das Schultergelenk – ein Kugelgelenk mit dem Oberarmkopf als Zentrum – drehen. Wenn man die Arme kraftvoll außerhalb des Bewegungsmaßes seines »Käfigs« bewegt, dann kann die Muskulatur geschädigt werden; dies unter der Voraussetzung, dass die Schulter weiter nach vorn gezogen ist und so die Drehbewegungen behindert. Bewegungen wie Holzhacken, der Aufschlag beim Tennis und das Auswerfen einer Angel beispielsweise verlangen Drehungen, die gesunde Schultern mit Leichtigkeit vollführen.

Die Schulter hat eine Doppelfunktion: Probieren Sie es!

Setzen Sie sich hin, und lassen Sie die Schultern nach vorn hängen. Spannen Sie die Muskeln an, um den »Buckel« beizubehalten. Heben Sie nun die Arme über den Kopf. Sehr weit gelingt Ihnen das nicht, oder? Versuchen Sie es noch einmal, und zwar mit seitlich ausgestreckten Armen. Auch das fällt nicht leicht.

Um also unseren Armen die gewünschte Beweglichkeit zu verschaffen, verlagern wir Funktionen von den Schultern auf die Ellbogen. Jetzt kommt der Zeitpunkt, wo die Rotatorenmanschette Überarbeit leistet und in ihrer Funktion gestört wird, da sie die Drehbewegungen des Oberarms und des Schulterblatts aufeinander abstimmen muss.

Dies gelingt jedoch nicht, wenn die Schulter nach vorn verzogen ist. Die Schulter kann beides, sich auf- und abbewegen und drehen. Wenn sie jedoch in ihrem Käfig eingesperrt ist, wird das Auf- und Abbewegen zur vorherrschenden Funktion. Um eine Drehbewegung zu vollziehen, benützen wir dann jedoch unsere Ellbogen, indem wir die Unterarme beugen und strecken. Werden nun die Arme jählings gezwungen, ihren üblichen Bewegungsrahmen zu sprengen, kann es zu Verletzungen der Muskulatur kommen.

Übungsset Nr. 9 behebt, indem es die hinderliche Haltung ausgleicht, weitgehend Schmerzen der Rotatorenmanschette. Ein Riss der Rotatorenmanschette aber stellt eine Gewebeverletzung dar. Diese braucht mehr Zeit, um zu verheilen, und bis zur vollständigen Heilung halten die Beschwerden im Bereich eines oder beider Schulterblätter an. Ohne die Beseitigung der hinderlichen Haltung werden gerissene Rotatorenmanschetten sich allerdings nie richtig erholen und auch operative Maßnahmen keinen Erfolg zeitigen. Übungsset Nr. 9 richtet die Schultern wieder korrekt aus und reaktiviert die Muskelfunktionen. Halten Sie an ihm fest, bis Sie schmerzfrei sind, und wechseln Sie dann zum allgemeinen Konditionsprogramm über, um den erzielten Gesundheitszustand zu erhalten.

Egoscue-Übungsset Nr. 10: Schulterbeschwerden bei abgeflachter LWS

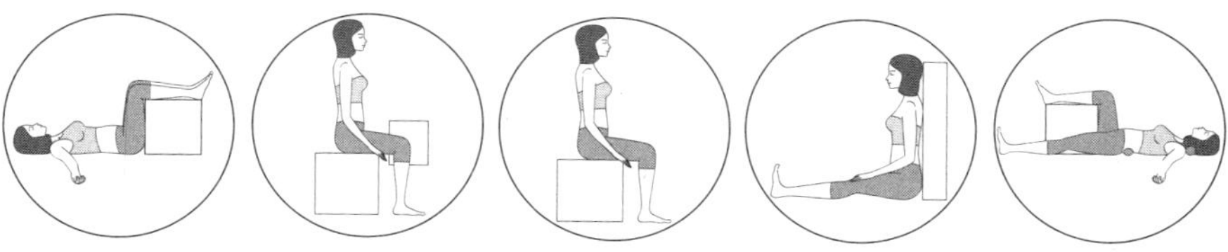

Zeitbedarf der Übungsfolge bei abgeflachter LWS und gerundeten Schultern: Dieses Set kann wegen der Übung »Leistendehnung auf Rollen« etwas mehr Zeit beanspruchen; bei heftigen Schmerzen können Sie diese Übung 45–60 Minuten lang durchführen, bei leichten Schmerzen genügen 15–20 Minuten.
Übungshäufigkeit: täglich einmal morgens
Gesamtzeitraum: Führen Sie die Übungen täglich aus, bis Sie 24 Stunden lang schmerzfrei sind. Fahren Sie dann eine Woche lang wie gewohnt und danach mit dem allgemeinen Konditionsprogramm von Kapitel 13 fort. Bei schmerzlosen Symptomen wie schlechter Haltung sollten Sie diese Übungsfolge drei Wochen lang durchführen, ehe Sie wechseln.

❶ Rückenruhe

Machen Sie als **einmaligen Einstiegstest** wie bei Übungsset Nr. 9 (siehe S. 187), für ein paar Minuten diese Übung. Liegt Ihr Rücken dabei flach auf dem Boden auf, während den gerundeten Schultern die Bodenhaftung fehlt,

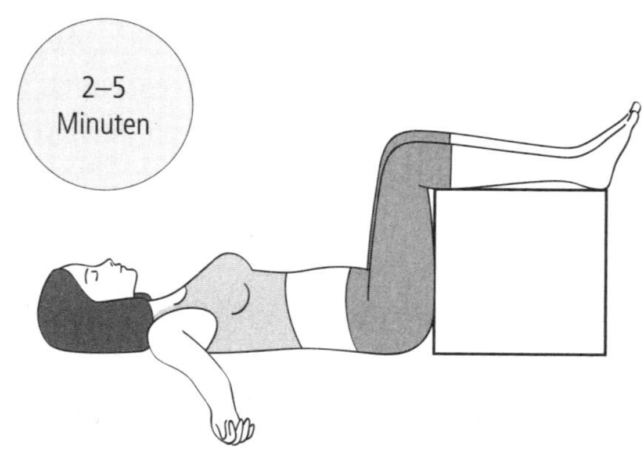

fahren Sie mit den nachstehenden Übungen fort (künftige Übungstage beginnen mit Übung Nr. 2).
Die folgenden vier Übungen befreien Hüften und Rücken aus ihrer konstanten Beugehaltung und stellen so die Funktionen der Schultergelenke wieder her.

2 Kissenpressen im Sitzen

Setzen Sie sich auf die Kante eines Stuhls oder einer Bank. Ziehen Sie Ihr Kreuz durch, indem Sie die Hüftgelenke nach vorn schieben. Schieben Sie die Schultern zurück. Achten Sie darauf, dass Knie und Füße an den Hüften ausgerichtet sind.
Entspannen Sie die Bauchmuskeln; lassen Sie sie »hängen«. Stecken Sie ein Kissen (falls es zu flach ist, gefaltet) oder einen Schaumstoffblock zwischen die Knie. Pressen Sie es mit den Innenseiten der Oberschenkel sanft zusammen, und lassen Sie wieder locker.

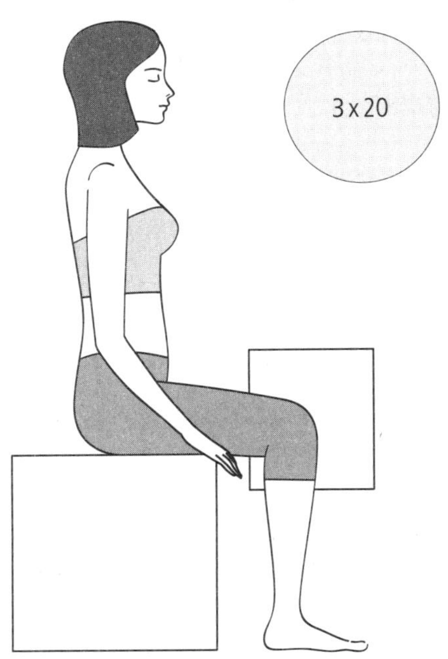

Halten Sie die Füße parallel, Kopf und Schultern aufrecht. Lassen Sie den Bauch und den oberen Rücken unbeteiligt. Führen Sie diese Bewegung **20-mal** aus, und wiederholen Sie das Ganze insgesamt **3-mal**.
Diese Übung gewöhnt den Ad- und Abduktoren ab, die Hüften in Drehung zu versetzen.

3 Schulterblattpressen

Nehmen Sie auf der Vorderkante einer Bank oder eines Stuhls Platz. Sitzen Sie gerade, mit vorgekipptem Becken, durchgestrecktem Rücken, aufrechtem Kopf und zurückgezogenen Schultern. Ziehen Sie langsam und gleichmäßig die Schulterblätter zueinander, und lassen Sie dann locker. Führen Sie diese Bewegung **20-mal** aus, und wiederholen Sie das Ganze insgesamt **3-mal**.
Indem diese Übung versteifte Schulterblätter lockert, entfernt sie Blockaden, die das Beugen und Strecken der Hüften behindern.

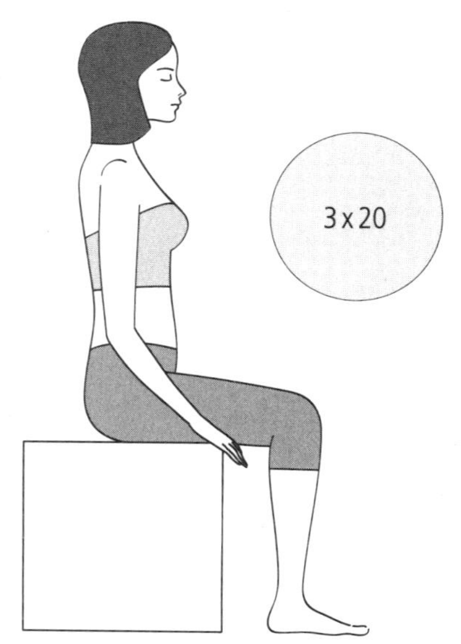

4 Bodensitzen

Setzen Sie sich auf den Boden, den Rücken gegen eine Wand, die Beine gerade ausgestreckt. Ziehen Sie die Schulterblätter zueinander, und verharren Sie in dieser Haltung. Heben Sie die Schultern nicht. Spannen Sie die Oberschenkel an, und ziehen Sie die Fußspitzen heran. Die Arme ruhen entspannt an den Seiten oder auf den Oberschenkeln. Achten Sie auf die beidseitige Symmetrie:

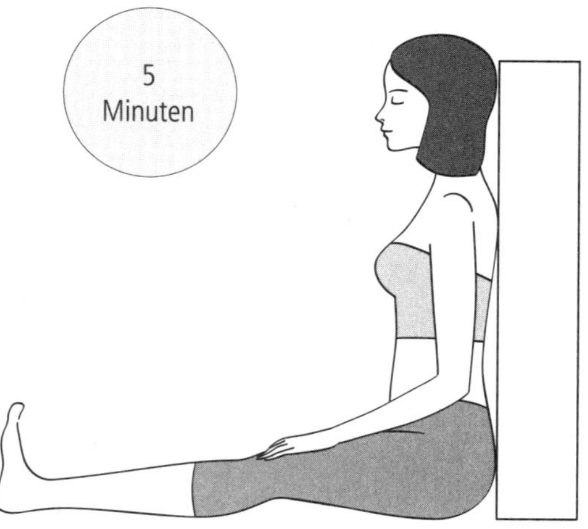

Beanspruchen Sie beide Körperseiten gleichmäßig. Bleiben Sie **5 Minuten** sitzen.
Diese Übung fördert bei halb entlasteten Knie- und Sprunggelenken die anscheinend so einfache gerade Sitzhaltung des Oberkörpers.

5 Leistendehnung auf Rollen

Legen Sie sich auf den Rücken, ein Bein im rechten Winkel auf einem Block oder Stuhl.
Strecken Sie das andere Bein gerade auf dem Boden aus. Rollen Sie zwei Handtücher zusammen (Durchmesser circa 9 cm), legen Sie je eines unter den Nacken und die untere Rückenpartie. (Die Handtücher dienen dazu, die Hüften auf gleicher Höhe zu halten.)
Stützen Sie den Fuß des gestreckten Beins seitlich ab, damit er seine aufrechte Lage beibehält. Bleiben Sie 10–15 Minuten so liegen, bis das ausgestreckte Bein vollkommen entspannt ist; das kann bei leichten Schmerzen 15–20 Minuten, bei starken Schmerzen 45–60 Minuten dauern. Wechseln Sie dann die Seite.
Diese Übung lockert die Leistenmuskeln, die, angespannt, Verdrehungen von Hüften und Rumpf zur Folge haben.

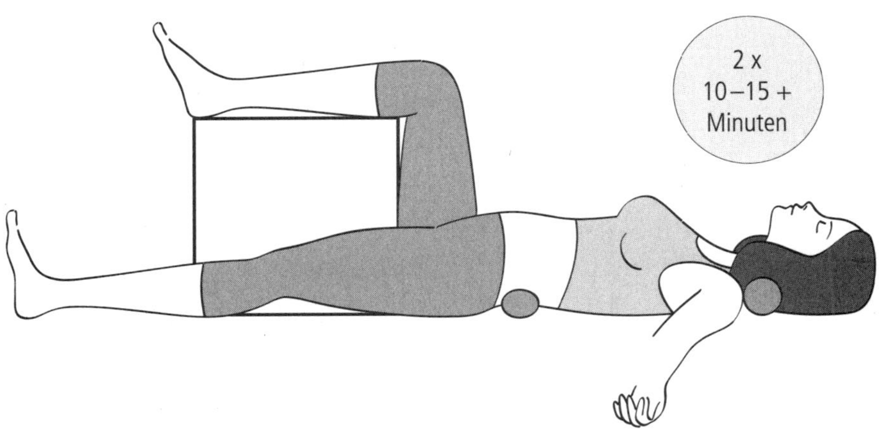

Zu den Ursachen chronischer Schulterschmerzen zählt eine einseitig hochgezogene Hüfte, ein sogenannter Beckenschiefstand. Ist eine Hüfte in zu hoher oder niedriger Stellung »eingerastet«, reagiert zwangsläufig die Schulter: Sie rückt auf- oder abwärts oder auch vor oder zurück. Verliert das tragende Hüftgelenk seine Stabilität, tut die Schulter es ebenfalls.

Ein Beckenschiefstand lässt sich feststellen, indem Sie die Beine einer kürzlich geänderten Hose nachmessen; ist ein Hosenbein länger, musste Ihr Schneider einen solchen Unterschied ausgleichen. Auch unregelmäßiger Fall von Rocksäumen kann daran liegen, dass eine Hüfte höher ausgerichtet ist als die andere. Liefert Ihre Kleidung Ihnen keinen Hinweis, helfen vielleicht nackte Tatsachen weiter: Stellen Sie sich unbekleidet vor den Spiegel, legen Sie auf jede Seite des Beckens einen Daumen, und sehen Sie

Von Elefantenhorden und Lehnstühlen

Das Becken ist rechts und links mit je einem halbmondförmigen Hüftbein, dem Darmbein, ausgestattet (siehe Abb. Seite 127). Beide Hüftbeine sind mit dem kreiselförmigen Kreuzbein verbunden, das der Wirbelsäule als Sockel dient. Von vorn betrachtet, ähnelt das knöcherne Becken einem Elefantenkopf: Die Hüftbeine bilden die Ohren, das Kreuzbein den Schädel mit Stirn und Rüsselansatz. Wie die Ohren eines Elefanten können sich die Hüftbeine voneinander unabhängig bewegen; während das rechte vorschwingt, bleibt das linke am Platz oder weicht zurück.

Außerdem können ihre Oberkanten sich dank der gelenkigen Kreuzbeinverbindung separat auf und ab bewegen. Ferner verändert sich die Stellung der Hüftbeine, wenn das Kreuzbein nach rechts und links, vor und zurück kippt – als würde der Elefant mit dem Kopf wackeln.

Auch mit zwei bequemen Lehnstühlen ließen sich die Hüftbeine vergleichen: Ihre unteren Enden rücken vor und in die Höhe – wie Fußstützen, wenn man die Rückenlehne nach hinten kippt. Beide Hüftbeine können dies genauso in umgekehrter Richtung tun, und zwar unabhängig voneinander: Eines kann vor-, das andere zurückgeschoben sein, oder beide sind es gleichzeitig.

Diese Mechanik mag verwirren, ist jedoch aus Sicht unserer Körpers mehr als vernünftig. Die Hüften müssen beweglich sein, um den verschiedenen Anforderungen zu genügen. Sind sie es nicht und erstarren in einer Position, legt unser Bewegungsapparat früher oder später Beschwerde ein.

sich ganz genau an. Sind Sie immer noch nicht sicher? Dann bitten Sie jemanden, Sie beidseits vom Becken zum Boden zu vermessen.

Schulterschmerzen treten zwar meist, aber nicht immer auf der Seite der hochgezogenen Hüfte auf. Der Körper kennt viele Tricks, um irgendwie mit Hüft- und Schulterfehlstellungen zurechtzukommen. Nehmen wir einmal an, die linke Schulter und die linke Hüfte wären hochgezogen: Es ist gut möglich, dass sich zum Ausgleich die rechte Schulter vorneigt und die Rotatorenmanschette schmerzhaft beengt wird. In diesem Fall schmerzt also nicht die Seite der hochgezogenen Hüfte.

Das folgende Übungsset empfiehlt sich, gleich welche Ihrer Hüften hochgezogen ist und welche Ihrer Schultern schmerzt.

Egoscue-Übungsset Nr. 11: Schulterbeschwerden bei Beckenschiefstand

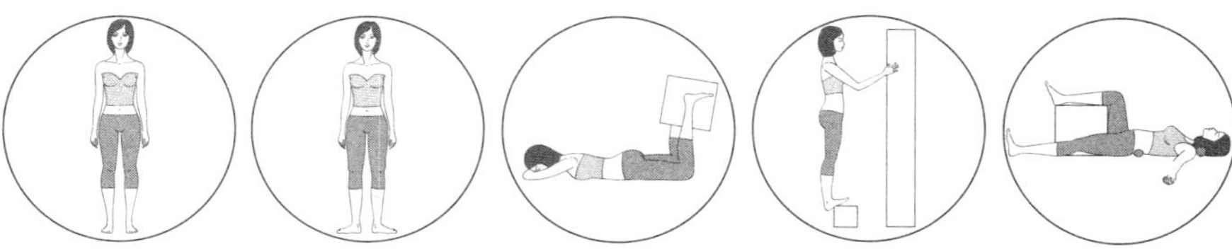

Zeitbedarf der Übungsfolge: Dieses Set kann wegen der Übung »Leistendehnung auf Rollen« etwas mehr Zeit beanspruchen; bei starken Schmerzen können Sie diese Übung 45–60 Minuten lang durchführen, bei leichten Schmerzen genügen 15–20 Minuten.
Übungshäufigkeit: täglich einmal morgens
Gesamtzeitraum: Führen Sie die Übungen täglich aus, bis Sie 24 Stunden lang schmerzfrei sind. Fahren Sie dann eine Woche lang wie gewohnt und danach mit dem allgemeinen Konditionsprogramm von Kapitel 13 fort. Bei schmerzlosen Symptomen wie schlechter Haltung sollten Sie diese Übungsfolge drei Wochen lang durchführen, ehe Sie wechseln.

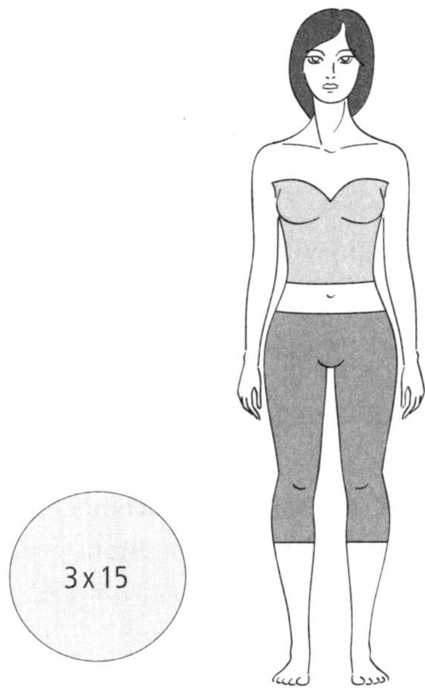

❶ Gesäßmuskeltraining 1

Stellen Sie sich aufrecht hin, die Beine hüftbreit auseinander, die Füße parallel und gerade nach vorn ausgerichtet. Die Arme hängen locker herab. Kneifen Sie die Pobacken zusammen; aktivieren Sie nur die Gesäßmuskeln, nicht die von Oberschenkeln und Bauch. Tun Sie dies **15-mal** mit nach vorn und parallel ausgerichteten Füßen. Machen Sie diese Übung **3-mal**, abwechselnd mit Übung Nr. 2.

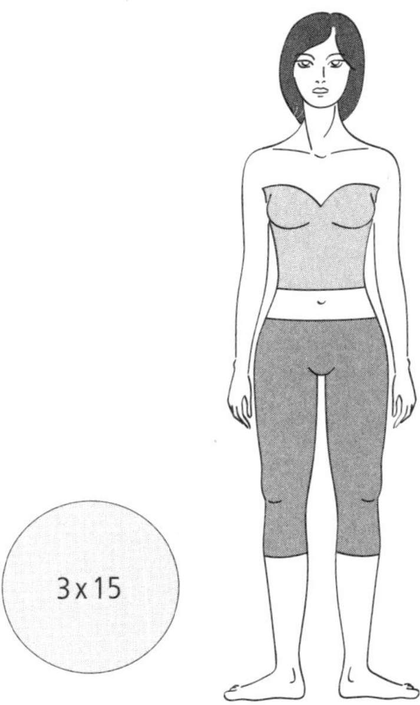

❷ Gesäßmuskeltraining 2

Wiederholen Sie die Übung **15-mal** mit auswärtsgedrehten Fußspitzen. Führen Sie auch diese Variante **3-mal** abwechselnd mit Übung Nr. 1 aus. Diese Übung reaktiviert die Gesäßmuskeln.

❸ Kissenpressen auf dem Bauch

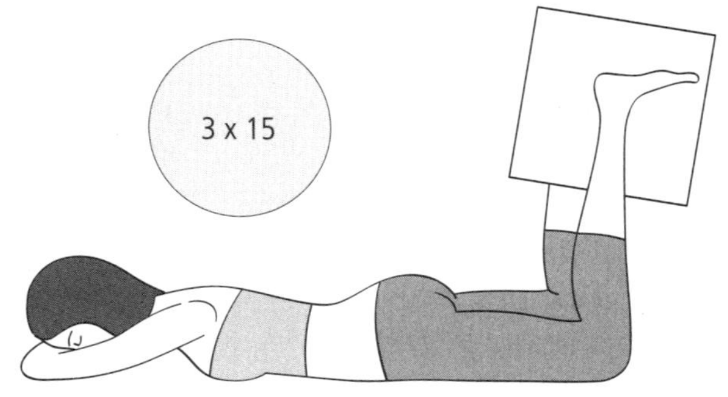

Begeben Sie sich in Bauchlage. Legen Sie das Kinn auf die Hände.
Schieben Sie ein Kissen zwischen die Füße, und stellen Sie die Unterschenkel im rechten Winkel auf. Spreizen Sie die Knie etwas weiter als hüftbreit. Pressen Sie das Kissen mit den Fußknöcheln zusammen, und spannen Sie dabei gleichmäßig die Gesäßmuskeln an. Pressen Sie **15-mal**. Führen Sie insgesamt **3 Wiederholungen** aus.
Diese Übung beansprucht gleichmäßig die Muskulatur von Vorder- und Rückseite des Unterkörpers.

❹ Treppensturz

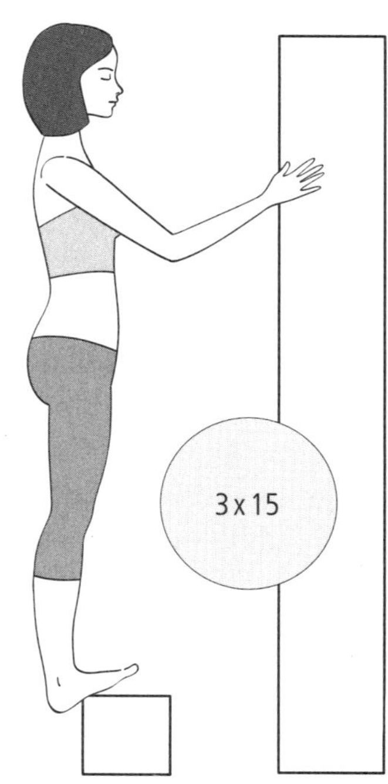

Stellen Sie sich wie zum Hochsteigen auf eine Treppenstufe, Trittleiter oder einen anderen stabilen Absatz, die Füße parallel und hüftbreit auseinander (falls Sie abrutschen, ziehen Sie Schuhe mit rutschfester Gummisohle an).
Halten Sie sich mit einer Hand am Geländer oder einer anderen Stütze fest. Bewegen Sie die Füße vorsichtig so weit zurück, bis die Fersen und schließlich über die Hälfte der Füße in der Luft hängen. Halten Sie die Füße weiterhin parallel geradeaus

und hüftbreit auseinander. Spüren Sie, wie Ihr Körpergewicht in die Fersen sinkt und die rückwärtige Beinmuskulatur beansprucht. Beugen Sie nicht die Knie. Halten Sie diese Position **3 Minuten**.
Diese Übung stellt sämtliche Verbindungen zwischen den Fersen und allen Gelenken bis hinauf zu den Schultern wieder her.

❺ Leistendehnung auf Rollen

Legen Sie sich auf den Rücken und ein Bein im rechten Winkel auf einen Block oder Stuhl. Strecken Sie das andere Bein gerade auf dem Boden aus. Rollen Sie zwei Handtücher zusammen (Durchmesser circa 9 cm), legen Sie je eines unter den Nacken und die untere Rückenpartie. (Die Handtücher dienen dazu, die Hüften auf gleicher Höhe zu halten.) Stützen Sie den Fuß des gestreckten Beins seitlich ab, damit er seine aufrechte Lage beibehält. Bleiben Sie so liegen, bis das ausgestreckte Bein vollkommen entspannt ist. Sie werden spüren, wie sich die vordere Oberschenkelmuskulatur vom Zugriff der Leistenmuskulatur löst. Dies kann bei leichten Schmerzen **15–20 Minuten**, bei starken Schmerzen **45–60 Minuten** dauern. Wechseln Sie dann die Seite.

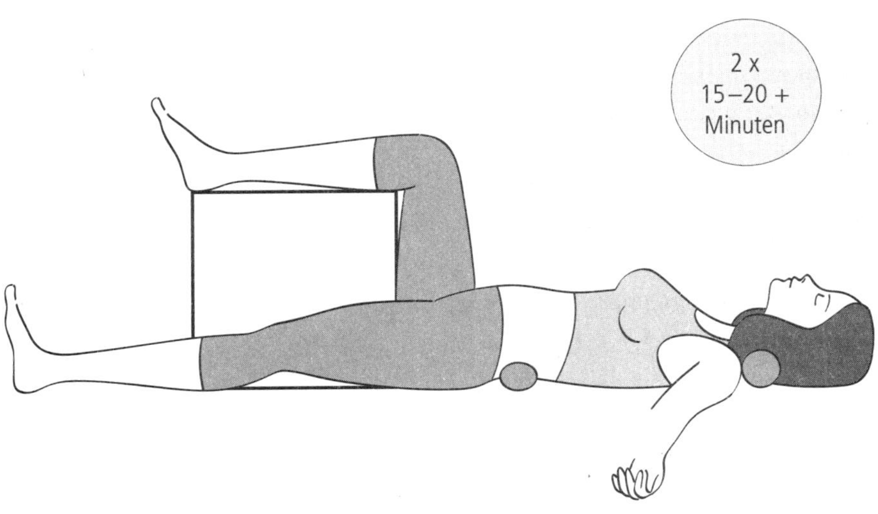

Geometrie der Schmerzen

Wie wichtig das Zusammenspiel der Gelenke ist, macht vielleicht folgendes Bild deutlich: Stellen Sie sich vor, der menschliche Rumpf bestünde aus zwei dreidimensionalen Dreiecken, die Spitze an Spitze übereinander gestapelt sind. Der waagerechte Schenkel des unteren Dreiecks wird durch den Beckenkamm, der des oberen Dreiecks durch die beiden Schultern gebildet (siehe Abb. rechts).

Die starke Muskulatur, die diese Dreiecke überspannt und verbindet, beeinflusst ständig die Struktur des Knochengerüsts und diese wiederum die Muskulatur. Im menschlichen Körper geschieht nichts isoliert. Wenn wir den Großteil unseres Lebens im Sitzen verbringen, passen unsere Hüften sich notgedrungen der Sitzhaltung an: Sie kippen rückwärts, den waagerechten Schenkel des unteren Dreiecks mit sich ziehend. Den Schultern bleibt dann nicht anderes übrig, als darauf zu reagieren, und diese Reaktion zeitigt Folgen, die sich auf Dauer nicht unterdrücken lassen.

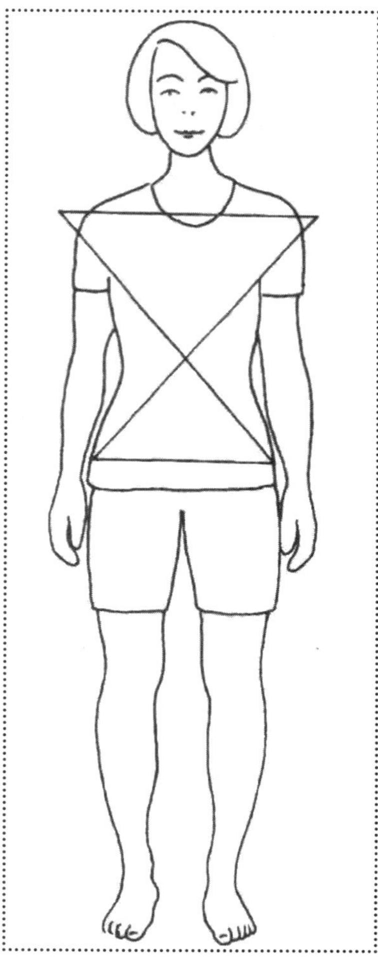

Womöglich wenden Sie gegen den Beweglichkeitstest ein: »Selbst wenn mir die Schulter noch so weh tut – ich kann doch nicht pausenlos mit einwärtsgedrehten Füßen herumstehen!« Das müssen Sie auch nicht. Diese Haltung soll Ihnen lediglich bewusst machen, wie Ihre Muskeln unter gesunden Umständen unwillkürlich auf die Hüften einwirken. Diese Muskeln gilt

Ein Test der Schulterbeweglichkeit

Sie wollen wissen, ob Ihre Schultern korrekt und nicht einseitig ausgerichtet sind? Dann führen Sie folgende Übung durch:
Stellen Sie sich hin, die Fußspitzen wie Charlie Chaplin auswärtsgedreht. Lassen Sie die Schultern nach vorn hängen. Heben Sie den rechten Arm über den Kopf, halten Sie ihn zehn Sekunden oben, und lassen Sie ihn wieder fallen. Tun Sie dasselbe mit dem linken Arm. Wenn Sie einen deutlichen Unterschied zwischen rechtem und linkem Arm bemerken (ein Arm sich zum Beispiel schwerer oder steifer anfühlt), dann ist die Beweglichkeit einer (nicht beider) Ihrer Schultern eingeschränkt. Und selbst wenn die Empfindung auf beiden Seiten dieselbe war, war sie wahrscheinlich nicht angenehm.
Wiederholen Sie die Übung, aber diesmal mit einwärtsgedrehten Füßen und zurückgezogenen Schultern. In dieser Haltung fällt Ihnen das Armheben vermutlich beidseits wesentlich leichter. Denn jetzt befindet sich das Becken in gesunder Streckung (wodurch sich der waagerechte Schenkel des unteren Dreiecks wieder nach vorn bewegt).

es wieder zu aktivieren und funktionstüchtig zu machen. Wenn Ihnen dies gelingt, haben Sie keine Schmerzen mehr und: Sie haben Ihren Käfig gesprengt.

10

Ellbogen, Handgelenke und Hände: Die Elite unter den Gelenken

Grundsätzlich sind alle Gelenke gleich, doch einige sind wahre Aristokraten. Die Gelenke von Ellbogen, Handwurzel und Hand sind die Elite unter den Gelenken: elegant, gewandt und kultiviert. Mit ihnen kalligrafiert man Verse, operiert Netzhäute und fliegt Raumfähren. Gleichwohl sind sie weder zierlich noch zerbrechlich. Diese Gelenke, speziell die von Daumen und Zeigefinger, machen uns zum Menschen, indem sie Gefühl und Tatkraft vereinen. Sie befähigen uns, zu streicheln und tödlich zuzuschlagen, zu beten und zu boxen. Wenn sie uns wehtun, werden wir hellhörig.

Schmerz: Ein Apfel, der oft weit vom Stamm fällt

Julia, von Beruf Sozialarbeiterin, wurde durch ihr rechtes Handgelenk hellhörig. Sie suchte vor einigen Jahren meine Klinik auf. Das Gelenk war versteift und schmerzte so sehr, dass Julia sich längere Zeit hatte beurlauben lassen müssen.

Beim ersten Termin erwähnte Julia nach einer Stunde beiläufig, dass sie auch im unteren Rücken starke Schmerzen verspüre. Trotzdem galt ihre Sorge ausschließlich dem Handgelenk; alles andere, versicherte sie, sei ihr weniger wichtig. Ebenso wie Schulterschmerzen können Schmerzen in Ellbogen- und Handgelenken besonders beunruhigen, lassen sie doch Unselbstständigkeit, drastische Umstellung der Lebensgewohnheiten und Verlust der beruflichen Tätigkeit befürchten. Julia wollte so schnell wie möglich wieder ihre Arbeit aufnehmen. Da Rückenschmerzen sie nicht daran hindern würden, war sie bereit, diese zu ertragen und nötigenfalls später behandeln zu lassen.

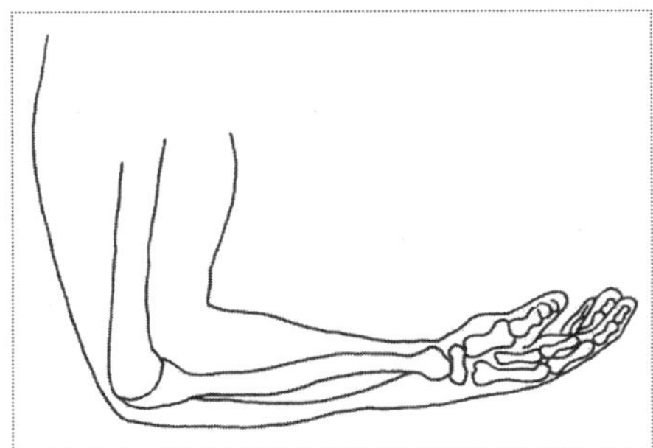

Julia ahnte nicht, dass ihre Handgelenk- und Rückenbeschwerden zwei verschiedene Symptome ein und desselben Problems darstellten: Ihr Körper hatte seine vertikale Tragfähigkeit verloren. Wie die meisten Menschen nahm Julia an, dass Schmerzen dort entstehen, wo man sie spürt. Mit der folgenden Demonstration überzeugte ich sie rasch vom Gegenteil:

»Stellen Sie sich hin, und kehren Sie die Zehenspitzen einwärts«, forderte ich Julia auf. Sie bewegte die Füße ein wenig. »Noch ein bisschen weiter. Verdrehen Sie die Knie ruhig nach innen.« Julias Schultern sackten zusammen, und sie beugte sich in der Taille vor. »Die Füße stehen richtig, aber ziehen Sie noch Kopf und Schultern zurück. So, jetzt stimmt es.«

»Ich hab' das Gefühl, gleich nach rechts umzukippen«, sagte Julia.

»Das werden Sie nicht, keine Bange. Ihre linke Körperhälfte hat gelernt, den Großteil Ihres Gewichts zu tragen. In der Haltung, die Sie jetzt einnehmen, ist das Gewicht gleichmäßig verteilt. Und weil die rechte Seite es nicht gewohnt ist, ihren Anteil zu tragen, kommt es Ihnen vor, als würden Sie umkippen.« Julia nickte zögernd, während sie immer noch versuchte, sich an die seltsame Haltung zu gewöhnen.

»Wie fühlt sich Ihr Rücken an?« fragte ich.

»Ganz gut, glaube ich.«

»Tut er weh?«

»Im Moment nicht.«

»Tut er sonst weh, wenn Sie stehen?«

Julia zögerte kurz. »Ständig.«

»Und jetzt?«

»Immer noch nicht.«

Ich ließ ihr Zeit, darüber nachzudenken. »Wie steht es mit Ihrem Handgelenk?«

Sie hob den rechten Arm und betrachtete ihre Hand. Sie hielt Hand und Finger, Handfläche nach unten, ausgestreckt. »Genauso«, antwortete sie.

»Versuchen Sie, die Hand zu beugen.« Langsam ballte Julia die Finger zur Faust und streckte sie wieder. Dann bewegte sie das Handgelenk und ließ die Hand fallen, um sie bedächtig, die Handfläche nach oben gerichtet, wieder hochzuheben. Sie behielt diese Handhaltung dreißig Sekunden bei. Dann schüttelte sie sie wortlos aus.

»Nun?«, fragte ich nach einer Pause.

»Toll!«

Quell von Kraft und Beweglichkeit

Chronische Handgelenkschmerzen verschwinden meist, sobald man die Schultern wieder die in korrekte Ausrichtung mit Hüften, Knien und Sprunggelenken bringt. Das Gelenk selbst ist, Knochenbrüche und schwere Verrenkungen ausgenommen, selten beschädigt.

Julias Problem rührte weder von Handgelenk, noch Ellbogen und Schulter her; Handgelenkbandagen und ergonomisch geformte Computertastaturen würden ihr nicht helfen. Es war die Hüfte, die ihre Handgelenkschmerzen verursachte. Julias Gefühl, gleich nach rechts umzukippen, war ein Wink mit dem Zaunpfahl. Eine Gleichgewichtsstörung vermittelt stets eine Botschaft.

In Julias Fall sagte sie mir, dass die rechte Hüfte instabil war; der nach außen gedrehte rechte Fuß bestätigte dies und verwies zudem darauf, dass die Hüfte in Beugehaltung nach hinten verzogen war. Um den Schwerpunkt auszuloten und in gerader Linie gehen zu können, drehte Julia unbewusst die rechte Schulter nach vorn. Dies entzog der Schulter die Unterstützung der unteren gewichtstragenden Gelenke, ließ sie absacken und behinderte ihre Kugelgelenkfunktion.

Dem liegt ein klares biomechanisches Prinzip zu Grunde. Wie in Kapitel 9 ausgeführt, vermag die Schulter sowohl Scharnier- als auch Drehbewegungen auszuführen. Ist ihre Drehfunktion eingeschränkt, muss der Ellbogen Ersatzdienst leisten. Dies können Sie auf folgende Weise nachvollziehen:

Strecken Sie den rechten Arm, Handfläche nach unten, bis in Schulterhöhe vor. Drehen Sie nun den gestreckten Arm so, dass die Handfläche nach oben zeigt. Wenn Ihre Schultern nicht vollkommen funktionsuntüchtig sind, dreht sich der gesamte Arm; und Sie spüren die Bewegung und Muskelaktivität deutlich im Schulterbereich.

Drücken Sie während der Drehung mit der linken Hand den rechten Arm sanft an diversen Stellen zwischen Schulter und Handgelenk: Sie werden merken, dass verschiedene Mechanismen am Werk sind. Beachten Sie, wie sich der Ellbogen im Halbkreis nach unten dreht. Stellen Sie den Unterarm nun im rechten Winkel auf, ziehen Sie den Oberarm an den Körper heran, und drehen Sie die Handfläche wie zuvor nach unten und oben.

Jetzt sind die Schulter und meisten Oberarmmuskeln nicht mehr an der Bewegung beteiligt. Das Gelenk des festgehaltenen Ellbogens muss sich verausgaben: Mit Macht dreht es die Speiche um die Elle.

Elle und Speiche, die beiden Knochen des Unterarms, können sowohl parallel nebeneinander liegen als auch sich verschränken (siehe Abb. unten). Tun Sie einmal Folgendes: Strecken Sie eine Hand mit der Handfläche nach unten aus, und kreuzen Sie den Mittel- über den Zeigefinger. Ähnlich wie der Mittelfinger dreht sich die Speiche um die Elle, wenn Unterarm und Handgelenk kreisen. Diesen kraftvollen »Pas de deux« vollführen Elle und Speiche jedes Mal, wenn Hand und Handgelenk sich in dem Rahmen drehen, der ihnen möglich ist. Halten Sie sich dabei vor Augen, dass der Unterarm sich zum Handgelenk hin verschmälert und die Bestandteile seines Bewegungsapparats daher mit sehr wenig Platz vorliebnehmen müssen. Muss jetzt das Ellbogengelenk zusätzliche Drehungen vollziehen, kommen Knochen, Muskeln, Sehnen, Bänder und Nerven einander ins Gehege. Dann gelingt die Drehung nur mit verstärkter Reibung.

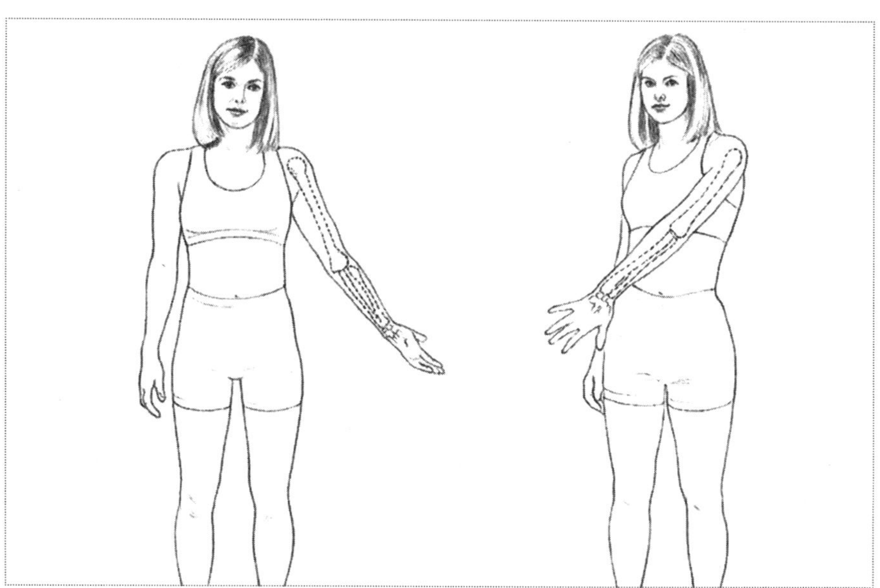

Die Teamarbeit von Ellbogen- und Handgelenk

Wenn Sie am eigenen Leib beobachten wollen, wie sich ein fehlgestelltes Ellbogengelenk verhält, dann beugen Sie einen Arm, Handflächen nach oben, im rechten Winkel und ziehen den Oberarm an den Körper. Drehen Sie dann den Unterarm samt ausgebreiteter Handfläche nach unten, aber lassen Sie den Ellbogen an Ort und Stelle. Beachten Sie die Spannung an der Innenseite des Handgelenks; der Daumen will sich anscheinend nicht vollständig mitführen lassen. Bewegen Sie den Daumen zurück, bis er steil nach oben zeigt. Wenn Sie jetzt versuchen, das Handgelenk zu versteifen, wird es Ihnen nicht sehr kräftig und stabil vorkommen.

Das Ellbogen- sagt dem Handgelenk, dass es bei der Drehung mit verstärkter Reibung rechnen muss – daher die Spannung an der Innenseite des Handgelenks. Die Instabilität des Handgelenks geht letztlich darauf zurück, dass dem Ellbogengelenk die Unterstützung der Schulter fehlt. Nur mit dieser kann sich das Handgelenk nämlich ein- und auswärtsdrehen und mithilfe von Ober- und Unterarm den oberen Rumpf und den Rücken stabilisieren.

Und Reibung vollbringt erstaunliche Dinge: Reibt man zwei Stöcke ab und an gegeneinander, passiert nichts – tut man es fortwährend, entsteht ein Feuer. Als ich Julia nach ihrem Ellbogen fragte, gestand sie, häufig ein Brennen zu verspüren.

Wer hat den Schwarzen Peter?

Das Ellbogen- ist wie das Kniegelenk eine Synchronisationsvorrichtung. So wie Letzteres mit Hüft- und Sprunggelenk zusammenarbeitet, koordiniert und transferiert das Ellbogengelenk die Bewegungen von Schulter- und Handgelenk. Und wie das Kniegelenk dient es der Untersetzung: Es schaltet die kraftvolle Bewegung der Schulter herunter, damit Handgelenk und Hand in Ruhe ihre Feinarbeit verrichten können. Hat jedoch die Schulter infolge falscher Ausrichtung ihre Anbindung verloren, bleiben dem Ellbogengelenk zwei Möglichkeiten: die mangelnde Schulterkraft selbst auszugleichen oder den Schwarzen Peter dem Handgelenk zuzuschieben. Es tut beides.

Unsere oberen Gliedmaßen, die Arme, verdanken ihre dynamische Kraft dem Bewegungsapparat des Rumpfs. Gegenüber der Komplexität ihrer

Muskelkoordination scheint das Zusammenspiel eines Sinfonieorchesters kinderleicht zu sein. Leider machen die meisten von uns sich dieses Potenzial lediglich zur Hälfte zunutze und verwenden vorwiegend die Unterarme. Damit schaffen wir zwischen Ellbogen und Rumpf eine biomechanische Lücke, die um die dreißig Zentimeter lang ist.

Diese Zone ist nicht tot, sondern durchblutet und übermittelt Nervensignale (beides nicht mehr zur vollsten Zufriedenheit, aber immerhin). Das Spektrum ihrer muskulären und biomechanischen Aktivitäten allerdings hat sich drastisch reduziert. Bessere Voraussetzungen können sich Ellbogen- und Handgelenkschmerzen gar nicht wünschen.

Eine vertrackte Kunst: Das Delegieren von Zuständigkeiten

Wie in Kapitel 9 erläutert, begrenzen die meisten von uns den Bewegungsgrad von Händen, Handgelenken, Armen und Schultern auf einen circa 90 Zentimeter mal 1,20 Meter großen Rahmen. Sie schleppen diesen Rahmen lebenslänglich mit sich herum wie Kleinkriminelle im Mittelalter das schändliche Halseisen. Achten Sie einmal darauf, wie nah am Oberkörper Sie die Ellbogen halten. Bei den diversen Bewegungen, die Sie gewöhnlich in einem Zeitraum von 15 bis 20 Minuten ausführen, werden Sie die Ellbogen nur in Ausnahmefällen auf Schulterhöhe anheben. Computertastaturen, Lenkräder, TV-Fernbedienungen, Mountainbikes ... wir haben uns daran gewöhnt, uns bei Arbeit und Freizeit an die Grenzen dieses selbst gesteckten Rahmens zu halten.

Das macht Ellbogen, Handgelenke und Hände gleichsam zu angeketteten Zwangsarbeitern der oberen Körperhälfte. Ein normal funktionierender Oberkörper vermag zum Beispiel durch Vorbeugen in der Taille die Reichweite der Arme beinahe zu verdoppeln. Darf er jedoch nicht korrekt funktionieren – Schmerzen in Handgelenken und Händen lassen es uns wissen –, müssen Ellbogen, Handgelenke und Hände seine reduzierten Beuge-, Streck-, Seiten- und Drehbewegungen kompensieren.

Hüften und Oberkörper rühren sich nicht oder kaum, während der Ellbogen seine Position verändert, um die verschiedensten Routinebewegungen auszuführen. Dabei hängen die Schultern, die eigentlich beim Schieben, Ziehen, Dehnen und Heben helfen sollten, rund und unbeweglich

Die schmerzhafte Isolationshaft von Ellbogen und Händen

Die Kette von Funktionsstörungen geht von den Hüften zu den Schultern. Sie hat ernste Konsequenzen für Ellbogen, Handgelenke und Hände. Fast alle Hauptmuskeln des Körperstammes und seine biomechanischen Strukturen werden beeinträchtigt. Ihre Arbeit wird an Ellbogen, Handgelenke und Hände weitergegeben.

Stellen Sie sich vor, Sie wollen aus einem gut einen Meter entfernten Bücherregal einen in Brusthöhe eingeordneten »dicken Schinken« ziehen. Im gesunden Normalfall verkürzt eine Beugung in der Taille den Abstand. Bei einer Verschiebung des Beckens nach vorn aber ist allein der Arm gefordert. Und weil überdies die Schulter nach vorn gekrümmt ist, kann sie das Buch nicht tragen helfen, sondern überlässt dies Ellbogen- und Handgelenk. Dieser Bewegungsablauf wiederholt sich tagtäglich einige hundert Mal. Und das zieht unvermeidlich chronische Schmerzen nach sich.

nach vorne. Ellbogen und Handgelenke erhalten nun den Auftrag, Gewichte zu bewegen. Das ist für einen voll funktionsfähigen Körper kein Problem, denn dafür besitzen seine Arme eine starke Bizeps- und Trizepsmuskulatur (und all die anderen Beuge- und Streckmuskeln).

Anders sieht es aus, wenn der Bewegungsrahmen des Oberkörpers stark beengt ist und die Schulter schmerzhaft funktionsgestört: Dies verringert die Fähigkeit der Muskeln, den Unterarm in einem Bogen von ungefähr 165 Grad zu heben und zu senken, auf die Hälfte oder gar ein Drittel. Da wird schon das Heben und Absetzen einer Kaffeetasse zu einer größeren Herausforderung.

Nicht nur Heben, Schieben und Ziehen bereiten dem Unterarm Schwierigkeiten, sondern auch Umdrehbewegungen. Für diese Drehungen, Pronation und Supination genannt, benötigt er die Unterstützung der Schulter. Springt die Schulter ihm nicht bei, werden die Drehungen vorwiegend von Ellbogen- und Handgelenk ausgeführt. Unsere Hände bestimmen, wie wir eine Arbeit ausführen und schlussendlich, wer wir sind. Dies verdeutlicht folgende klassische Salonkomödienszene: Ein Vetter vom Lande ist bei seinen vornehmen Verwandten zum Tee eingeladen. Er führt die feine Porzellantasse zum Mund, indem er den Ellbogen bis auf Ohrhöhe hebt. Die

Gastgeberin registriert dies mit missbilligendem Zucken der Wimpern, der Gastgeber mit einem spöttischen Lächeln. Während die zwei beim Heben der Tasse die Ellbogen affektiert eng am Körper und unten halten und die Hand fast ausschließlich aus dem Handgelenk heraus einwärtsdrehen, proniert der »Bauerntölpel« seine Hand mithilfe von Schulter, Ellbogen und Handgelenk.

Bewusst wie unbewusst interpretieren wir unsere Körper-»Sprache«. Und paradoxerweise begreifen wir so manche Funktionsstörungen als lässig und schick. Denken Sie nur an den von Modedesignern kreierten »Look«: Ob Paris, New York oder London, über die Laufstege schlurfen Models mit Schultern und Köpfen, die immer tiefer hängen, mit Oberkörpern, die sich immer weiter vorneigen, mit auswärtsgedrehten Füßen und vorgeschobenen Becken.

Achten Sie bei einer Modenschau einmal auf die Grundhaltung der Models: Ihnen wird auffallen, dass die Handrücken nach vorn weisen. Das ist ein deutliches Zeichen dafür, dass die Schultern lahmgelegt sind. Können Schulterblätter und Oberarmknochen sich nicht natürlich bewegen, drehen sich Unterarme und Handgelenke nach innen. Die Pronatoren der Unterarme ziehen sich zusammen und helfen die Speiche um die Elle drehen. In dieser Haltung müssen Handgelenk, Unterarm und Ellbogen unter extrem beengten und angespannten Bedingungen arbeiten. Wird sie dauerhaft eingenommen, entfacht die verschärfte Reibung früher oder später brennende Schmerzen.

Begriffsbestimmung: Pronation und Supination

Pronation und Supination bezeichnet zwei wichtige Funktionen sowohl an Füßen/Sprunggelenken als auch an den Unterarmen. Die beiden Begriffe gehen auf das lateinische *pronus* (»abschüssig«) und *supinus* (»rückwärts liegend«) zurück. Pronation/Supination findet statt als Drehung der Unterarme bzw. Füße um ihre Längsachse. Die zuständigen Muskeln heißen Pronatoren und Supinatoren.
Wenn sich der Unterarm einwärtsdreht (= Pronation), weist die Handfläche nach unten. Bei Supination (Auswärtsdrehung) weist die Handfläche nach oben, sodass man in sie hineinsehen kann.

Ein riskantes Doktor-Hopping

Um dieses Feuer zu löschen, kann der Körper auf verschiedene Methoden zurückgreifen. Eine besteht darin, aus Sekreten Polster zu bilden, die Druck und Reibung entgegenwirken. Sammelt sich die Gelenkschmiere hinter dem Ellbogen in Täschchen oder Zysten, behindert sie bewusst Beuge- und Drehbewegungen des Gelenks; statt die Gelenkkomponenten gleitfähiger zu machen, legt sie sie trocken. Das widerfährt manchen Menschen genauso oft, wie sie am Auto einen Ölwechsel vornehmen lassen – es ist allerdings eine schmerzhafte Prozedur.

Auch die Schleimbeutel können bewegungseinschränkende Polster bilden; Schleimbeutel sind strategisch an Reibungspunkten (wo Sehnen Knochen berühren) verteilt und mit einer, der Gelenkschmiere ähnlichen Flüssigkeit gefüllt. Auch können die Sehnenscheiden, die Hüllen der Sehnen, scheuern und sich entzünden. Und manchmal »verrutscht« sogar eine Sehne, was man als Epikondylitis bezeichnet. (Genaugenommen handelt es sich nicht um ein Verrutschen der Sehne, sondern um eine Verschiebung des Knochens im Vergleich zur Sehne.) Chirurgen versuchen der Sehne dann einen Weg zu bahnen, der mit weniger Reibung einhergeht. Doch dies verstärkt lediglich die Funktionsstörung des Ellbogengelenks, das nun einmal seine Sehne an ihrem angestammten Platz wissen will.

Der wirksamste Kniff der Körperfeuerwehr besteht darin, das Gelenk stillzulegen, indem sie Bewegungen unerträglich schmerzhaft macht. Je steifer, unbeweglicher und empfindlicher Ellbogen- und Handgelenk werden, desto mehr schränken wir ihre Bewegungen ein. Das tun wir instinktiv – als ob wir wissen, ahnen oder verdrängen, dass wir keinen anderen Ausweg haben. Und vorübergehend lässt der Reibungsschmerz auch nach. Weil aber der totale Verzicht auf die Funktionen von Ellbogen- und Handgelenk uns in den Grundfesten unserer modernen Lebensführung erschüttern würde, nehmen wir nach einer Schonfrist im Regelfall wieder die Aktivitäten auf, die Reibung und Schmerz ausgelöst haben. Immer seltener verspüren wir Erleichterung, dafür immer öfter Schmerzen.

Nur zu gern klammern viele von uns sich an das Sprichwort: »Ein Indianer kennt keinen Schmerz.« Peter, ein Handballprofi, lebte etliche Jahre nach dieser Devise. Um trotz seines angegriffenen Ellbogengelenks spielen

Brennpunkte

Übermäßige Reibung in oder nahe den Gelenken macht sich an Brennpunkten bemerkbar. Diese Stellen lassen sich mit sanftem Druck der Handfläche ertasten, manchmal auch wegen der Rötung mit bloßem Auge erkennen. Selbst wenn sie nicht schmerzen, zeigen sie ernst zu nehmende Funktionsstörungen an. Abhilfe schaffen Egoscue-Übungen für das nächstgrößere Nachbargelenk.

zu können, ließ er sich regelmäßig Kortison spritzen. Jeder vernünftige Arzt wird Ihnen sagen, dass die Worte »regelmäßig« und »Kortison« besser nicht im selben Satz auftauchen sollten: Kortison mag Schmerzen noch so wirksam bekämpfen, in wiederholter Gabe hat es ernsthafte Nebenwirkungen. Wollte ein Arzt ihm kein Kortison mehr spritzen, wandte sich Peter an einen anderen. Das sollte sich bitter rächen. Als er trotz unerträglicher Schmerzen ein wichtiges Spiel nicht absagen wollte, suchte er mich auf. Ich sei seine letzte Rettung, gestand er. Kein Arzt wolle ihm noch Kortison spritzen.

»Warum nicht?«, fragte ich.

»Fühlen Sie mal meinen Ellbogen.«

Ich fasste Peters rechten Ellbogen. Als ich sanft zudrückte, glitt mein Daumen aufwärts in das Gelenk und die Haut um ihn herum, als schlüpfe er in einen Handschuh. Das Ellbogengelenk ist eine komplexe dreidimensionale Konstruktion aus Knochen, Knorpeln, Bändern, Gelenkhöckern und Sehnen. Wie konnte es geschehen, dass mein Daumen völlig in Peters Ellbogen verschwand? Die Antwort war niederschmetternd. Die jahrelange Betäubung der Ellbogenschmerzen durch Kortison hatte es Peter ermöglicht, »am Ball zu bleiben« – doch zu welch einem Preis: Das Gewebe wurde buchstäblich zu Brei. Für Peter konnte ich nichts mehr tun: Wie soll man Ellbogenschmerzen behandeln, wenn kein Gewebe mehr vorhanden ist? Peter hatte sich dafür entschieden, dem Schmerz das Wort abzuschneiden – und damit seinen Ellbogen umgebracht.

Die folgenden Übungen stellen die Verbindungen zwischen Ellbogen, Schultern, Oberkörper und Hüften wieder her. Wie alle Übungssets ist auch dieses in der vorgestellten Reihenfolge auszuführen.

Egoscue-Übungset Nr. 12: Schmerzen im Ellbogen

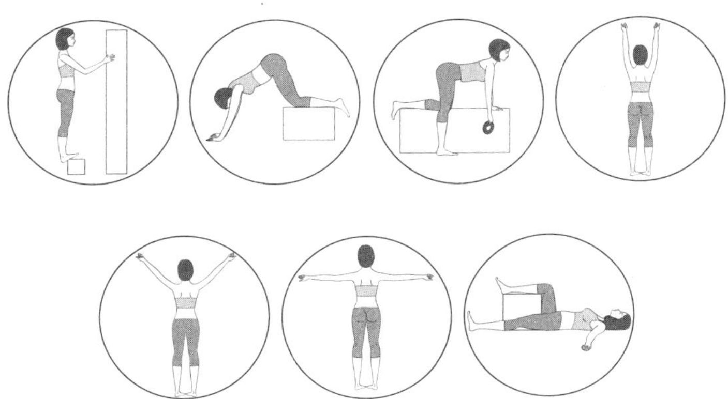

Zeitbedarf der Übungsfolge: Diese Übungsfolge kann wegen der Übung »Leistendehnung« etwas mehr Zeit beanspruchen; bei starken Schmerzen können Sie diese Dehnübung auf 45–60 Minuten ausdehnen, bei leichten Schmerzen genügen 15–20 Minuten.

Übungshäufigkeit: täglich einmal morgens

Gesamtzeitraum: Führen Sie die Übungen täglich aus, bis Sie 24 Stunden lang schmerzfrei sind. Fahren Sie dann eine Woche lang wie gewohnt und danach mit dem allgemeinen Konditionsprogramm von Kapitel 13 fort.

❶ Treppensturz

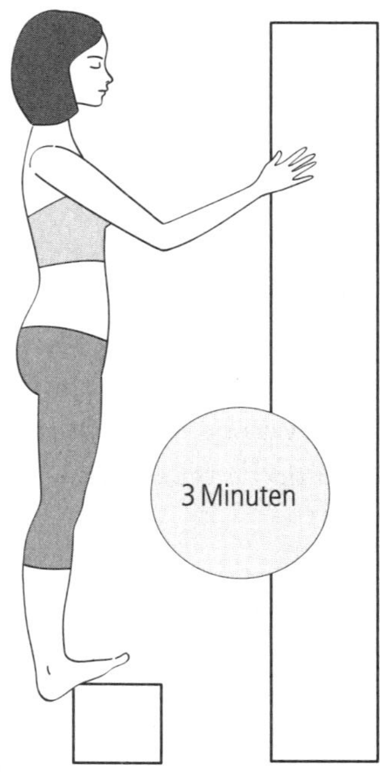

Ziehen Sie Schuhe mit rutschfester Gummisohle an. Stellen Sie sich wie zum Hochsteigen auf eine Treppenstufe, Trittleiter oder einen anderen stabilen Absatz, die Füße parallel und hüftbreit auseinander. Halten Sie sich mit einer Hand am Geländer oder einer anderen Stütze fest. Bewegen Sie die Füße vorsichtig so weit zurück, bis die Fersen und schließlich über die Hälfte der Füße in der Luft hängen. Halten Sie die Füße hüftbreit auseinander. Achten Sie darauf, dass sich die Füße nicht nach außen drehen; halten Sie sie stets parallel, die Spitzen geradeaus gerichtet. Beugen Sie nicht die Knie. Konzentrieren Sie sich darauf, Ihr Körpergewicht auszubalancieren, und üben Sie Druck auf die Fersen aus. Stellen Sie sich vor, Fersen und Kopf seien gegen eine unsichtbare Wand gelehnt. Halten Sie diese Position **3 Minuten**. Diese Übung richtet Oberkörper, Schultern und Kopf wieder korrekt an den Hüften aus.

❷ Pferd

Knien Sie sich auf einen festen Schaumstoffblock oder Stuhl. Beugen Sie den Oberkörper vor, und stützen Sie ihn mit den Armen ab, die Handflächen unterhalb der Schultern flach auf dem Boden. Lassen Sie Kopf und Rücken bodenwärts sinken, sodass die Schulterblätter einander berühren. Es ist wichtig, dass Sie sich bemühen, die Schulterblätter zusammenzubringen, und den Kopf hängen lassen; dabei sollen die Muskeln von Hals und oberem Rücken entspannt sein. Bleiben Sie ganz locker, Ihr Rücken darf merklich durchhän-

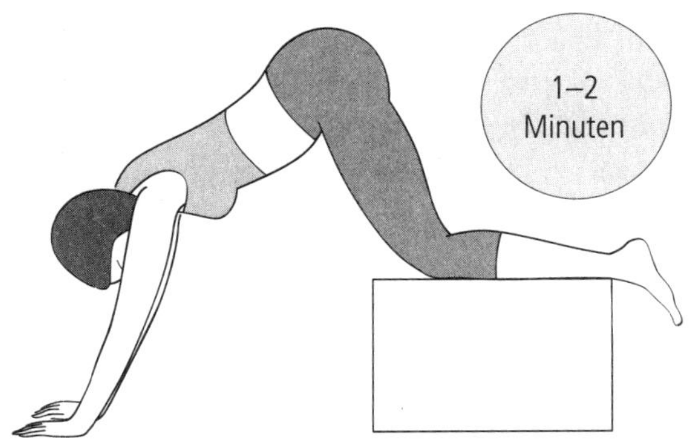

gen. Lassen Sie die Ellenbogen durchgestreckt. Wandern Sie mit den Händen ca. 15 – 20 cm nach vorn, sodass die Hüften nicht mehr senkrecht über den Knien stehen. Halten Sie diese Position anfangs **1 Minute**, später **2 Minuten**. Diese Übung hilft gegen C-förmige Verbiegungen der Wirbelsäule und erinnert die Schultergelenke daran, dass sie sich vor- und zurückbewegen können.

❸ Schwungkreisel

Sie brauchen für diese Übung eine kniehohe Bank oder zwei nebeneinander gestellte Stühle. Legen Sie das rechte Bein, das Knie im rechten Winkel gebeugt, darauf ab, und strecken Sie das linke (Stand-) Bein gerade durch.

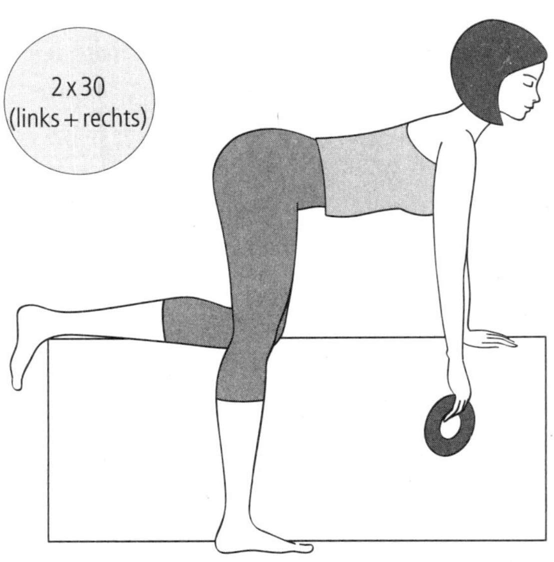

Beugen Sie den Oberkörper in der Taille vor, und stützen Sie sich mit der rechten Hand flach auf der Bank ab. Stellen Sie ein Zwei-Kilo-Gewicht (eine Hantel oder eine mit Wasser gefüllte Flasche) so unterhalb Ihrer linken Hand ab, dass Sie das Gewicht bequem von oben packen und hochheben können.

Halten Sie die Hantel locker; verkrampfen Sie weder Hand- noch Armmuskeln, während der durchgestreckte linke Arm über dem Boden sanft kleine Kreise beschreibt. Lassen Sie den Arm mithilfe des entstehenden Schwungs ganz locker kreisen. Beschreiben Sie **30 Kreise im**, dann **30 gegen den Uhrzeigersinn**. Wechseln Sie danach die Körperseite. Vollziehen Sie mit jedem Arm 2 Durchgänge.
Diese Übung trainiert die Kugelgelenkfunktion fixierter, nach vorn verschobener Schultergelenke.

4 Standuhr 1

Die Wirkung dieser **dreiteiligen Übung** werden Sie in den Schulterblättern und in dem Bereich, wo Oberarmknochen, Schlüsselbein und Schulterblatt zusammentreffen, spüren. Sollten sich bei Schritt drei (Abb. Seite 219 unten) Ihre Ellbogenschmerzen verschlimmern, so lassen Sie ihn zunächst aus. Üben Sie einige Tage lang nur Schritt eins (Abb. rechts) und zwei (Abb. Seite 219 oben), ehe Sie sich erneut an Schritt drei (Abb. Seite 219 unten) wagen. Bereitet dieser keine Schmerzen mehr, dann führen Sie ihn ebenfalls regelmäßig aus.

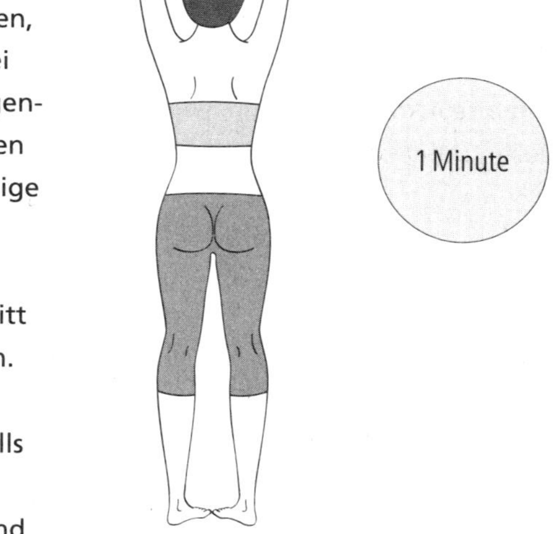

Stellen Sie sich mit dem Gesicht und einwärtsgedrehten Füßen zur Wand. Heben Sie die Arme wie Uhrzeiger in die Position »12 Uhr«. Strecken Sie die Ellbogen gerade durch. Drehen Sie die Schultern von der Wand fort, sodass Ihre Daumen von ihr weg zeigen. Halten Sie diese Position **1 Minute**.

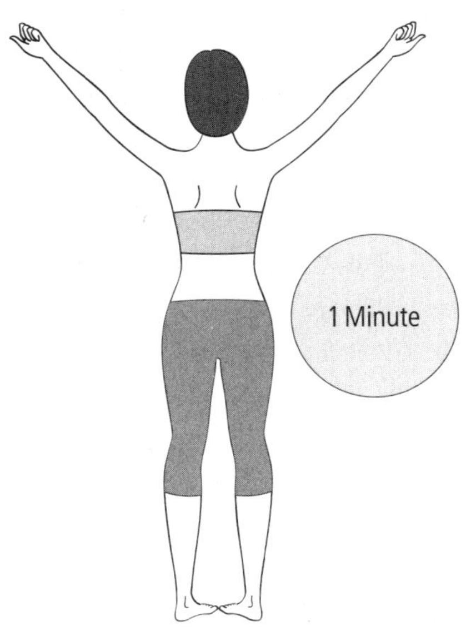

5 Standuhr 2

Bleiben Sie mit einwärtsgekehrten Füßen stehen. Heben Sie Ihre Arme nun so, dass sie »10 vor 2 Uhr« anzeigen. Ellbogen-, Schulter- und Daumenhaltung entspricht Abbildung Seite 218. Verweilen Sie auch in dieser Position **1 Minute**.

6 Standuhr 3

Stellen Sie in derselben Haltung von Füßen, Ellbogen, Schultern und Daumen Ihre Arme auf »Viertel vor 3 Uhr«. Bleiben Sie **1 Minute** so stehen. Diese Übung erinnert die Schulterblätter daran, dass sie sich auf und ab, vor und zurück, im und gegen den Uhrzeigersinn bewegen können und sollen. Die Vernachlässigung dieser Bewegungen nimmt dem Zusammenspiel der Oberkörperstrukturen viel von seiner Dynamik und stützt die Bewegungsmöglichkeiten der Schultern um die Hälfte.

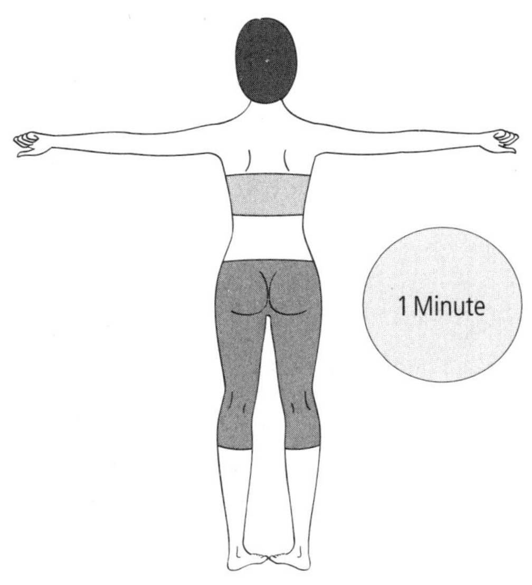

❼ Leistendehnung

Legen Sie sich auf den Rücken, ein Bein im rechten Winkel auf einem Block oder Stuhl. Strecken Sie das andere Bein gerade auf dem Boden aus. Beide Beine sollten eine Linie mit Hüfte und Schulter bilden. Stützen Sie den Fuß des gestreckten Beins seitlich ab, damit er seine aufrechte Position bewahrt. Bleiben Sie so liegen, bis sich die Leistenmuskulatur lockert; das kann bei leichten Schmerzen **15–20 Minuten**, bei starken Schmerzen **45–60 Minuten** dauern. Wechseln Sie dann die Seite. Um Ihr Zeitlimit festzustellen, können Sie während der Übung auch den Oberschenkeltest durchführen: Spannen Sie den Oberschenkel des gestreckten Beins an. Finden Sie heraus, wo Sie die Kontraktion am intensivsten spüren; das wird zunächst in Knienähe der Fall sein. Wiederholen Sie die Anspannung im Verlauf der Übung alle 3–5 Minuten; die empfindungsstärkste Stelle wird den Oberschenkel hinaufwandern. Spannen Sie den Schenkel jeweils nur kurz an, und lassen Sie gleich danach wieder locker. Wenn Sie die Kontraktion weit oben im Schenkel verspüren, ist es Zeit, die Seite zu wechseln.
Bei dieser Übung besteht die Gefahr der Untertreibung. Sie braucht viel Zeit, um zu wirken, denn die kraftvollen Leistenmuskeln lassen nicht so rasch locker.

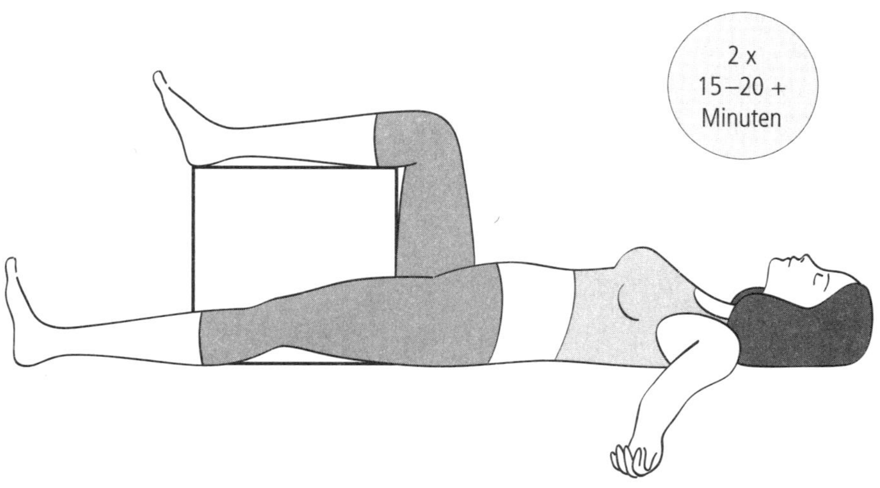

Handgelenke und Hände

Ich komme auf das Karpaltunnel-Syndrom (KTS) bewusst erst an dieser Stelle zu sprechen. Der Karpaltunnel ist ein durch die Handwurzelknochen und Bänder gebildeter Kanal, durch den der Medianusnerv und die Beugesehnen hindurchlaufen. Beim KTS ist der Nerv im Kanal eingeengt, es kommt zu Schmerz und Taubheit an den Fingern der Hand. Betroffene Leser werden nach den obigen Ausführungen die wahre Ursache ihrer Schmerzen besser begreifen: Ausgelöst wird das KTS nicht durch das, was wir mit unseren Ellbogen, Handgelenken oder Händen tun, sondern durch das, was wir nicht tun.

Wenn wir die Schultern nicht betätigen, und die körperweite Kette der gleichmäßigen Gewichtsverteilung unterbrechen, kämpfen unsere oberen Gliedmaßen einen aussichtslosen Kampf gegen den Schmerz. Denn sie sind abgeschnitten von der nuancierten Muskeltätigkeit und den biomechanischen Interaktionen des Bewegungsapparats, die sie zum Erhalt ihrer Gesundheit benötigen. Für diese Funktionen gibt es absolut keinen Ersatz. Daher grenzt in meinen Augen die ergonomische Gestaltung von Arbeitsplätzen, von Gartenwerkzeug, Spielzeug, Matratzen und dergleichen an Betrug.

Handgelenksführungen an der Computertastatur und die Erhöhung von Werkbänken zum Beispiel verlagern lediglich die kritischen Reibungspunkte an andere Stellen von Ellbogen, Handgelenken oder Händen; binnen kurzer Zeit wird die Reibung erneut das »Feuer« entzünden. Wie Peter mithilfe von Kortisonspritzen, können Arbeitnehmer dank designerischer Erfindungsgabe vermeintlich unbeschadet weiterhin ihrem Broterwerb nachgehen. Die Rache ist bitter: Nicht behobene Funktionsstörungen verschärfen sich auf Dauer am noch so »gesunden« Arbeitsplatz. Ergonomische »Krücken« sind nicht weniger gefährlich als eine Überdosis Schmerzmittel.

In unseren Breiten werden Arbeitsbedingungen meist zu Unrecht für Funktionsstörungen des Bewegungsapparats verantwortlich gemacht; unverantwortliche Zustände und schwere Unfälle stellen nur in Ausnahmefällen die Ursache dar. In der Regel kann sich ein jeder ohne weiteres von derlei körperlichen Beschwerden erlösen, wenn er nur bereit ist, sich ein wenig zusätzliche Bewegung zu verschaffen. Das kann uns nichts und niemand abnehmen. Nicht weil Arbeitgeber ach so herzlos sind, sondern weil unsere moderne Lebensweise zu bequem ist.

Wir haben sie uns so komfortabel eingerichtet, dass wir uns viel zu wenig bewegen müssen. Mein Plädoyer für mehr Bewegung zielt nicht darauf ab, dass Sie sich dicke Muskelpakete zulegen oder sich bis zum Exzess beim Fitnesstraining verausgaben.

Die Abbildungen unten veranschaulichen die Auswirkungen des KT-Syndroms. Die linke Figur verfügt über einen voll funktionsfähigen, beidseitig symmetrischen Bewegungsapparat. Das Körpergewicht ist gleichmäßig auf die linke und rechte Körperhälfte verteilt, die tragenden Gelenke sind vertikal wie horizontal korrekt ausgerichtet. Ein solch funktionstüchtiger Zustand versteht sich heutzutage keineswegs von selbst. Wir müssen etwas für ihn tun.

Ein ganz anderes Bild bietet die rechte Figur. Eine Bekannte fand die Gegenüberstellung zu krass: »So kaputt sieht doch kaum einer aus«, kritisierte sie. Daraufhin machte ich mit ihr im Klinikgelände einen Spaziergang, und

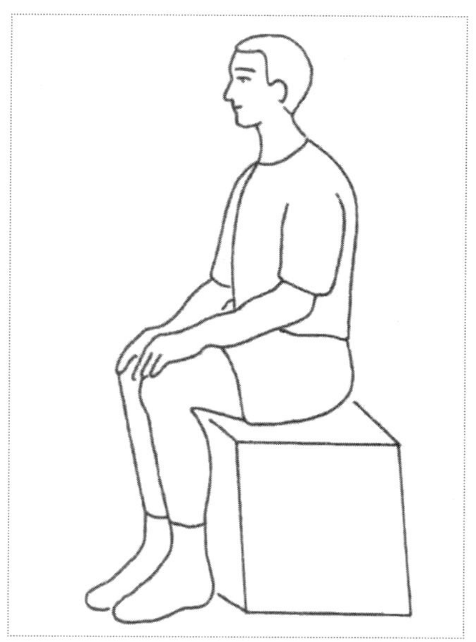

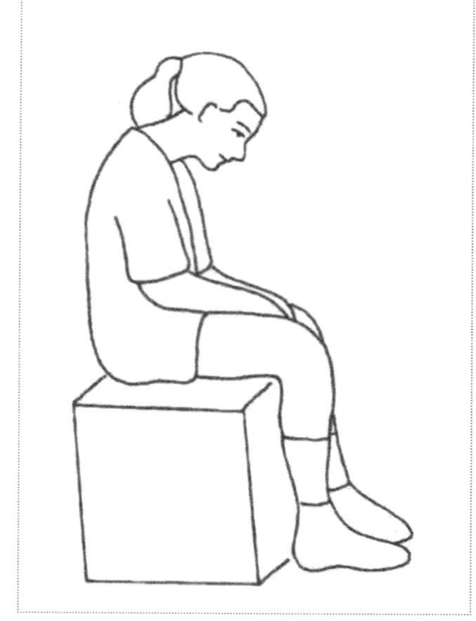

Nötig wie das tägliche Brot: Bewegung

Im Schnitt verbringen wir pro Tag ungefähr eine Stunde mit Essen und acht Stunden mit Schlafen. Genauso selbstverständlich sollten wir uns täglich genügend Bewegung gönnen, damit unser Bewegungsapparat seine gesunden Funktionen nicht vergisst.

innerhalb einer Viertelstunde begegneten uns Dutzende von Menschen, die genauso »kaputt« aussahen. Jeder von ihnen hätte mir im Verlauf eines Gesprächs gestanden: »Ja, mein Handgelenk wird immer öfter steif«, »Mir tun öfter die Unterarme weh« oder Ähnliches. Die Haltung von Kopf, Schultern und Armen ist ein deutliches Erkennungsmerkmal des KT-Syndroms.

Fangen wir bei der gerundeten Wirbelsäule an: Setzen Sie sich an einen Schreib- oder Esstisch, und rutschen Sie nahe an ihn heran. Lassen Sie Schultern und Rücken hängen. Legen Sie die Unterarme, die Ellbogen im rechten Winkel gebeugt und nah am Rumpf, auf der Tischplatte ab. Die Handflächen weisen nach unten, die Handgelenke liegen flach auf. Spannen Sie nun langsam die Wirbelsäule an, und schieben Sie den Kopf (bei unveränderter Schulterhaltung) zurück.

Sie werden bemerken, dass Unterarme und Handgelenke sich vom Tisch heben. Die Haltung des Rückens beeinflusst also jene der Handgelenke. Allein das gerade Durchdrücken des Rückens vermindert die Reibung in den Handgelenken und versetzt diese in eine Position, in der sich die Finger ohne weiteres strecken können, statt (wegen der flach aufliegenden Handgelenke) in Beugung verharren zu müssen.

Nehmen wir uns jetzt Ihre Schultern vor. Sacken diese nach vorn, zwingen sie den Unterarmen, vermittelt über die Ellbogen, eine ständige Pronation auf. Den Handgelenken gefällt das gar nicht. Sie drehen sich lieber nach außen, um den Händen entspannte Greif- statt verkrampfte Krallbewegungen zu ermöglichen.

Durch die Pronation kommt es zu Reibung, die durch die notwendig werdende, entgegengesetzte Supination noch verstärkt wird; bei jeder Handbewegung setzt das Hin und Her der Pronatoren und Supinatoren (der für die

Schreiben mit den Schultern

Je mehr Sie die Schultern betätigen, wenn Sie in den PC tippen, desto besser. Lassen Sie den Muskeln von Händen, Handgelenken und Unterarmen die Unterstützung der Muskulatur von oberem Rücken und Schultern zukommen.
Hacken Sie kräftig in die Tasten – auch wenn Sie im Schreibmaschinenkurs das Gegenteil gelernt haben. Und heben Sie die Handrücken beim Tippen nicht nach oben in Richtung der Handgelenke; das strapaziert die Sehnen.

Ein- und Auswärtsdrehungen zuständigen Muskeln) wie eine Säge dem Handgelenk zu. Wenn Sie die Hände auf eine Computertastatur legen, werden Sie feststellen, dass die Hände lieber nach außen gekippt als flach auf den Tasten ruhen wollen. Aktive funktionstüchtige Schultern helfen bei der Einwärtsdrehung der Hände; fehlt ihr Beistand, müssen Ellbogen- und Handgelenke dies alleine tun, was zusätzliche Reibung verursacht.

Machen Sie nun folgenden Test: Rücken Sie abermals nahe an einen Tisch heran, beugen Sie die Arme im rechten Winkel, und legen Sie Handflächen und Handgelenke flach auf die Tischplatte. Lassen Sie Rücken und Schultern nach vorn sacken. Heben Sie die Hände vom Tisch, und biegen Sie sie zurück, ohne die Haltung der Handgelenke zu verändern.

Tun Sie dies vier- bis fünfmal. Sie werden die Anstrengung wahrscheinlich unterhalb der Handgelenke verspüren. Dort herrscht ein solch beengter Spielraum, dass die Sehnen sich leicht wundscheuern. Strecken Sie jedoch bei derselben Handbewegung den Rücken durch und halten die Schultern gerade, verlagert sich die Aktion an das obere Ende der Unterarme. Und dort gehört sie auch hin.

Ein weiteres Experiment: Legen Sie die Arme flach auf einem Tisch ab, und senken Sie den Kopf so tief zur Tischplatte, bis Sie die Wölbung unter Ihrem rechten Handgelenk sehen können. Können Sie keine Wölbung erkennen, dann bewegen Sie die rechte Schulter leicht auf und ab; unter dem Handballenansatz wird sich eine Lücke auftun. Wenn Sie nun die Schulter einwärts in Richtung Handrücken absenken, verschwindet die Wölbung, und das Handgelenk kommt flach auf dem Tisch zu liegen. Dasselbe geschieht, wenn man mit hängenden Schultern Maschine schreibt oder Klavier spielt. Die Tasten von Computern und modernen Klavieren sind so leicht anzuschlagen, dass Arme und Schultern kaum mehr nachhelfen müssen, sondern fast ausschließlich die Fingermuskeln den Fingerdruck ausführen. Die Bäuche der Fingermuskeln liegen im Unterarm; sie vermindern das Gewicht der Hand und machen sie biegsam.

Der Weg der Sehnen dieser Muskeln zu den Fingern führt vorbei an den Knochen, die den Karpaltunnel bilden; wird er behindert – und genau das ist der Fall, wenn sich die Wölbung des Handgelenks verflacht –, dann scheuern die Sehnen bei jeder Fingerbewegung über die Knochen.

Ob KT-Syndrom oder wie auch immer Ellbogen- und Handgelenkbeschwerden heißen, die Hauptursache ist meist dieselbe. Leider führen ihre beeindruckenden Namen nur zu oft in die Irre, da sie sich auf den Ort und nicht den Ursprung der Schmerzen beziehen.

Will man von chronischen Schmerzen dauerhaft frei werden, sollte man jeder Behandlungsmethode Skepsis entgegenbringen, die sich einzig auf die schmerzende Körperpartie konzentriert.

Sündenbock Arthrose

Ich habe die Arthrose bereits an anderer Stelle erwähnt, muss sie aber hier nochmals ansprechen, da sie Ellbogen-, Handgelenke und Hände befallen kann. Bekanntlich entwickelt sich diese Erkrankung, wenn sie sich einmal in einem Gelenk eingenistet hat und Gewebeabbau, Steifheit, Schwellungen und Entzündungen bewirkt, gewöhnlich verhältnismäßig konstant und schleichend. Das heißt, sie gilt nicht als Krankheit, die urplötzlich auftritt und sich wieder verabschiedet.

Doch wenn dem tatsächlich so ist, dann frage ich Sie: Weshalb kommen und gehen die Schmerzen der sogenannten Arthrose? Meine Antwort lautet: weil es sich meist um Muskelschmerzen handelt. Patienten, die mit dem Befund »Arthritis« zu mir kommen, habe ich bislang immer durch veränderte Ausrichtungen des Bewegungsapparats von ihren Schmerzen befreien können. Ich »verschreibe« ihnen, bestimmte Übungen (darunter die am Ende dieses Kapitels vorgestellten) täglich 15 bis 20 Minuten auszuführen.

Handgelenkbandagen? Nein danke!
Wie Knie- sollte man auch Handgelenk-Bandagen besser vermeiden. Eine Bandage stellt den beeinträchtigten Körperteil nie völlig ruhig. Vielmehr beschränkt und verändert sie lediglich Bewegungsabläufe, wobei die neuen Bewegungsmuster weiterhin auf gestörten Muskelfunktionen basieren. Im Fall des Handgelenks verschiebt sich überdies das Lageverhältnis zwischen Speiche und Elle einerseits und Oberarmknochen andererseits. Dadurch wird das Problem nicht gelöst, sondern zu den Ellbogengelenken verlagert.

Das ist, solange es kein Heilmittel gegen Arthrose bzw. Arthritis gibt, meiner Meinung nach wesentlich besser, als mit lähmenden Schmerzen zu leben oder die ernsten Nebenwirkungen und Folgen von Medikamenten und Operationen in Kauf zu nehmen.

Als ich vor einigen Jahren an einer Konferenz in New York teilnahm, fiel mir in einer Pause eine junge Frau auf. Sie saß abseits im Raum und litt offensichtlich, obwohl sie es zu verbergen versuchte, unter Schmerzen.

Ich ging auf sie zu und sah, dass sie die Finger beider Hände leicht gekrümmt hielt: »Ihre Hände schmerzen, nicht wahr?«, fragte ich. Sie nickte.

»Waren Sie schon bei einem Arzt?«

Sie lächelte: »Bei Dutzenden. Ich leide seit meiner Kindheit an Arthritis.«

»In den Fingerknöcheln sind die Schmerzen am stärksten, oder?«

»Ja. Im Moment bringen sie mich fast um den Verstand.«

»Möchten Sie ihnen ein Ende bereiten?«

Sie zuckte stumm mit den Achseln – es war ihr wohl peinlich, dass sich einige Konferenzteilnehmer um uns versammelt hatten.

»Geben Sie mir bitte eine Hand«, sagte ich. Sie reichte sie mir. Ich zog leicht am Zeigefinger. »Tut das weh?« Sie nickte. Ich zog am nächsten Finger. »Tut das weh?« Wieder nickte sie, und das tat sie auch bei den übrigen Fingern.

Daraufhin bat ich sie, sich mit einwärtsgedrehten Füßen hinzustellen und dabei die Schultern zurückzuziehen sowie den Rücken durchzudrücken. Erneut nahm ich eine ihrer Hände und zog am Zeigefinger. »Tut das weh?«

»Nein.«

Beim nächsten Finger: »Tut das weh?«

Sie zögerte: »Nein.«

Noch einmal: »Tut das weh?«

»Nein!« Und so weiter. Am Ende standen Tränen in ihren Augen, aber es waren keine Schmerzenstränen.

»Was haben Sie über die Schmerzen in Ihren Händen erfahren?«, fragte ich.

Sie blickte auf ihre Hände hinab. »Sie kommen nicht von der Arthritis.«

Damit hatte sie vollkommen Recht. Zwar litt sie tatsächlich an Arthritis in den Händen, doch gingen ihre Schmerzen zum größten Teil auf muskuläre Funktionsstörungen und Schonhaltungen zurück. Ihre Hände und Handgelenke wurden nicht mehr von den Schultern unterstützt.

Wie Millionen von Leidensgenossen hatte diese junge Frau in Reaktion auf ihre Beschwerden ihre Bewegungsmuster unbewusst beschränkt und verändert. Das führt irgendwann zu akuten Muskelschmerzen – und diese lassen sich weitaus erfolgreicher behandeln als die rätselhafte Krankheit namens Arthritis. Ich bin mir sicher, dass viele Menschen, die an Arthritis erkrankt sind, auf Medikamente verzichten und wieder ihre volle körperliche Leistungsfähigkeit erlangen könnten, wenn die Therapie den Hebel bei den Funktionsstörungen des Bewegungsapparats ansetzen würde.

Dies bestätigt unter anderem eine 1996 vom National Institute on Aging [Staatliches Institut für Altersforschung] der USA finanzierte Untersuchung: Im Rahmen dieser klinischen Studie führten Patienten, die an einer Arthrose des Kniegelenks erkrankt waren, dreimal pro Woche ein einstündiges gemäßigtes Körpertraining durch. Nach 18 Monaten hatte sich der Grad ihrer Schmerzen und Behinderungen verringert und ihre körperliche Verfassung verbessert; das *American Journal of Medicine* bezeichnete die Erfolge als »geringfügig, aber durchgängig«. Ich wage zu behaupten, dass, hätte das Training gezielt auch Funktionsstörungen des Bewegungsapparats angesprochen, die Studie ebenso aufregende Beobachtungen gemacht hätte wie ich ständig in meiner Klinik.

So aber wurden die positiven Ergebnisse der Studie durch besonders schwer funktionsgestörte Teilnehmer verwässert, deren Kniebeschwerden man fälschlicherweise als Symptome von Arthrose deutete – statt die Kniegelenke von übermäßiger Reibung und Belastung zu befreien und ihnen damit wieder korrekte biomechanische Interaktionen zu ermöglichen. Ein funktionstüchtiger Bewegungsapparat kann seine Gelenke auch trotz größerer Hindernisse erstaunlich geschickt und gut bewegen. Wir sollten nicht annehmen, dass Arthrose eine Ausnahme von dieser Regel darstellt.

Die folgenden Übungen stellen die Verbindungskette der Bewegungen von Händen, Handgelenken, Ellbogen und Schultern wieder her, lockern die Hüften und stimmen die Ausrichtung von Hüften, Schultern und Kopf korrekt aufeinander ab. Sie befreien Handgelenke und Hände von chronischen Schmerzen, auch wenn ein Karpaltunnel-Syndrom oder Arthritis vorliegen.

Egoscue-Übungsset Nr. 13: Schmerzen in Handgelenk und Hand

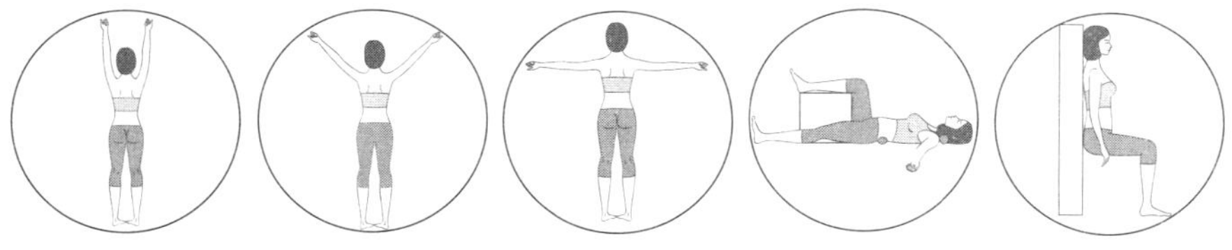

Zeitbedarf der Übungsfolge: Diese Übungsfolge kann wegen der Übung »Leistendehnung auf Rollen« etwas mehr Zeit beanspruchen. Bei starken Schmerzen können Sie diese Dehnübung **45–60 Minuten** lang machen, bei leichten Schmerzen genügen **15–20 Minuten.**

Übungshäufigkeit: täglich einmal morgens

Gesamtzeitraum: Führen Sie die Übungen täglich aus, bis Sie 24 Stunden lang schmerzfrei sind. Fahren Sie dann eine Woche lang wie gewohnt und danach mit dem allgemeinen Konditionsprogramm von Kapitel 13 fort.

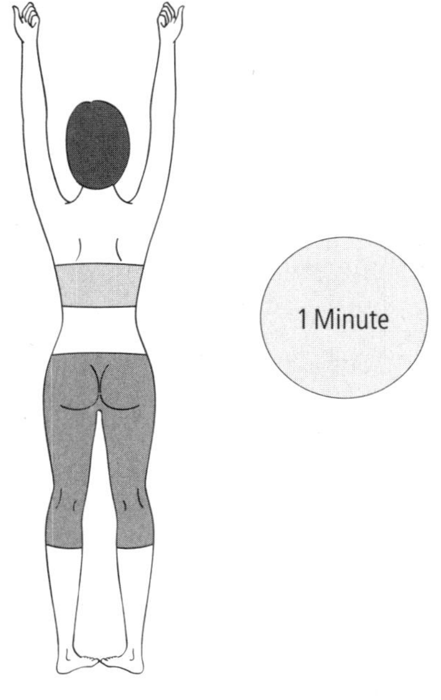

❶ Standuhr 1

Die Wirkung dieser **dreiteiligen Übung** werden Sie in den Schulterblättern und in dem Bereich, wo Oberarmknochen, Schlüsselbein und Schulterblatt zusammentreffen, spüren. Sollten sich bei Schritt drei Ihre Ellbogenschmerzen verschlimmern, so lassen Sie ihn zunächst aus. Üben Sie einige Tage lang nur Schritt eins und zwei, ehe Sie sich erneut an Schritt drei wagen. Bereitet dieser keine Schmerzen mehr, dann führen Sie diesen Schritt ebenfalls regelmäßig aus. Stellen Sie sich mit dem Gesicht und einwärtsgedrehten Füßen zur Wand. Heben Sie die Arme wie Uhrzeiger in die Position »12 Uhr«. Strecken Sie die Ellbogen gerade durch. Drehen Sie die Schultern von der Wand fort, sodass Ihre Daumen von ihr weg zeigen. Halten Sie diese Position **1 Minute**. Schließen Sie jetzt Übung 2 an.

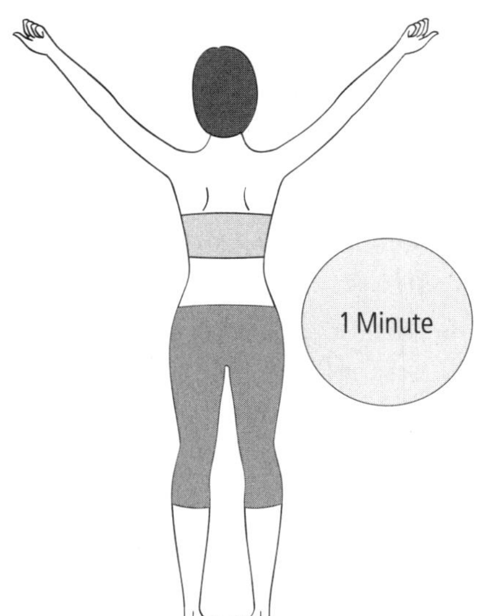

❷ Standuhr 2

Bleiben Sie mit einwärtsgekehrten Füßen stehen. Heben Sie Ihre Arme nun so, dass sie »10 vor 2 Uhr« anzeigen. Ellbogen-, Schulter- und Daumenhaltung entspricht Schritt eins. Verweilen Sie **1 Minute** in dieser Position. Gehen Sie nun über zu Übung Nr. 3.

❸ Standuhr 3

Stellen Sie in derselben Haltung von Füßen, Ellbogen, Schultern und Daumen Ihre Arme auf »Viertel vor 3 Uhr«. Bleiben Sie **1 Minute** so stehen.
Wenn Sie sich bei dieser dreiteiligen Übung konzentrieren, werden Sie sich der Verbindung zwischen allen gewichtstragenden Gelenken, von den Schultern bis zu den Sprunggelenken, bewusst.

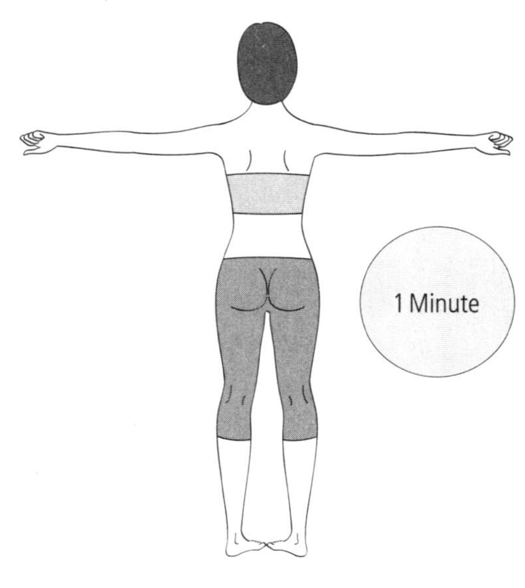

❹ Leistendehnung auf Rollen

Legen Sie sich auf den Rücken, ein Bein im rechten Winkel auf einem Block oder Stuhl. Strecken Sie das andere Bein gerade auf dem Boden aus. Rollen Sie zwei Handtücher zusammen (Durchmesser circa 9 cm), legen Sie je eines unter den Nacken und die untere Rückenpartie. Stützen Sie den Fuß des gestreckten Beins seitlich ab, damit er seine aufrechte Lage beibehält. Bleiben Sie so liegen, bis das ausgestreckte Bein vollkommen entspannt ist; das kann bei leichten Schmerzen **15–20 Minuten**, bei starken Schmerzen **45–60 Minuten** dauern. Wechseln Sie dann die Seite. Zum Feststellen Ihres persönlichen Zeitlimits bietet sich der Oberschenkeltest an: Spannen Sie während der Übung den Oberschenkel des ausgestreckten Beins an. Finden Sie heraus, wo Sie die Kontraktion am intensivsten spüren; das wird zunächst in Knienähe der Fall sein. Wiederholen Sie die Anspannung im Verlauf der Übung alle 3–5 Minuten; die empfindungsstärkste Stelle wird den Oberschenkel hinauf-

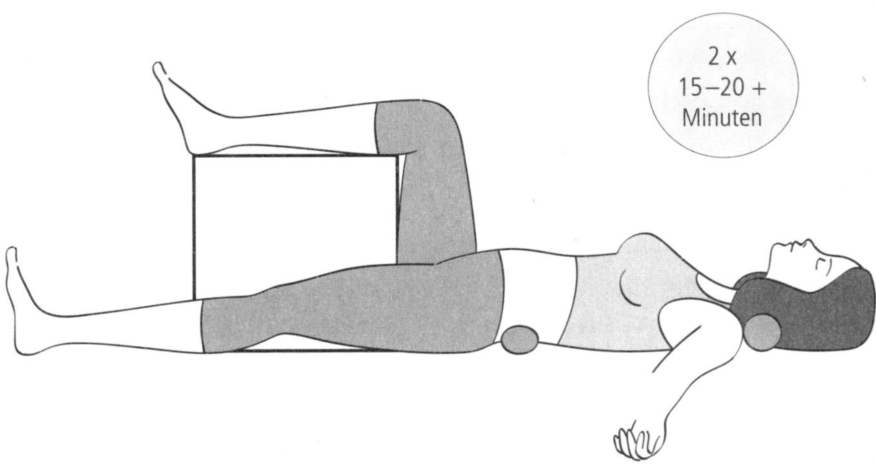

wandern. Spannen Sie den Oberschenkel jeweils nur kurz an, und lassen Sie gleich wieder locker. Wenn Sie die Kontraktion weit oben im Oberschenkel verspüren, ist es Zeit, die Seite zu wechseln.
Diese Übung mag Ihnen zeitintensiv und passiv erscheinen, ist aber äußerst effizient. Sie entspannt die kräftigen Ad- und Abduktoren der Hüften und hilft diesen so aus ihrer Fehlstellung heraus.

5 Luftbank

Diese Übung dehnt die Muskulatur von Hüften, Knien und Knöcheln und bringt die Gelenke unter Belastung wieder in ihre korrekte Ausrichtung. Am besten stellen Sie sich zunächst mit dem Rücken an eine Wand. Pressen Sie Hüften und Schultern gegen die Wand, rutschen Sie mit den Füßen vorwärts und mit dem Rücken langsam abwärts in Sitzhaltung. Die Oberschenkel sollten sich im rechten Winkel zum Rumpf befinden und die Knie senkrecht über den Knöcheln stehen, nicht über den Zehen. (Sie dürfen Ihre Zehen nicht mehr sehen.) Wenn Sie Schmerzen in den Kniescheiben verspüren, rutschen Sie mit dem Rücken einfach wieder etwas höher, um den Druck zu mindern. Drücken Sie den unteren und den mittleren Rücken an die Wand und spüren Sie, wie der Quadrizeps, der Muskel an der Oberseite der Oberschenkel, ar-

beitet. Bleiben Sie zunächst **1 Minute** in dieser Position, und verlängern Sie allmählich auf **2 Minuten**.
Sobald Ihnen die Übung leichter fällt, dürfen Sie sich beglückwünschen: Sie haben beträchtliche Fortschritte gemacht. Gehen Sie danach **1 Minute** umher.
Diese Übung stärkt die Streckmuskeln der Hüften, die sich der Beuge- und Drehmuskulatur haben unterwerfen müssen, und rückt Sprung-, Knie- und Schultergelenke wieder in Reih und Glied.

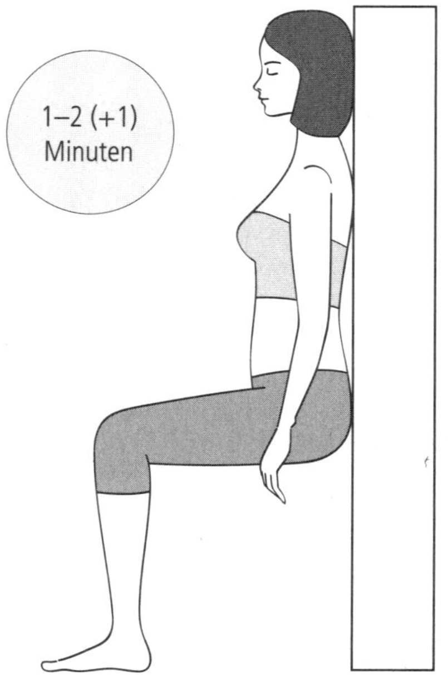

Was Sie über Überlastung wissen sollten

Lassen Sie mich abschließend kurz auf jene neue Art von Leiden zu sprechen kommen, die unter dem Sammelbegriff »Überlastungssyndrom« grassieren (das Karpaltunnel-Syndrom fällt darunter). Diese Leiden gelten als moderne Berufskrankheiten und werden, so die gängige Ansicht, durch monotone Bewegungsabläufe ausgelöst.

Der Ausdruck »Überlastungssyndrom« unterstellt, dass zu häufiges Wiederholen von Bewegungen unseren Gelenken schadet. Ich sehe das anders: Die Gelenke des menschlichen Körpers sind auf sich wiederholende Bewegungen zugeschnitten. Es liegen keine wissenschaftlichen Beweise dafür vor, dass ihr Bewegungspotenzial begrenzt sein sollte. Und lange bevor Bewegung ein gesundes Gelenk schädigen könnte, setzt schlicht und ergreifend Muskelermüdung ein.

Zu den sogenannten Überlastungssyndromen kommt es vielmehr, wenn sich von der übergreifenden Bewegungskette abgekoppelte und daher instabile Gelenke zu viel bewegen. Dann schadet jede Bewegung, und erst recht jede eintönige. Ungewiss ist lediglich, wie schnell der Bewegungsapparat versagt. Früher oder später ereignet sich ein »Unfall«, den wir dann logischerweise der Überlastung ankreiden …

Will man derlei Syndrome heilen, dann muss man die Gelenke stabilisieren und nicht ruhig stellen oder chirurgisch umbauen. Wenn Sie Ihre Schmerzen tatsächlich auf Bewegungsmonotonie zurückführen, dann sollten Sie die speziell für das betreffende Gelenk konzipierten Egoscue-Übungen praktizieren. Das trägt wesentlich zur Stabilisierung des Gelenks bei.

Wenn es darum geht, aus dem Gefängnis unserer eingefahrenen Bewegungen zu entkommen, dann sind die Gelenke von Ellbogen, Handwurzel und Hand wohl die besten Fluchthelfer: Ihre Alarmsignale nimmt kaum jemand auf die leichte Schulter. Während wir über die meisten unserer vielen Gelenke herzlich wenig nachdenken, sind wir uns der Qualitäten unserer Hände, Handgelenke und Ellbogen sehr wohl bewusst. Unser Überleben hängt nicht mehr von den Beinen ab, sondern von den Händen. Unsere Hände führen aus, was Verstand, Vorstellungskraft und Willen uns eingeben. Wir wissen, dass es verhängnisvoll wäre, wenn diese Elite unter den Gelenken ihre Funktionsfähigkeit verlieren würde. Und dieses Wissen gibt mir Hoffnung.

11

Kopf und Nacken: Voll auf der Höhe

Stellen wir uns vor, unser Körper ist ein mehrstöckiges Kaufhaus und wir wollen wissen, was wir wo finden. Dann könnten wir auf der Informationstafel folgendes lesen: »Oberster Stock: Nackenschmerzen, steifes Genick, Benommenheit, Schwindel, Kopfschmerz, Ohrensausen, Kieferklemme und dergleichen.« Nicht gerade einladend, oder? Statt in einem komfortablen Panoramarestaurant die weite Aussicht zu genießen, müssen wir auf den Boden schauen – aus dem winzigen Fenster des Gefängnisses, in das wir, der Bequemlichkeit unserer modernen Wohlstandsgesellschaft zuliebe, den Bewegungsdrang unserer Schultern, Ellbogen, Handgelenke, Hände und damit auch unseres Kopfes und Nackens gezwungen haben.

Trotz ihrer anatomisch überragenden Position und trotz der Faszination, die ausdrucksstarke Gesichter und geniale Gehirne auf uns ausüben, sind Kopf und Hals eher Fußvolk als Anführer. Am Ziel der Entwicklung vom funktionsfähigen zum funktionsgestörten, vom schmerzfreien zum schmerzenden Bewegungsapparat angelangt, können Hals und Nacken quasi als Trittbrettfahrer nicht anders, als den »Kopf hängen« zu lassen.

Weshalb wir die Köpfe hängen lassen

Von der Brustwirbelsäule aufwärts ist die Fähigkeit unseres Bewegungsapparats, Gewicht zu tragen, zunehmend auf ein stabiles Fundament von Knochen, Muskeln und Gelenken angewiesen. Oberhalb der Schultern muss er einen diffizilen Balanceakt vollführen, bei dem ihn die starken Hauptmuskelgruppen und anderen wichtigen Strukturen von Hüften und Rumpf nicht direkt unterstützen. Dies ergibt übrigens durchaus Sinn: Da die Wirbelsäule durch ihre vertikale Ausrichtung der Schwerkraft entgegenwirkt, obliegt der Halsmuskulatur nur noch

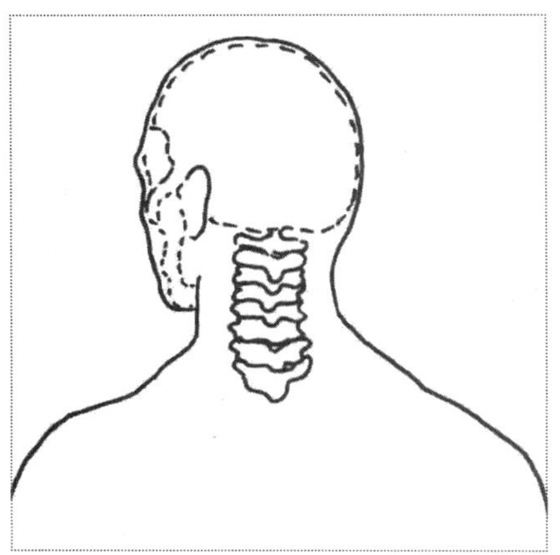

eine vergleichsweise leichte Aufgabe: Sie muss lediglich den Kopf vor und zurück sowie von einer Seite zur anderen bewegen. Das verlangt ihr keine besonders schwere Hebe- und Stützarbeit ab. Normalerweise jedenfalls.

Aber dieser Normalfall ist aufgrund unseres bewegungsarmen modernen Lebensstils keine Selbstverständlichkeit mehr. Nur zu oft verformt sich das elastische S der Wirbelsäule zu einem steifen vorgebeugten C. Dann müssen die Halsmuskeln Schwerstarbeit leisten, damit wir nicht »den Kopf verlieren«. Sobald nämlich der Kopf aus dem senkrechten Lot nach vorn kippt, gerät er in den Sog der Schwerkraft. Und damit hat die Halswirbelsäule, also die aus sieben Halswirbeln gebildete kurze Verbindung von Schultern und Schädelbasis, eine gewichtigere Aufgabe zu erfüllen als alle anderen Teile des Bewegungsapparats. Und das, ohne dafür gerüstet zu sein.

Dies zeitigt, wie bereits erwähnt, unangenehme Folgen: »Nackenschmerzen, steifes Genick, Benommenheit, Schwindel, Kopfschmerz, Ohrensausen, Kieferklemme und dergleichen.« Gleichwohl wird die Bedeutung von Kopf- und Nackenhaltung konsequent unterschätzt. Dabei können genau diese Fehlhaltungen wesentlich zu ernsthaften, ja sogar lebensbedrohlichen Beschwerden beitragen.

Es ist daher höchste Zeit, dass wir uns unseren Kopf genauer ansehen und lernen, seine stumme Sprache zu verstehen. Die Haltung des Kopfes kann tatsächlich Bände sprechen. Häufig genügt meinen Mitarbeitern und mir ein Blick auf Kopf und Nacken, um zu ahnen, weshalb ein Patient in die Klinik kommt. Manchmal legen wir dann das Aufnahmeformular ungelesen zur Seite und fragen zum Beispiel:

»Sind Sie kürzlich schwer gestürzt?«

»Ja, es war vor zwei Monaten …«

Oder: »Leiden Sie unter Kopfschmerzen?«

»Ja, mich befällt alle paar Wochen schwere Migräne.«

Vernünftige Menschen würden unter normalen Bedingungen wohl kaum einen Nagel mit dem Hammergriff einschlagen oder den Bohrer schräg ansetzen. Von Hals und Kopf aber erwarten sie, dass sie die widernatürlichsten Verdrehungen und Neigungswinkel klaglos ertragen. Erstaunlicherweise funktioniert der menschliche Körper tatsächlich unter Bedingungen, die je-

Die goldene Mitte

Funktionsfähige Gelenke finden stets in ihre neutrale Ausgangsposition zurück. Funktionsgestörte Gelenke hingegen verharren in gebeugter, gestreckter oder verdrehter Stellung. Dies stört die biomechanische Harmonie des Körpers, der uns darauf mit Schmerzen aufmerksam macht.

des Werkzeug in kürzester Zeit ruinieren würden. Ohne darüber nachzudenken, strecken, verbiegen und verrenken wir uns nach Kräften, um die Fenster zu putzen, den Ölwechsel am Auto vorzunehmen und die Kerzen auf den Weihnachtsbaum zu stecken. Es sind uns angeborene Fähigkeiten; das Langzeitgedächtnis der Muskeln hat sie gespeichert, damit wir instinktiv auf die Anforderungen unserer Umwelt reagieren können.

Wenn wir den Anforderungen – einfachen wie komplexen, gewohnten wie ungewohnten – in Jahrmillionen erfolgreich gerecht geworden sind, dann weil unser Bewegungsapparat intakt und voll funktionstüchtig war. Heute ist diese Grundvoraussetzung jedoch in Gefahr, wie hängende Köpfe deutlich demonstrieren.

Es ist ein Leichtes, den Kopf zu senken und vorzubeugen, um zum Beispiel unter die Motorhaube eines Autos zu spähen; das liegt im Rahmen unserer natürlichen Bewegungsmöglichkeiten. Behält man aber über Wochen, Monate oder gar Jahre diese Haltung des Kopfes bei, nimmt der Körper das nicht anstandslos hin.

Für ausgefallene Bewegungen betätigt der Körper Mechanismen, die er normalerweise nur selten einsetzt. Je ungewohnter die Bewegung, desto mehr Kreativität muss er entfalten. Nehmen wir einmal an, Sie möchten mit dem Schraubenzieher die Feineinstellung eines Vergaserventils korrigieren. Sie strecken Arm und Schulter vor, bis das Schulterblatt blockiert und das Handgelenk hilft zu stabilisieren. Zugleich schieben Sie den Kopf vor, um besser sehen zu können. Dabei beugt sich die Brustwirbelsäule, wodurch Zwerchfellmuskulatur und Brustraum eingeschnürt werden. Das sorgt für eine flachere Atmung und damit weniger Vibration, die Ihre Präzisionsarbeit behindern könnte. Dank dieser intuitiven Bewegungsabfolge können sich nun an die Arbeit machen.

Darf Ihr Bewegungsapparat allerdings nach getaner Arbeit nicht mehr in eine neutrale Ausgangsposition zurückkehren, wird er es Ihnen irgendwann einmal schwer übel nehmen. Wer in dieser unnatürlichen Haltung dann Koffer schleppt, nach einer Dose Tomaten im obersten Regalfach greift oder den Computer bedient, benutzt das falsche »Werkzeug«: Kopf und Nacken sind vorgebeugt, und diese Haltung wäre nur bei minuziöser Präzisionsarbeit vorübergehend angebracht.

Ihre Fehlhaltung von Kopf und Nacken hat aber wenig damit zu tun, dass Sie eine bestimmte Tätigkeit im Übermaß ausüben. Sie ergibt sich, lange bevor Sie besagtes Vergaserventil einstellen müssen, als Folge einer Fehlstellung von Wirbelsäule und Rumpf. Und sie behindert Sie auf vielfältige Weise bei sämtlichen Arbeiten, den feinen wie den groben. Durch die Funktionsstörung verkehrt sich das einzigartige Improvisationstalent des Bewegungsapparats zum Nachteil, indem es nicht nur bei Sonderaufgaben, sondern auch bei Routinebewegungen zum Einsatz kommt.

Bleiben wir noch bei der Ventileinstellung: Eine entscheidende Rolle spielt bei dieser Szene der Kopf. Der Schädel eines Erwachsenen wiegt circa 5 kg. Nicht besonders viel, meinen Sie? Nun gut, dann versuchen Sie einmal Folgendes: Heben Sie eine 5 kg schwere Hantel oder etwas Ähnliches, und halten Sie sie mit durchgestrecktem Arm gerade über dem Kopf hoch. Sie werden feststellen, dass Ihnen dies nicht sehr schwerfällt. Wenn Sie die Hantel jedoch langsam vor- oder seitwärts absenken, müssen Sie die Muskeln stärker anspannen, und zwar mit jedem Winkelgrad mehr. Genau das muss der Hals tun, wenn der Kopf seine gerade, vertikale Ausrichtung verliert und vornüber sackt.

Bewegungsarmut kann Kopf und Kragen kosten: Eine Krankengeschichte

Ich werde nie vergessen, in welchem Zustand Angela in meine Klinik kam. Kopf und Nacken waren soweit vorgebeugt, dass Angela sie kaum mehr zur Seite drehen konnte. Ebenso wenig konnte sie mit zurückgelegtem Kopf nach oben blicken. Das war aber nicht plötzlich passiert, im Gegenteil: Wie viele unserer Zeitgenossen führte Angela ein Leben im bewegungsarmen »Wohlstandskäfig«. Und ohne, dass es ihr aufgefallen wäre, hatte ihr Körper sich allmählich darin eingerichtet, indem er immer mehr Funktionen aufgab. Anfänglich schien ihr Nacken nur leicht verspannt, wenn sie über die Schulter schauen wollte. Im Verlauf der Jahre aber entwickelte sich eine chronische Steifheit und zuletzt sogar eine fast vollständige Unbeweglichkeit.

Wir verschrieben Angela fürs Erste die »Rückenruhe«. Bei dieser Übung ist es manchmal notwendig, Hals- und Lendenwirbelsäule mit faustdicken Rollen abzustützen. Zu unserer Verblüffung reichten in Angelas Fall unsere zwei dicksten Schaumstoffrollen als Kopfstütze nicht aus: Kopf und Nacken hatten ihre Position um mehr als zehn Zentimeter vorverlagert. Schließlich schafften wir ein Treppchen aus Schaumstoff herbei und siehe da, seine unterste Stufe eignete sich als passende Auflage. Nach etwa 30 Minuten löste die Übung die Spannung im Nacken – was Angelas Körper dermaßen überraschte, dass er mit spastischen Krämpfen reagierte: Hüft- und Rückenmuskulatur wussten nicht mehr, was sie bei einer korrekten Körperhaltung zu tun hatten.

Ganz klar, die Krämpfe, die sich schnell legten, waren eine unangenehme Begleiterscheinung. Aber sie halfen Angela zu verstehen, weshalb man sie ein Jahr zuvor an der Rotatorenmanschette operiert und weshalb sie an chronischen Rücken- und Knieschmerzen gelitten hatte. Heute ist Angela frei von Schmerzen. Und bei ihren regelmäßigen Kontrollterminen in meiner Klinik braucht sie für die »Rückenruhe« nur noch Handtuchrollen statt dicker Schaumstoffblöcke. Überdies kann sie den Kopf jetzt problemlos heben, senken und zur Seite drehen.

Ergonomische Stühle

Ergonomisch geformte Stühle tun, was die Muskeln tun sollten: Sie sorgen dafür, dass sich die Wirbelsäule auf ihre S-Form besinnt. Doch werden die Muskeln durch sie nicht gekräftigt, im Gegenteil. Sobald man aufsteht, nimmt die Wirbelsäule wieder die gewohnte Fehlstellung ein. Darüber hinaus sind diese Stühle meist so unbequem, dass man sie über kurz oder lang ausmustert oder sich in eine Sitzhaltung begibt, die nicht im Sinne des Erfinders ist.

Weshalb uns die Angst im Nacken sitzt

Die Halswirbelsäule bildet die Grundstruktur des Nackens. Sie ist im Prinzip genauso aufgebaut wie Brust- und Lendenwirbelsäule: Ihre Wirbel liegen übereinander, dazwischen Bandscheiben aus elastischem Knorpelmaterial, die Stöße und Druck abfedern. Im Innern dieser Wirbel verlaufen die Nervenstränge des Rückenmarks, das einen Teil des Zentralnervensystems darstellt, durch einen engen, zentralen Wirbelkanal. Im Bereich von Lenden- und Brustwirbelsäule ist dieser Kanal recht geräumig und mit zahlreichen Öffnungen versehen, durch die das Zentralnervensystem sich in jeden Winkel des Rumpfes und der unteren Gliedmaßen verzweigt.

Im Bereich der Halswirbelsäule, die zur Schädelbasis hin immer schmaler wird, ist zwar genügend Platz für das Rückenmark, doch die Beweglichkeit der Wirbel ist beschränkt: Halswirbel sind weniger biegsam und dehnbar als Brust- und Lendenwirbel, auch weil sie weniger Masse und Muskulatur aufweisen.

Der Nacken hat demnach der Kraft des Beckens wenig entgegenzusetzen. Unsere gebeugte Körperhaltung, die in erster Linie auf unsere sitzende Lebensweise zurückzuführen ist, geht vom Becken aus. Sie bewirkt, dass sich die konkave Halswirbelsäule konvex verkrümmt. Dadurch verliert der Kopf seine korrekte vertikale Ausrichtung und damit wiederum die dynamische Unterstützung von Schulter-, Hüft-, Knie- und Sprunggelenken. Die elastisch-solide Wirbelsäule verkommt zu einer fragilen Rute, an der ein 5 kg schwerer Schädel zerrt.

Im Zuge dessen neigen sich die Halswirbel schließlich dauerhaft bis zur äußerst möglichen Grenze nach vorn, was die Bandscheiben extrem belastet. Überanstrengt vom Tragen des Schädels, verhärten sich die Muskeln von Hals und oberem Rücken; fließende Kopfbewegungen fallen zunehmend schwer. Damit liegen allerbeste Voraussetzungen für Steifheit, Schmerzen und Bandscheibenschäden im Nackenbereich vor.

Funktionsgestörte Kinder: Ein Schrecken der Zukunft?

Einfach, effizient und spezialisiert, so hat unser Nacken zu funktionieren – und damit wenig Möglichkeit zum Improvisieren und Kompensieren. Letzteres macht einem voll funktionsfähigen Körper nichts aus: Er kann den Nacken so leicht beugen, strecken und in die neutrale Ausgangsposition zurückbewegen wie alle anderen Gelenke und körperlichen Strukturen.

Ein funktionsgestörter Nacken hingegen muss sich kräftig ins Zeug legen, wenn er sich aufrichten will. Allein um in die neutrale Ausgangsposition zu gelangen, die ihm Streckbewegungen ermöglicht, muss er den Schädel mühevoll anheben. Wird dann der Kopf gebeugt, ergeht es ihm wie Sisyphos in der griechischen Sage: Ohnmächtig muss er zusehen, wie der schwere Brocken wieder zu Tal stürzt. Und wie Sisyphos wird er mit seiner Zwangsarbeit nie fertig, sondern muss für jede Streckbewegung den Kopf aufs Neue auf den Gipfel hieven. Zum Zusammenleben mit hängenden Schultern und Hüften, die in gebeugter Stellung fixiert sind, verurteilt, entscheidet sich der Nacken für das Naheliegendste: Er verharrt gebeugt am Fuß des Abhangs.

Diese Fehlhaltung entwickeln wir in immer jüngeren Jahren. Als Säuglinge bilden wir die Krümmung der Halswirbelsäule aus, indem wir unter anderem lernen, auf dem Bauch liegend den Kopf zu heben und hochzuhalten. Den Kopf im Lot über der Wirbelsäule zu halten und ihn frei bewegen zu können, darin – und nur darin – besteht der Zweck der Krümmung unserer Halswirbelsäule. Die Krümmung der Lendenwirbelsäule wiederum macht es möglich, dass wir auf zwei Beinen stehen und gehen; wir bilden sie als Kleinkinder aus, indem wir herumrollen, strampeln, krabbeln, uns strecken und schließlich aufrichten. Diese beiden Krümmungen sollten uns, so der Wille der Natur, bis ans Ende unseres Lebens erhalten bleiben. Heutzutage jedoch beginnen sie sich schon in früher Jugend zurückzubilden – falls sie überhaupt voll ausbildet worden sind. Und das sollten wir keinesfalls als Bagatelle abtun.

Vor wenigen Jahrzehnten kündeten der vorgestreckte Kopf und die hängenden Schultern eines schlaksigen Teenagers meist bloß von einem heftigen Wachstumsschub. In der Regel holte die Muskulatur den Rückstand bald auf und rückte die Haltung wieder zurecht. Heute jedoch machen Jugendliche ihre Wachstumsschübe vielfach in einer Umgebung durch, die sie nicht zu jener körperlicher Aktivität motiviert, die notwendig ist um die stützenden Funktionen der Haltungsmuskulatur auszubilden. Diese bleibt

Ein einfacher Gesundheits-Schnelltest

Stellen Sie sich und/oder Ihr Kind mit dem Rücken gegen eine Wand. Wenn die Schulterblätter die Wand berühren, tut es dann unwillkürlich auch der Kopf? Oder müssen Sie/Ihr Kind ihn dafür bewusst aufrichten und zurückschieben? Ist dies der Fall, dann ist der Kopf nicht an der Körperlängsachse ausgerichtet, die auf der Mittellinie von Sprung-, Hüft- und Schultergelenken bis hin zum Kopf verlaufen sollte.

Dieser wichtige Indikator hilft unter anderem zu erklären, weshalb Sie schlecht schlafen oder rückwärts einparken können, weshalb Ihnen Treppensteigen, Golfspielen und Schreibtischarbeit zunehmend schwerfallen und weshalb Ihr Kind lieber am Computer spielt, als draußen zu toben. Viele ganz gewöhnliche Dinge beginnen uns Schwierigkeiten zu bereiten, sobald die Kopfhaltung nicht stimmt. Werden Sie also schnell aktiv, wenn Sie bei diesem Test schlecht abschneiden.

unterentwickelt, und der Kopf geht – ohne dass es dafür einen besonderen Grund gäbe – mit auf die Reise nach vorne, und das schon mit 17 und nicht erst mit 70 Jahren.

Wir empfinden hängende Köpfe inzwischen bereits als Normalität, so sehr haben wir uns an ihren Anblick gewöhnt. Sehen Sie sich einmal mit geschärftem Blick auf einem Schulhof um: Ob klein oder groß, dick oder dünn, fast alle Kinder und Jugendlichen weisen Anzeichen von ernst zu nehmenden Funktionsstörungen des Bewegungsapparats auf. »Schlabberkleidung« mag den Körper verhüllen, nicht aber die Haltung des Kopfes. Die Kopfhaltung kann, wie bereits gesagt, Bände sprechen. Ich lese in den geduckten Köpfen unserer Kinder Langeweile, Kummer und Niedergeschlagenheit, Trauer und Schmerz, Wut und Angst – Anzeichen, die uns zu denken geben sollten.

Nach den Erfahrungen, die ich in meiner Klinik ständig machen kann, geben steife und schmerzende Nacken ihre zwanghafte Beugestellung auf, wenn die gewichtstragenden Gelenke und die Haltungsmuskulatur wieder aktiviert werden. Wenn Sie unter Nackensteifigkeit und -schmerzen leiden, dann führen Sie die Übungen des folgenden Sets in der vorgegebenen Reihenfolge aus.

Egoscue-Übungset Nr. 14: Nackensteifigkeit und Nackenschmerzen

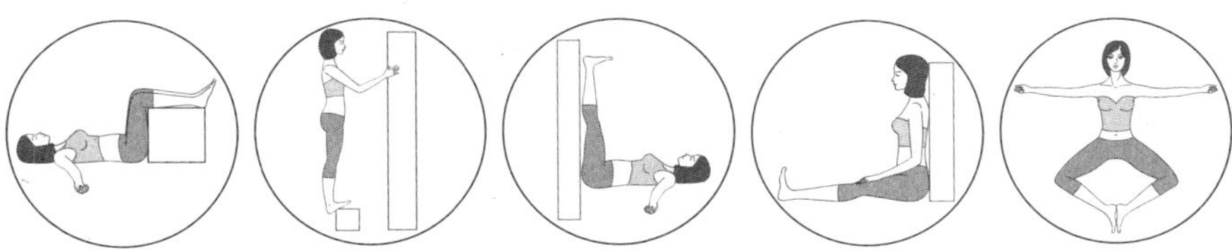

Zeitbedarf der Übungsfolge: 20 Minuten
Übungshäufigkeit: täglich einmal morgens
Gesamtzeitraum: Führen Sie die Übungen täglich aus, bis Sie 48 Stunden lang schmerzfrei sind. Gehen Sie dann zum allgemeinen Konditionsprogramm von Kapitel 13 über.

❶ Rückenruhe

Legen Sie sich auf den Rücken, beide Beine im rechten Winkel über einem Stuhl oder Block. Lassen Sie die Hände, Handflächen nach oben, unterhalb der Schulterlinie auf dem Boden oder Ihrem Bauch ruhen. Lassen Sie den unteren Rücken in den Boden sinken. Atmen Sie mit dem Bauch bzw. Zwerchfell (der Bauch hebt sich beim Ein- und senkt sich beim Ausatmen). Halten Sie die Position **5 Minuten**. Durch das Ruhen auf dem flachen Boden finden Muskeln und andere Körperstrukturen, Kopf und Hals inbegriffen, in ihre neutrale Position zurück.

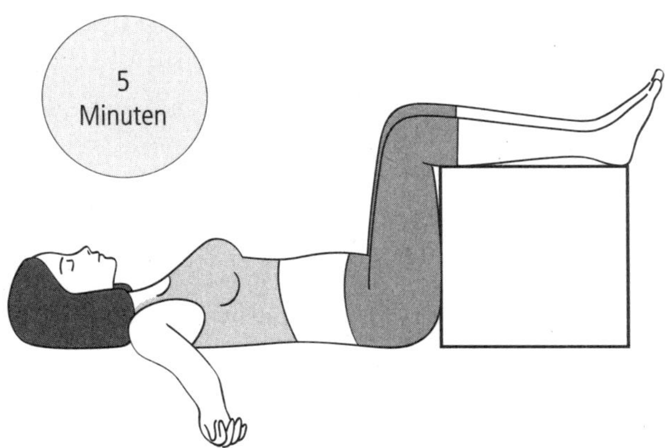

❷ Treppensturz

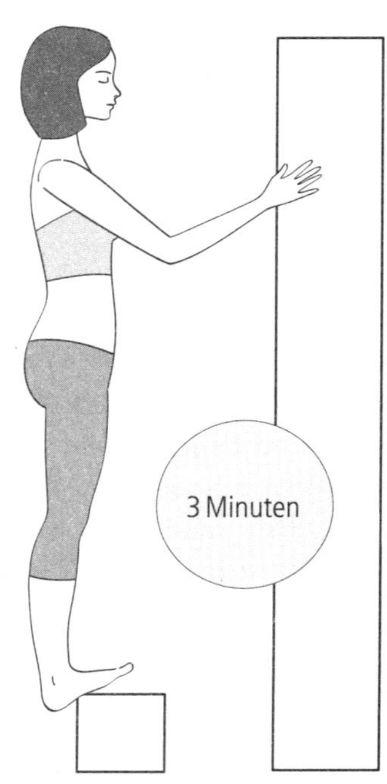

Stellen Sie sich wie zum Hochsteigen auf eine Treppenstufe, Trittleiter oder einen anderen stabilen Absatz, die Füße parallel und hüftbreit auseinander (falls Sie abrutschen, ziehen Sie Schuhe mit Gummisohle an). Halten Sie sich mit einer Hand am Geländer oder einer anderen Stütze fest. Bewegen Sie die Füße vorsichtig so weit zurück, bis die Fersen und schließlich über die Hälfte der Füße in der Luft hängen. Halten Sie die Füße weiterhin parallel geradeaus und hüftbreit auseinander. Spüren Sie, wie Ihr Körpergewicht in die Fersen sinkt und die rückwärtige Beinmuskulatur beansprucht. Beugen Sie nicht die Knie. Halten Sie diese Position **3 Minuten**. Diese Übung stellt bei gleichmäßiger Belastung die senkrechte Ausrichtung der gewichtstragenden Gelenke wieder her.

❸ Wandwinkel

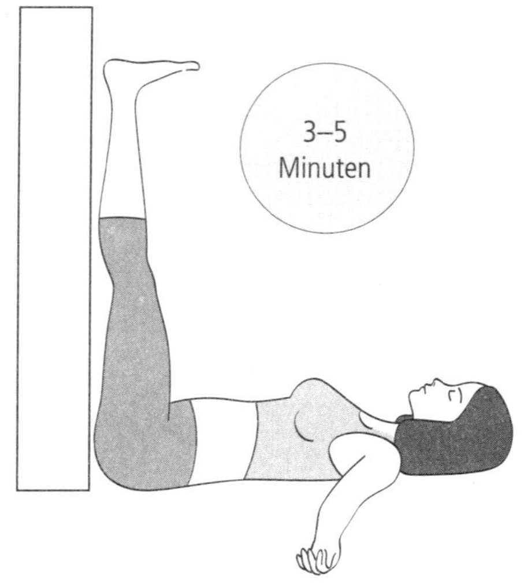

Legen Sie sich auf den Rücken. Lehnen Sie die Beine durchgestreckt in hüftbreitem Abstand gegen die Wand, und spannen Sie die Oberschenkel an. Ziehen Sie Füße und Zehen zu sich heran. Rücken Sie Ihr Gesäß und die Kniekehlen, also die Rückseite der Oberschenkel, möglichst nahe an die

Wand – je näher, desto besser. Konzentrieren Sie sich darauf, den Oberkörper zu entspannen. Bleiben Sie **3–5 Minuten** in dieser Position.
Bei dieser Übung können Sprung-, Knie- und Hüftgelenke miteinander korrespondieren, ohne durch eine Fehlhaltung der Schultern beeinträchtigt zu werden.

❹ Bodensitzen

Setzen Sie sich auf den Boden, den Rücken gegen eine Wand, die Beine gerade ausgestreckt. Ziehen Sie die Schulterblätter zueinander, und verharren Sie in dieser Haltung. Heben Sie die Schultern nicht. Spannen Sie die Oberschenkel an, und ziehen Sie die Fußspitzen heran. Die Arme ruhen entspannt an den Seiten oder auf den Oberschenkeln. Bleiben Sie **3–5 Minuten** sitzen.
Diese Übung trainiert bei ausgelasteten Hüften und Schultern die Funktionen der (nicht oder nur wenig belasteten) Knie- und Sprunggelenke.

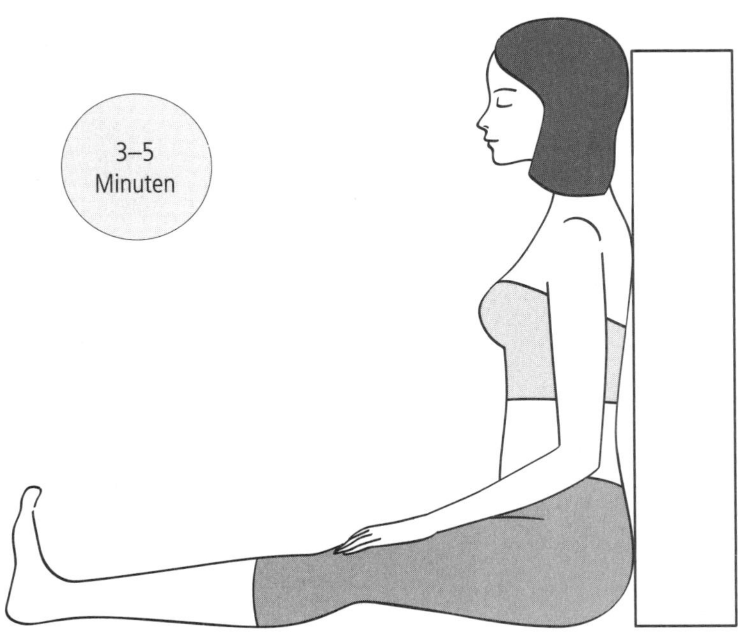

5 Frosch

Legen Sie sich entspannt auf den Rücken. Ziehen Sie die Beine wie ein Frosch an, die Knie nach außen gespreizt. Legen Sie Fußsohle an Fußsohle, und zwar – wichtig! – auf der Mittellinie des Körpers. Der untere Rücken muss nicht flach am Boden aufliegen, doch sollte der Rücken bei der Übung nicht schmerzen. Drücken Sie die Knie nicht mit Gewalt nach unten, sondern bleiben Sie entspannt. Sie werden ein angenehmes Dehnen an den Innenseiten der Oberschenkel und im Leistenbereich spüren. Bleiben Sie **1 Minute** liegen. Diese Übung entspannt die kraftvollen Oberschenkel- und Leistenmuskeln und bringt dadurch das Becken wieder in eine neutrale Stellung, die den Hüftgelenken ein korrektes Beugen und Strecken ermöglicht.

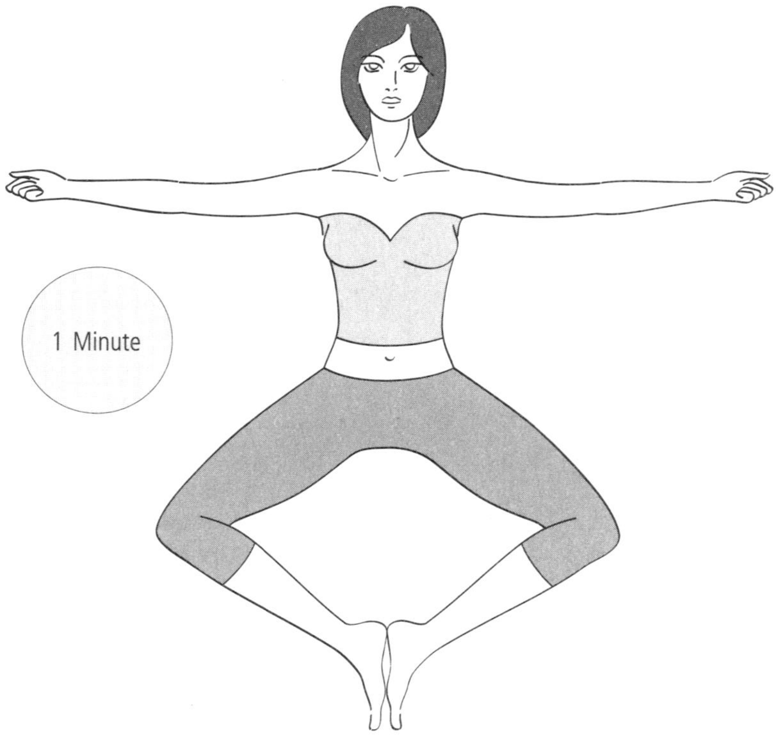

Verletzungen der Halswirbelsäule

Schleudertraumen und Wirbelbrüche als Folge von Auffahrunfällen sind auf dem Vormarsch. Sie werden durch Fehlhaltungen des Kopfes begünstigt. Bei einem zu weit vorgebeugten Kopf kann der Nacken nicht mehr ausreichend flexibel reagieren und Stöße schlecht abfangen. Erfolgt dann ein Schlag von hinten, kann der bereits gebeugte Kopf nach vorn nicht weiter nachgeben; auch eine geschmeidige Ausgleichsbewegung in die Gegenrichtung ist ihm nicht möglich. Ihm bleibt nur noch eines übrig: ein heftiges Zurückschnellen, das durch die Muskeln nicht ausreichend abgebremst wird. Folglich werden die Mechanismen des Nackens empfindlich geschädigt.

Die von der Automobilbranche bei Sicherheitstests eingesetzten Attrappen vermitteln den Eindruck, zu Schleudertraumen käme es dadurch, dass der Kopf bis zur äußersten Grenze nach vorn und dann wieder zurückgeschleudert wird. Das trifft auf Attrappen zu, nicht aber auf den funktionsgestörten Durchschnittsmenschen von heute. Dessen Kopf ist nämlich nur zu oft dauerhaft bis zum äußersten vorgebeugt und kann daher in der Unfallsituation nur noch nach unten ausweichen. In diese Richtung zieht es Schultern, Halswirbel und Muskeln und notgedrungen auch den Kopf. Nach dem Aufprall erledigt das unkontrollierte Zurückschnellen den Rest.

Ein Risiko für Sportler

Bei Sportarten mit viel Körperkontakt, American Football zum Beispiel, nehmen Verletzungen der Halswirbelsäule zu. Denn unter den jungen Leuten, die sich für einen solchen Sport entscheiden, ist immer häufiger die geschilderte vorgeneigte Fehlhaltung von Kopf und Nacken zu beobachten.

Das übliche Muskelaufbautraining im Kraftraum verschärft diese Ausgangssituation: Beim Stemmen von Gewichten werden Kopf und Schultern weit nach vorn und unten gebeugt – und das unzählige Male, ohne dass andere Muskelgruppen für die notwendige Gegensteuerung sorgen. Die derart gestärkte Muskulatur rückt von ihrer ungesunden Position nicht mehr ab, und wenn dann beim Spiel ein Sportler von hinten einen Rempler oder Stoß erhält, kann es zu einer Verletzung der Halswirbelsäule kommen.

Dies gilt es zu berücksichtigen, wenn man Schleudertraumen wirksam behandeln will. Man muss sich vergegenwärtigen, dass Kopf und Nacken in der Regel auch nach dem Unfall ihre Fehlstellung beibehalten und unverdrossen weiter Schmerzen bereiten. Die Behandlung muss also darauf abzielen, den Körper wieder korrekt von Kopf bis Fuß an seiner Längsachse auszurichten und aus seinem bewegungsarmen Wohlstandskäfig zu befreien.

Was Kopfschmerzen uns sagen wollen

Stellen Sie sich vor, Sie wären ein Auto. Ihr Besitzer oder irgendein anderer Verrückter legt die Gänge ein und prescht los. Den Bleifuß auf dem Gaspedal, reißt er Ihr Steuer herum und rast von der Straße in einen Feldweg hinein, brettert über vom Sturm gefällte Bäume, macht mit Ihnen einen Satz über einen Graben, überschlägt sich, und spätestens dann reicht es Ihnen! Nie wieder, sagen Sie sich, und geben den Geist auf.

Von unserem Körper dagegen verlangen wir, dass er all unseren Befehlen nachkommt, ohne zu murren und zu streiken. Seine bewundernswerte Belastbarkeit verleitet uns zu der Annahme, er sei eine »Hochleistungsmaschine« ohne – abgesehen von kurzen Ruhepausen und mehr oder minder regelmäßiger Zufuhr von festem wie flüssigem Kraftstoff – besondere Ansprüche an Bedienung und Wartung. Gewiss, unser Körper hält überraschend viel aus, aber selbst seine Toleranz kennt Grenzen. Dass wir diese überschreiten, wird uns leider oft erst durch den Schmerz bewusst. Allerdings ist es nicht immer einfach, die Signale genau zu entschlüsseln. Worauf will uns unser Körper beispielsweise mit Kopfschmerzen wirklich hinweisen? Auf körperliche Erschöpfung? Auf psychischen Stress? Auf einen Hirntumor oder bloß auf Hunger?

Ich verfahre bei meiner Diagnosestellung folgendermaßen: Beginnend mit den offenkundigsten möglichen Ursachen, schließe ich eine nach der anderen aus und arbeite mich gegebenenfalls so zu den selteneren vor. Dieses einfache, altbewährte Schema scheint aus der Mode zu kommen, seit die Technik es immer einfacher macht, die ausgefallensten Krankheitsursachen zu entdecken. Doch führt uns die raffinierte Hightech-Diagnostik, darunter molekulargenetische Methoden, nie zu den offenkundigsten Ursachen. Viele Patienten, die mit Kopfschmerz und Schwindel in meine Klinik kommen, haben unzählige Untersuchungen hinter sich, auch Computertomographien des Schädels, die ohne konkreten Befund geblieben sind.

Elizabeth zum Beispiel, eine ältere Dame, litt ständig unter leichtem Kopfschmerz, der zeitweise von schweren Migräneanfällen abgelöst wurde. Nach den aufwendigen ergebnislosen Untersuchungen waren die Ärzte zu dem Schluss gelangt, dass Elizabeth sich ihre Schmerzen einbildete.

Bei der Erstuntersuchung fielen mir sogleich Elizabeths vorgeneigte Kopfhaltung und ihre leicht hervorquellende Augen auf. Kopf und Nacken waren gut zehn Zentimeter von ihrer mittigen Ausrichtung an der Körperlängsachse abgerückt. Damit war also der »offenkundigste« Ansatzpunkt einer Behandlung gegeben. Mithilfe der in diesem Kapitel vorgestellten Übungen war Elizabeth bereits nach 90 Minuten schmerzfrei – zum ersten Mal seit drei Jahren. Ihr wurde leicht übel, aber das legte sich schnell. Übelkeit, Schwindel und akute Angstzustände treten übrigens häufig auf, wenn Dauerschmerzen nach langer Zeit plötzlich verschwinden: Es dauert ein wenig, bis man sich wieder an den Zustand der Schmerzfreiheit gewöhnt hat.

Lassen Sie mich am Beispiel von Elizabeth einen weiteren wichtigen Punkt erläutern: Kopfschmerzen sind unter anderem ein typisches Anzeichen von mangelnder Sauerstoffversorgung. Eine inkorrekte, nicht vertikale Ausrichtung des Bewegungsapparats wirkt sich nicht nur auf die vielfältigen biomechanischen Funktionen, sondern auch auf die Atmung und den Blutkreislauf negativ aus. Ist die Brustwirbelsäule vorgebeugt, kann der Zwerchfellmuskel beim Einatmen den Brustraum nur ungenügend vergrößern, wodurch sich das Atemvolumen der Lungen verringert. Sacken überdies, wie bei Elizabeth, die Schultern vor, wird die Brusthöhle eingeschnürt, und die Lungen können noch weniger lebensnotwendigen Sauerstoff tanken.

Dass zwischen Körperhaltung und Gehirnfunktion ein enger Zusammenhang besteht, machen sich die wenigsten Menschen bewusst. Je angeschlagener unser Bewegungsapparat ist, desto weniger wird er seiner Aufgabe als Sauerstoffpumpe gerecht. Eine Fehlhaltung des Kopfes, wie

Unser Körper, eine Sauerstoffpumpe

Das menschliche Gehirn registriert äußerst empfindlich schon geringste Schwankungen der Sauerstoffversorgung. Allgemeines Unwohl- und Wohlbefinden, gehobene und gedrückte Stimmungslagen scheinen nicht unwesentlich davon abzuhängen, wieviel Sauerstoff gerade das Gehirn erreicht. Obwohl wir in einem wahren Meer von Sauerstoff leben, sickert dieser nicht automatisch in unsere Lungen. Unser Körper muss den lebenswichtigen Sauerstoff vielmehr aktiv aufnehmen und durch biomechanische Aktivität verteilen – eine lebenswichtige Aufgabe des Bewegungsapparats, die wir als allzu selbstverständlich erachten.

Elizabeth sie aufwies, beschränkt nicht nur die Leistung von Zwerchfell und Lungen. Sie beeinträchtigt zugleich die Muskeln, die helfen, das mit Sauerstoff gesättigte Blut entlang der Arterien von den Lungen zum Gehirn zu transportieren. In Beugestellung blockiert oder durch Nichtgebrauch kraftlos geworden, können die Muskeln diese lebenswichtige Arbeit nur unbefriedigend ausführen.

Muskeln erfüllen auch die höchst anspruchsvolle Aufgabe, den Lichteinfall auf die Fotorezeptoren der Augen-Netzhaut zu dosieren. Diese Muskeln sind sehr klein und spezialisiert, aber wie alle anderen Muskeln sind sie auf eine ausreichende Sauerstoffversorgung angewiesen. Lässt diese nach, weil das Hämoglobin (der Farbstoff der roten Blutkörperchen) aus biomechanischen Gründen weniger Sauerstoffmoleküle bindet, können die Muskeln das Auge nicht mehr zügig und genau auf veränderte Lichtverhältnisse und Entfernungen einstellen. Und wie alle Muskeln in Not versuchen sie, irgendwie über die Runden zu kommen. Aber je weniger Sauerstoff sie erhalten, desto schlimmer wird das Problem. Dann will der von Migräne Geplagte nur noch eines: eine kühlende Packung auf die Augen und ab ins verdunkelte Schlafzimmer.

Sie und ich wissen es nun besser: Um uns von Migräne und anderen Kopfschmerzen zu befreien, packen wir das Problem beim Schopf, indem wir die Sauerstoffversorgung wieder ankurbeln.

Egoscue-Übungset Nr. 15: Kopfschmerzen

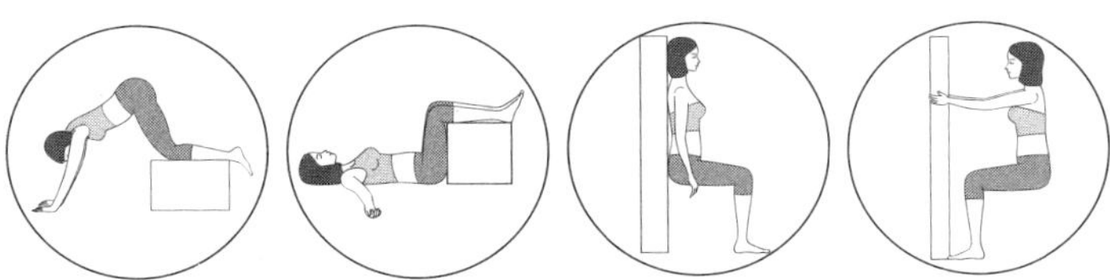

Zeitbedarf der Übungsfolge: 10 Minuten
Übungshäufigkeit: täglich einmal morgens
Gesamtzeitraum: Führen Sie die Übungen täglich aus, bis Sie 48 Stunden lang schmerzfrei sind. Gehen Sie dann zum Konditionsprogramm von Kapitel 13 über.

❶ Pferd

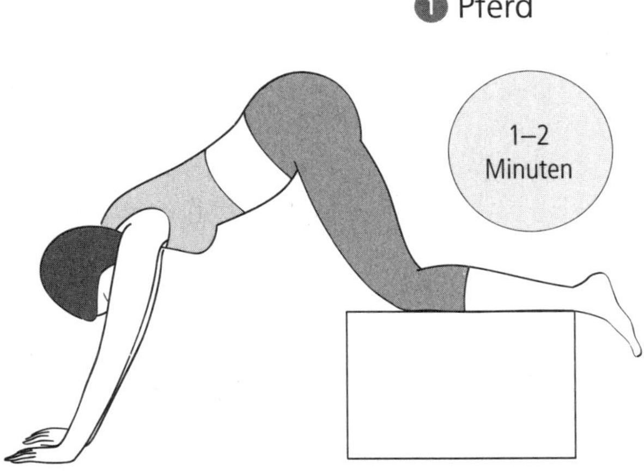

Knien Sie sich auf einen festen Schaumstoffblock oder Stuhl. Beugen Sie den Oberkörper vor, und stützen Sie ihn mit den Armen ab, die Handflächen liegen unterhalb der Schultern flach auf dem Boden. Lassen Sie Kopf und Rücken entspannt bodenwärts sinken, sodass die Schulterblätter einander berühren. Bleiben Sie ganz locker, Ihr Rücken darf merklich durchhängen. Lassen Sie die Ellenbogen durchgestreckt. Wandern Sie mit den Händen ca. 15–20 cm nach vorn, sodass die Hüften nicht mehr senkrecht über den Knien stehen. Halten Sie diese Position **1 Minute**, und verlängern Sie allmählich auf **2 Minuten**.

Diese Übung bringt Schulterblätter und Schultergelenke von ihrer Vorwärtsdrehung ab und damit den Nacken wieder in eine wohltuende aufrechte Streckung.

2 Rückenruhe

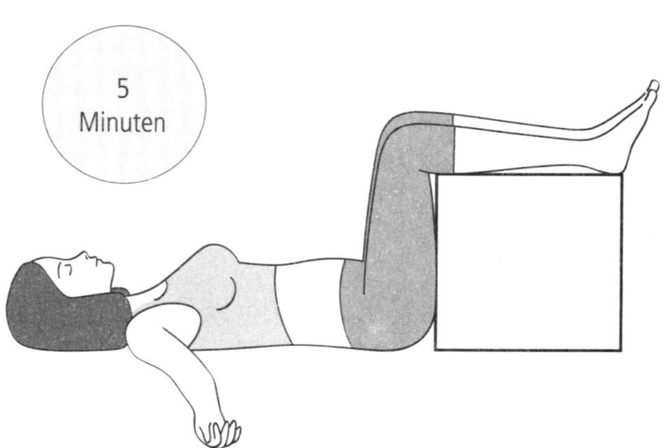

Legen Sie sich auf den Rücken, beide Beine im rechten Winkel über einem Stuhl oder Block. Lassen Sie die Hände, Handflächen nach oben, unterhalb der Schulterlinie auf dem Boden oder Ihrem Bauch ruhen. Lassen Sie den unteren Rücken in den Boden sinken. Atmen Sie mit dem Bauch bzw. Zwerchfell (der Bauch hebt sich beim Ein- und senkt sich beim Ausatmen)! Halten Sie die Position **5 Minuten**.

Eine gebeugte Brustwirbelsäule beengt den Spielraum des Zwerchfellmuskels. Diese Übung behebt die Beugung und schafft damit buchstäblich Raum zum Atmen.

3 Luftbank

Stellen Sie sich mit dem Rücken gegen eine Wand.

Pressen Sie Hüften und Schultern gegen die Wand, rutschen Sie mit den Füßen vor- und mit dem Rücken langsam abwärts in Sitzhaltung. Die Oberschenkel sollten sich im rechten Winkel zum Rumpf befinden und die Knie senkrecht über den Knöcheln stehen, nicht über den Zehen. (Sie dürfen Ihre Zehen nicht mehr sehen.)

Wenn Sie Schmerzen in den Kniescheiben verspüren, rutschen Sie mit dem Rücken einfach wieder etwas höher, um den Druck zu mindern.

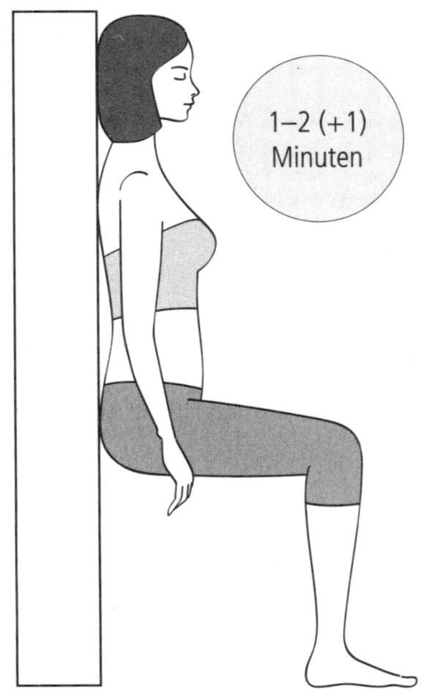

Drücken Sie den unteren und den mittleren Rücken an die Wand; spüren Sie, wie der Quadrizeps, die Muskulatur an der Oberseite der Oberschenkel, arbeitet. Verweilen Sie **1 Minute** in dieser Position, und verlängern Sie allmählich auf **2 Minuten**; gehen Sie danach 1 Minute umher. Bei dieser Übung wirken die Sprung- und Kniegelenke darauf ein, dass Hüften, Schultern, Hals und Kopf wieder in korrekter vertikaler Ausrichtung zusammenarbeiten.

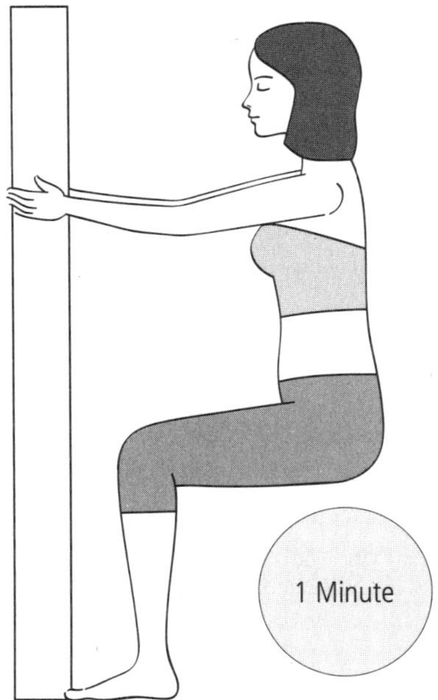

4 Hockdehnung

Halten Sie sich mit gestreckten Armen an einem Türrahmen, Geländer oder einer Stange fest, und gehen Sie in die Hocke, bis Knie und Hüften eine Linie bilden. Biegen Sie den unteren Rücken durch, und halten Sie den Oberkörper gerade. Halten Sie die Position **1 Minute**.
Diese statische Dehnungsübung richtet Kopf, Nacken, Schultern und Rücken an der Körperlängsachse aus, indem sie alle angesprochenen Gelenke und Muskeln korrekt und gleichmäßig belastet.

Wenn die Erde bebt: Schwindel

Gleichgewichtsstörungen? Leichter Schwindel? Alles dreht sich? Auch diese Beschwerden gehen oft genug auf das Konto der Kopfhaltung. Ist der Kopf nach vorn, unten oder zur Seite verschoben, sind es auch Augen, Ohren und Nase.

Unser Orientierungssinn, der unentwegt unsere räumliche Beziehung zur Umwelt definiert, arbeitet eng mit dem Auge und dem Innenohr zusammen. Als visueller Bezugspunkt bietet sich der Horizont (oder ein ähnlicher Anhaltspunkt) an. Denn anders als die Bodenkonturen verändert er sich nicht ständig. Er ist die Konstante, auf die sich das Gehirn verlässt, wenn es den Muskeln signalisiert, wie sie bei jeder Bewegung den Körper ausbalancieren sollen.

Vom Fixpunkt am Horizont ausgehend, bestimmen wir auch, wo oben und unten, rechts und links, vorn und hinten ist. Als Gleichgewichtsorgan dienen uns dabei die Bogengänge des Innenohrs, drei halbkreisförmige Kanäle. Zusammen mit den winzigen, in eine Gallertmasse eintauchenden Sinneshaaren funktionieren die Bogengänge wie die Wasserwaage eines Zimmermanns. Wenn wir uns bewegen, verändert sich auch die Lage unseres Kopfes im Verhältnis zum Horizont und damit die Reizwirkung der Gallertmasse auf die Sinneshärchen. Die Kanäle sind im rechten Winkel zueinander in drei verschiedenen Richtungen angeordnet und können dadurch Bewegungen dreidimensional wahrnehmen.

Ein Schwindeltest

Stellen Sie sich aufrecht hin, und schließen Sie die Augen. Riskieren Sie aber keinen Sturz, sondern suchen Sie rechtzeitig Halt. Halten Sie die Augen geschlossen, bis Sie ins Wanken geraten. Wie lange dauert das? Manche Menschen müssen die Augen schon nach zehn bis zwanzig Sekunden öffnen, sonst würden sie umfallen.
Weshalb? Geöffnete Augen überschütten das Gehirn geradezu mit Informationen und übertrupfen die Impulse der Gleichgewichtsorgane unserer Innenohren. Bei geschlossenen Augen hingegen übernimmt das Innenohr die Führung – und lässt sich prompt von der Kopfhaltung verwirren.

Bei einer Fehlhaltung des Kopfes verlagert sich dessen räumlicher Bezug zum Horizont, ohne dass die Bogengänge des Innenohr dies wissen. Ist der Kopf vorgebeugt, vermuten sie eine Abwärtsbewegung, denn genau das signalisiert ihnen die veränderte Reizung der Sinneshärchen. Und ist der Bewegungsapparat aus seiner beidseitigen Symmetrie geraten, interpretieren sie dies als dauerhafte Schräglage nach rechts oder links. Wenigstens die Augen wissen es besser, denn sie sehen schließlich den Horizont. Selbstsicher übertönen sie die Signale des Innenohrs an das Gehirn. Machen Sie einen Versuch: Neigen Sie den Kopf nach links, während Sie auf ebenem Boden geradeaus gehen. Das ist gar nicht so einfach, denn Ihr Innenohr signalisiert dem Gehirn, dass Sie über nach links abfallendes Gelände gehen. Sie halten zwar die gerade Linie ein, aber nur weil Ihre Augen das Gleichgewichtsorgan des Innenohrs übertrumpfen. Ohne die Unterstützung des Innenohrs kann das Auge jedoch weder den Kopf noch den Körper im Gleichgewicht halten.

Schwindelanfälle treten auf, wenn das Gehirn aus dem Bombardement von widersprüchlichen Signalen aus zwei Lagern sinnvolle Schlüsse ziehen soll. Manchmal ist es schlichtweg überfordert! Hinzu kommt die Erschöpfung, wenn ein falsch ausgerichteter Körper ständig verzweifelt gegen die Schwerkraft ankämpfen muss und immer mehr Mühe hat, das Terrain richtig zu sondieren. Dann erhöht sich die Sturzgefahr, und zwar bei jüngeren genauso wie bei älteren Menschen. Auch wenn wir für unsere Stürze Bananenschalen, gebohnertes Parkett oder rutschige Treppen verantwortlich machen: Einen gesunden Bewegungsapparat werfen derlei Hindernisse nicht aus der Bahn.

Haltungsbedingten Schwindel darf man auf keinen Fall auf die leichte Schulter nehmen. Er lässt sich folgendermaßen erklären: Die optischen Signale der Augen sind mächtig, aber nicht all-mächtig in ihrem Einfluss auf das Körpergleichgewicht. Das Gleichgewichtsorgan im Innenohr registriert permanent die Kopfhaltung. Werden seine Signale von denen der Augen konsequent übertönt, sendet es zunehmend dringliche Meldungen an das Gehirn: »Vorsicht, wir geraten aus der Senkrechten in die Waagerechte. Unbedingt gegensteuern!«

Stellen Sie sich ein Gelee mit Fruchtstückchen vor. Ähnlich wie die Fruchtstückchen verhalten sich die Schwerekörperchen (Otolithen oder »Ohrsteine«) aus Kalziumkarbonat in der Membran unseres Innenohrs. Beim gesunden Menschen schwappen sie in alle Richtungen und bewegen dadurch die Sinneshärchen in den Bogengängen, sodass das Gleichgewichtsorgan Kopfbewegungen akkurat registrieren kann. Gewöhnt sich der Kopf jedoch eine Fehlstellung an, sammeln sich die Ohrsteinchen an einer Stelle und drücken so lange auf die Härchen, bis diese dem Gehirn ihre stärksten Signale übermitteln. Irgendwann kommt der Punkt, an dem das Gleichgewichtsorgan verstummt oder seine Warnung endlich erhört wird. Dann stellt das Gehirn den Körper ruhig, um ernsthaften Verletzungen vorzubeugen: Wir wollen aufstehen – und fallen um.

Kurz bevor ich dieses Kapitel zu schreiben begann, rief mich einer der reichsten und bekanntesten Geschäftsmänner Amerikas an. Er litt seit einiger Zeit an heftigen Schwindelanfällen. Wochenlang hatte er alle erdenklichen Untersuchungen über sich ergehen lassen, war beim Zahnarzt gewesen und sogar beim Psychologen, aber man hatte die Ursache seiner Beschwerden nicht entdecken können. Er selbst glaubte felsenfest an einen Gehirntumor. Ich riet ihm, schleunigst sein Privatflugzeug zu besteigen und in die Klinik zu kommen.

»Wieviel Zeit werden Sie ungefähr brauchen?«, fragte er. Gehirntumor hin oder her, er war ein viel beschäftigter Mann, und Zeit ist ja bekanntlich Geld.

»Ungefähr eine Stunde«, antwortete ich.

»Soll das ein Witz sein? Eine Stunde! Ich war deswegen schon hunderte von Stunden in Behandlung.«

»Eine Stunde.«

Das war ein Irrtum: Bereits nach einer halben Stunde hatten wir dem Manager seinen Kopf »zurechtgerückt« und ihn schwindelfrei gemacht.

Dieses Fallbeispiel soll keinesfalls dazu verleiten, Hinweise auf schwere Innenohr-Erkrankungen und Hirntumore zu missachten. Ich bin allerdings der Meinung, dass infolge der hoch entwickelten modernen Diagnosetechniken die offenkundigsten – und rasch zu beseitigenden – Ursachen viel zu häufig übersehen werden.

Die folgenden vier Übungen helfen bei haltungsbedingtem Schwindel. Vergessen Sie nicht, dass dieses wie alle anderen Übungssets eine Erste-Hilfe-Maßnahme darstellt. Es ersetzt also nicht, will man die Funktionen des gesamten Bewegungsapparats wiederherstellen, das in Kapitel 13 vorgestellte allgemeine Konditionsprogramm.

Egoscue-Übungset Nr. 16: Haltungsbedingte Schwindelanfälle

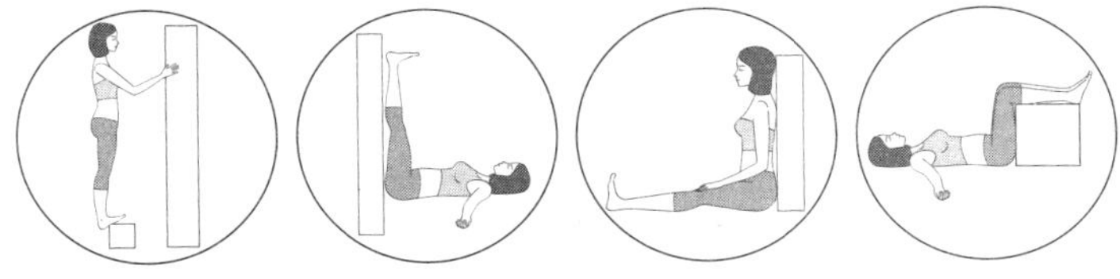

Zeitbedarf der Übungsfolge: 20 Minuten
Übungshäufigkeit: täglich einmal morgens
Gesamtzeitraum: Führen Sie die Übungen täglich aus, bis Sie 48 Stunden lang schmerzfrei sind. Gehen Sie dann zum allgemeinen Konditionsprogramm von Kapitel 13 über.

❶ Treppensturz

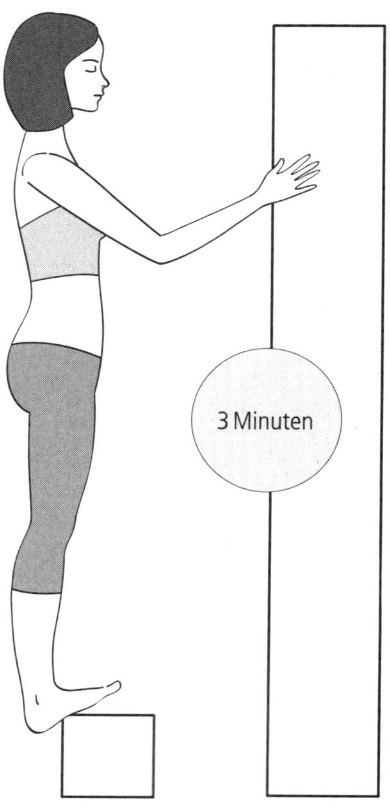

Stellen Sie sich wie zum Hochsteigen auf eine Treppenstufe, Trittleiter oder einen anderen stabilen Absatz, die Füße parallel und hüftbreit auseinander (falls Sie abrutschen, ziehen Sie Schuhe mit Gummisohlen an). Halten Sie sich mit einer Hand am Geländer oder einer anderen Stütze fest.

Bewegen Sie die Füße vorsichtig so weit zurück, bis die Fersen und schließlich über die Hälfte der Füße in der Luft hängen. Halten Sie die Füße weiterhin parallel geradeaus und hüftbreit auseinander. Spüren Sie, wie Ihr Körpergewicht in die Fersen sinkt und die rückwärtige Beinmuskulatur beansprucht. Beugen Sie nicht die Knie. Halten Sie diese Position **3 Minuten**.

Sie werden spüren, wie Ihr Kopf nach hinten und wieder in eine gerade senkrechte Linie mit den gewichtstragenden Gelenken gerückt wird.

2 Wandwinkel

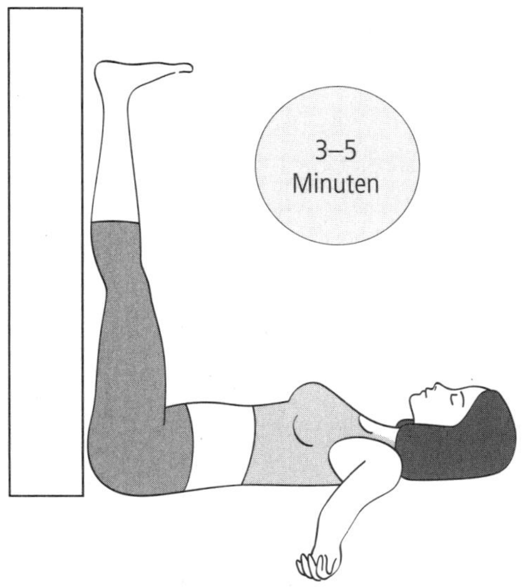

Legen Sie sich auf den Rücken. Lehnen Sie die Beine durchgestreckt in hüftbreitem Abstand gegen die Wand, und spannen Sie die Oberschenkel an. Winkeln Sie Füße und Zehen an. Rücken Sie Gesäß und Kniesehnen, die Rückseite der Oberschenkel also, möglichst nahe an die Wand – je näher, desto besser. Konzentrieren Sie sich darauf, den Oberkörper zu entspannen. Bleiben Sie **3–5 Minuten** in dieser Position.

3 Bodensitzen

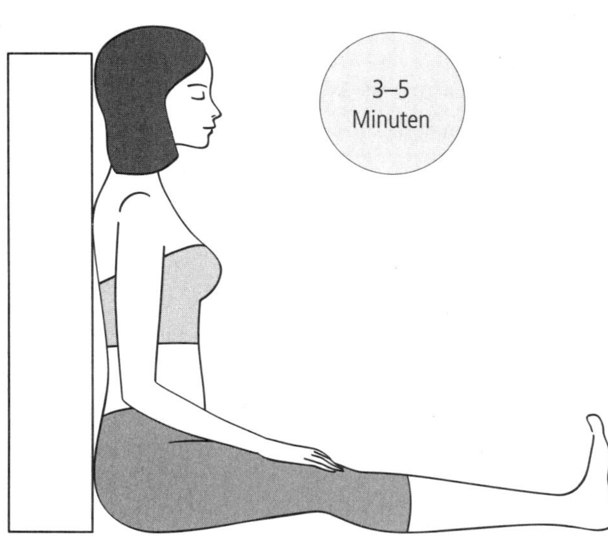

Setzen Sie sich auf den Boden, den Rücken gegen eine Wand, die Beine gerade ausgestreckt. Ziehen Sie die Schulterblätter zueinander, und verharren Sie in dieser Haltung. Heben Sie nicht die Schultern. Spannen Sie die Oberschenkel an, und ziehen Sie die Fußspitzen heran. Die Arme ruhen entspannt an den Seite oder auf den Oberschenkeln. Bleiben Sie **3–5 Minuten** sitzen.

Diese Übung sorgt für eine gleichmäßige vertikale Ausrichtung und Auslastung von Hüften und Schultern.

❹ Rückenruhe

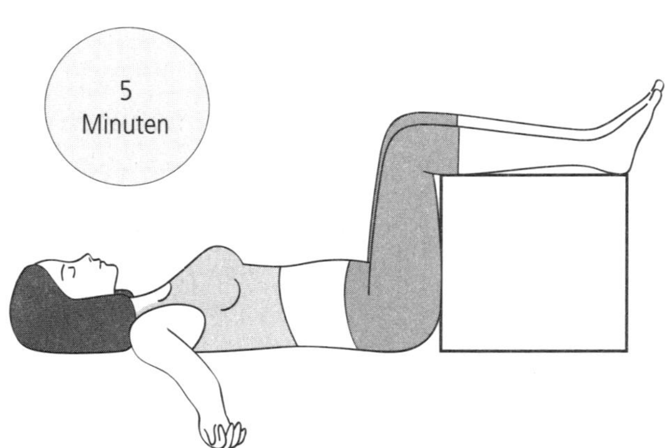

Legen Sie sich auf den Rücken, beide Beine im rechten Winkel über einem Stuhl oder Block. Lassen Sie die Hände, Handflächen nach oben, unterhalb der Schulterlinie auf dem Boden oder Ihrem Bauch ruhen. Lassen Sie den unteren Rücken in den Boden sinken. Atmen Sie mit dem Bauch bzw. Zwerchfell (der Bauch hebt sich beim Ein- und senkt sich beim Ausatmen). Halten Sie die Position **5 Minuten**.

Durch das Ruhigstellen der Hüften behebt diese Übung allein mithilfe der Schwerkraft die gebeugte Haltung von Schultern, Kopf und Nacken.

Tipp für Allergiker

Die Nasennebenhöhlen bedienen sich bei ihrem »Hausputz« der Schwerkraft. Eine schlechte vertikale Körperausrichtung stört den Sekretabfluss. Dieser Stau löst sich, wenn der Kopf wieder seinen ordentlichen Posten bezieht. Halten Sie sich an das Übungsset Nr. 16 gegen Schwindelanfälle.

Tinnitus und weitere »Fälle« für Übungsset Nr. 16

Mit Kopfschmerzen, Gleichgewichtsstörungen und Schwindel geht oft Ohrensausen oder Ohrenklingen (Tinnitus) einher. Dieses zermürbende Ohrgeräusch ist gleichsam ein Alarmsignal, mit dem Ihnen das Gleichgewichtsorgan im Innenohr mitteilt, dass ihm Ihre Kopfhaltung missfällt. Wenn Sie darunter leiden, sollten Sie Ihre Kopfhaltung korrigieren und das gegen Schwindel gerichtete Übungsset Nr. 16 auf Ihr Tagesprogramm setzen.

Viele meiner Klinikpatienten wollen lediglich ein Leiden loswerden, entdecken aber im Verlauf der Behandlung die ganzheitliche Wirkungsweise unserer Übungen. Ein Kopfschmerzpatient beispielsweise hatte zeitlebens als »Elefant im Porzellanladen« par excellence gegolten. Nie und nimmer hätte er geglaubt, dass mit den Kopfschmerzen auch seine Tollpatschigkeit verschwinden würde.

Wenn jeder Bissen zur Qual wird: Kieferklemme

Diese Funktionsstörung der Kiefergelenke macht sich zunächst lediglich durch Knacken und Knirschen unangenehm bemerkbar. Im fortgeschrittenen Stadium kann der Betroffene nur unter großen Schmerzen den Mund öffnen: Dann werden jedes Wort und jeder Bissen zur Qual.

Die Kiefergelenke verbinden den kräftigen Unterkieferknochen mit dem Schädel. Daher hängt ihr Funktionieren auch von der Kopfhaltung ab. Ist der Kopf ständig vorgebeugt, müssen Nacken und Oberkörper zu seiner Unterstützung muskuläre »Hilfsarbeiter« anheuern; in Frage kommen dafür die Muskeln, die eigentlich den Mund öffnen und schließen sollten.

Damit Ihnen das Sprechen und das Kauen gleichermaßen leicht und schmerzfrei gelingt, folgen nun Egoscue-Übungen für Kiefergelenke mit Funktionsstörungen. Diese Übungsserie ist etwas länger, da an Ihren Beschwerden mehrere Muskelgruppen beteiligt sind. Bitte halten Sie auch hier die vorgegebene Reihenfolge ein.

Egoscue-Übungsset Nr. 17: Funktionsstörungen der Kiefergelenke

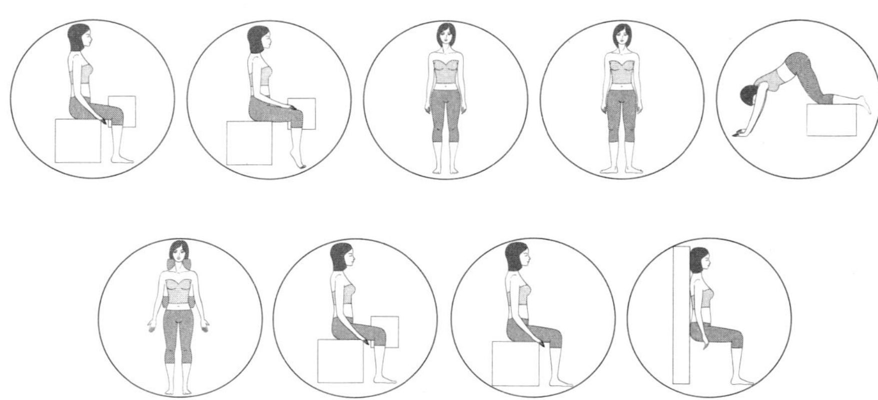

Zeitbedarf der Übungsfolge: 15 Minuten

Übungshäufigkeit: täglich einmal morgens

Gesamtzeitraum: Führen Sie die Übungen täglich aus, bis Sie 48 Stunden lang schmerzfrei sind. Gehen Sie dann zum allgemeinen Konditionsprogramm von Kapitel 13 über.

❶ Kissenpressen im Sitzen

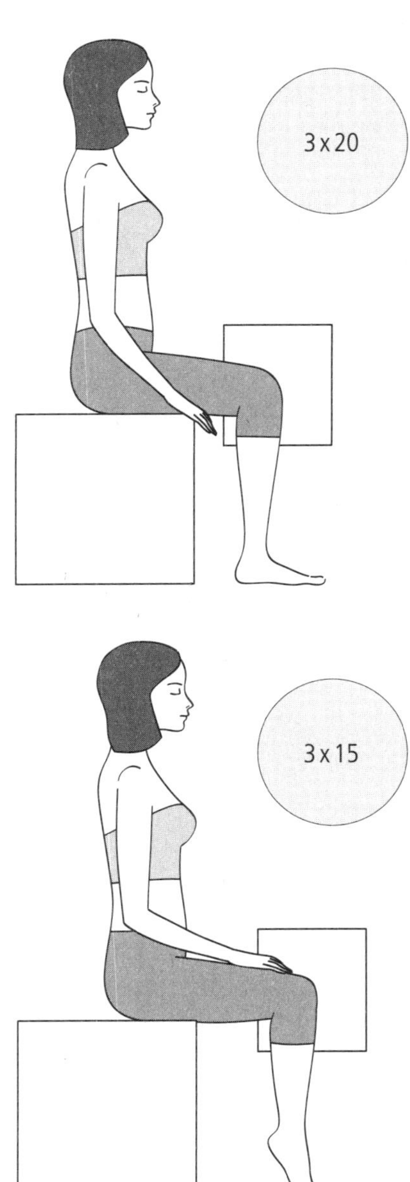

Setzen Sie sich auf die Kante eines Stuhls oder einer Bank. Drücken Sie Ihr Kreuz durch, indem Sie die Hüftgelenke nach vorn schieben. Schieben Sie die Schultern zurück. Achten Sie darauf, dass Knie und Füße an den Hüften ausgerichtet sind. Entspannen Sie die Bauchmuskeln; lassen Sie sie »hängen«. Stecken Sie ein Kissen (falls es zu flach ist, gefaltet) oder einen Schaumstoffblock zwischen die Knie. Pressen Sie es mit den Innenseiten der Oberschenkel sanft zusammen, und lassen Sie wieder locker. Halten Sie die Füße parallel. Lassen Sie den Bauch und den oberen Rücken unbeteiligt. Machen Sie – mit jeweils kurzer Pause – **3 Durchgänge à 20 Wiederholungen**. Diese Übung stärkt die Ad- und Abduktoren (»Hinführer« und »Abspreizer«) der Hüften.

❷ Fersenheben

Setzen Sie sich auf die Kante eines Stuhls oder einer Bank. Drücken Sie Ihr Kreuz durch, indem Sie die Hüftgelenke nach vorn schieben. Stecken Sie ein Kissen oder einen flachen Schaumstoffblock zwischen die Knie.
Heben Sie beide Fersen gleichzeitig vom Boden. Halten Sie die Zehen stets

auf dem Boden und geradeaus. Stoßen Sie sich beim Heben der Fersen nicht mit den Fußspitzen ab, sondern setzen Sie die Beugemuskeln der Hüften ein. Stellen Sie sich vor, Ihre Zehen würden auf rohen Eiern stehen. Heben und senken Sie die Fersen **15-mal**, und führen Sie dies insgesamt **3-mal** aus. Diese Übung stärkt die Streckmuskulatur der Beine.

❸ Gesäßmuskeltraining 1

Stellen Sie sich aufrecht hin, die Beine hüftbreit auseinander, die Füße parallel und gerade nach vorn ausgerichtet. Die Arme hängen locker herab. Kneifen Sie die Pobacken zusammen; aktivieren Sie nur die Gesäßmuskeln, nicht die von Oberschenkeln und Bauch. Tun Sie dies **15-mal**. Machen Sie diese Übung **3-mal**, abwechselnd mit Übung Nr. 4.

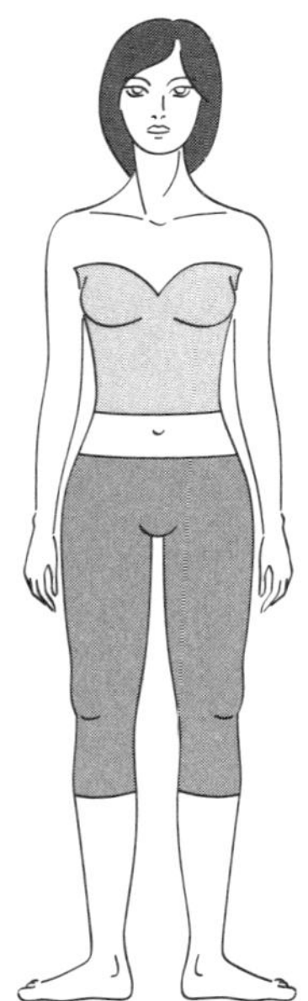

❹ Gesäßmuskeltraining 2

Pressen Sie auch hier **15-mal** die Pobacken zusammen, aber mit auswärtsgedrehten Fußspitzen. Machen Sie diese Übung **3-mal**, abwechselnd mit Übung Nr. 3.

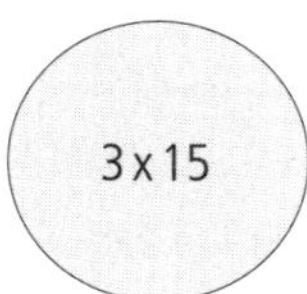

5 Pferd

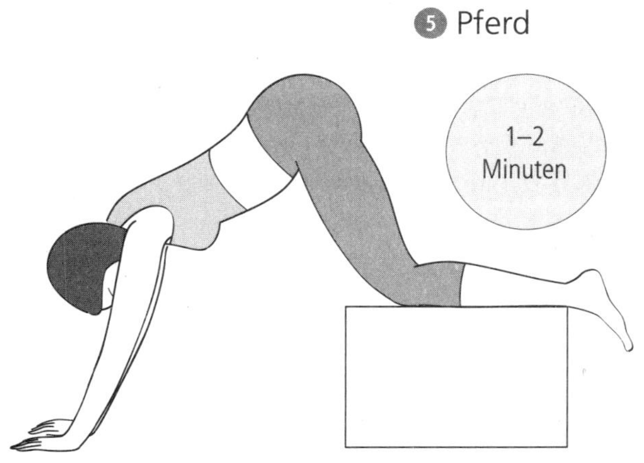

Knien Sie sich auf einen festen Schaumstoffblock oder Stuhl. Beugen Sie den Oberkörper vor, und stützen Sie ihn mit den Armen ab, die Handflächen liegen unterhalb der Schultern flach auf dem Boden. Lassen Sie Kopf und Rücken entspannt bodenwärts sinken, sodass die Schulterblätter einander berühren. Bleiben Sie ganz locker, Ihr Rücken darf merklich durchhängen. Lassen Sie die Ellenbogen durchgestreckt. Wandern Sie mit den Händen ca. 15–20 cm nach vorn, sodass die Hüften nicht mehr senkrecht über den Knien stehen. Halten Sie die Position **1 Minute**, und verlängern Sie allmählich auf **2 Minuten**. Diese Übung lockert Schultern und Nacken.

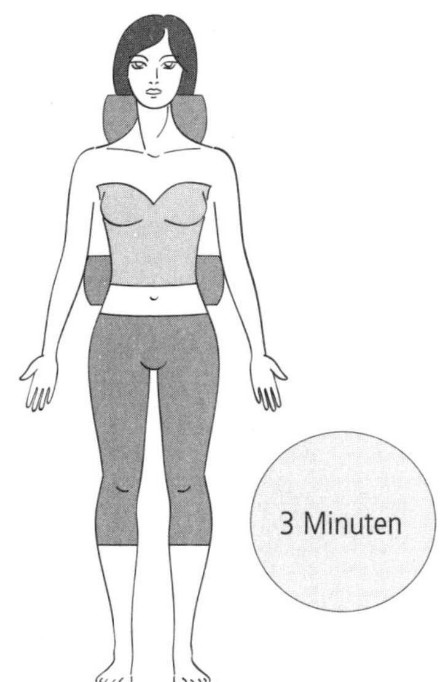

6 Wandstand

Rollen Sie zwei Handtücher zusammen. Stellen Sie sich mit dem Rücken gegen eine Wand, die Füße schulterbreit auseinander und geradeaus gerichtet. Legen Sie je eine Handtuchrolle in den Nacken und in die Wölbung der Lendenwirbelsäule. Halten Sie diese Stellung **3 Minuten**.

Wegen der Rollen muss der Kopf seine Fehlhaltung aufgeben und sich wieder gerade in die Körperlängsachse einreihen.

7 Kissenpressen im Sitzen

Die Adduktoren Ihrer Hüften sind dabei, sich wieder auf die schiefe Bahn zu begeben. Das darf nicht sein! Führen Sie also nochmals die erste Übung dieses Sets aus, diesmal mit **3 Durchgängen à 10 Wiederholungen**.

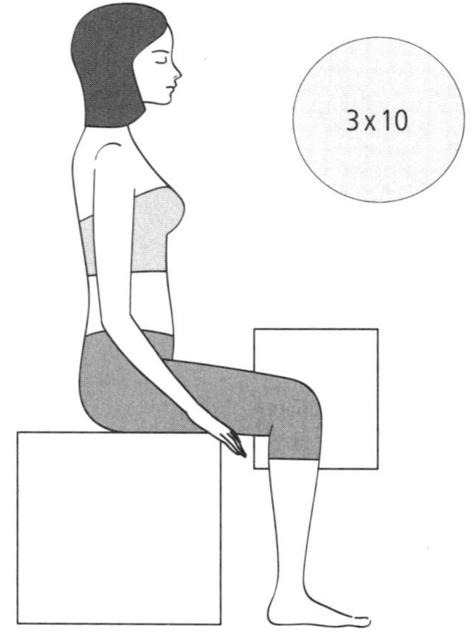

8 Schulterblattpressen

Nehmen Sie auf der Vorderkante einer Bank oder eines Stuhls Platz. Sitzen Sie gerade, mit vorgekipptem Becken, durchgestrecktem Rücken, aufrechtem Kopf und zurückgezogenen Schultern. Schieben Sie langsam und gleichmäßig die Schulterblätter zueinander, und lassen Sie dann locker. Führen Sie diese Bewegung **10-mal** aus.
Diese Übung lockert die Schulterblätter und belebt ihre Muskulatur.

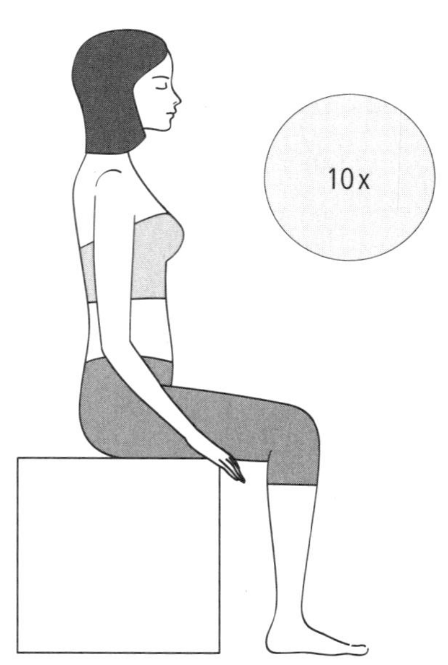

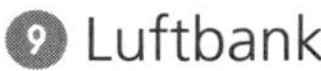

Luftbank

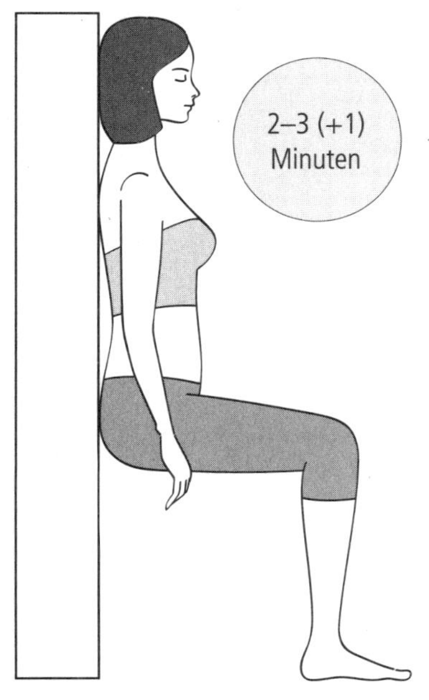

Stellen Sie sich mit dem Rücken gegen eine Wand. Pressen Sie Hüften und Schultern gegen die Wand, rutschen Sie mit den Füßen vor- und mit dem Rücken langsam abwärts in Sitzhaltung. Die Oberschenkel sollten sich im rechten Winkel zum Rumpf befinden und die Knie senkrecht über den Knöcheln stehen, nicht über den Zehen. (Sie dürfen Ihre Zehen nicht mehr sehen.) Wenn Sie Schmerzen in den Kniescheiben verspüren, rutschen Sie mit dem Rücken wieder etwas höher. Drücken Sie den unteren und den mittleren Rücken gegen die Wand. Halten Sie die Position zunächst **2 Minuten**, steigern Sie sich allmählich auf **3 Minuten**; gehen Sie danach 1 Minute umher. Diese Übung fügt alle Teile des Körperpuzzles wieder richtig zusammen.

Nun, da wir gemeinsam sämtliche Stockwerke unseres Bewegungsapparats erkundet haben, bleibt mir nur noch eines übrig: zu hoffen, dass Sie jetzt genau wissen, wo Sie stehen – und wie Sie es tun.

12

Bewegung ohne Reue: Wege zum Sport ohne Schmerz

Wenn wir uns trotz Funktionsstörungen sportlich betätigen, dann bezahlen wir dafür mit Schmerzen. Doch diesen Preis ist es uns wert. Ich will nicht dafür plädieren, ohne Rücksicht auf Schmerzen Sport zu treiben. Aber ich halte Verzicht für die im Regelfall wesentlich schlechtere Lösung. Besser ist es, körperlich aktiv zu bleiben und gleichzeitig zu versuchen, die Ursachen der Schmerzen zu beseitigen. In diesem Kapitel will ich Ihnen aufzeigen, wie Sie sich ohne Schmerz sportlich betätigen können.

Ob Profis, Leistungs- oder Freizeitsportler, viel zu oft hören sie, ihre großen und kleinen Wehwehchen seien ein Hinweis darauf, endlich etwas »kürzer zu treten«. Genauso gut könnte man einem Verdurstenden in der Wüste empfehlen, weniger Wasser zu trinken. Mangel an Bewegung schadet unserer Gesundheit. Es ist absurd zu behaupten, weniger Bewegung sei heilsam.

Wir bewegen uns normalerweise schon so wenig, dass jede weitere Einschränkung unsere körperliche Leistungsfähigkeit ernsthaft gefährdet. Kleine Veränderungen, die bei stabiler Gesundheit folgenlos bleiben, können bei einem angeschlagenen Organismus schwer ins Gewicht fallen.

Unsere moderne Welt bietet uns nur noch zirka 30 Prozent (oder sogar weniger) der Bewegungsanreize, die für den gesunden Erhalt unseres Bewegungsapparats nötig wären; da käme eine weitere Verringerung um 5 bis 10 Prozent beinahe einem Todesurteil gleich. Für genaue Angaben fehlen Untersuchungen, aber ich schätze, dass wir uns um 65 bis 70 Prozent weniger bewegen als unsere Urgroßeltern. Allein die Zeit, die Männer, Frauen und Kinder heutzutage regungslos vor dem Fernseher und im Auto verbringen, sorgt für einen gewaltigen Bewegungsmangel.

Wenn uns also der moderne Alltag dank seiner »Annehmlichkeiten« gefährlich träge macht, dann müssen wir uns überlegen, wie wir dem Mangel an der so lebenswichtigen Bewegung abhelfen können. Und da das Berufsleben uns immer weniger körperliche Schwerstarbeit abverlangt, bietet sich die Freizeit als Feld für körperliche Ertüchtigung an: Sport und Bewegung nur zum Vergnügen. Doch leider ist dieses Vergnügen nicht immer ungetrübt.

Vor- und Nachteile des Sports: Zum Beispiel Golf

Golf boomt – aus zwei Gründen: Erstens weil immer mehr Menschen etwas gegen ihren Bewegungs- und Sauerstoffmangel unternehmen, zweitens weil ihnen Golfspielen als nicht allzu anstrengend erscheint. Doch nur das erste Argument trifft zu, denn Golf fordert den Körper durchaus.

Gerade vom Golf macht man sich nur zu leicht ein falsches Bild. Dieser Sport vermittelt den Eindruck von ländlicher Beschaulichkeit und eleganter Clubatmosphäre und scheint ideal für diejenigen, die sich nicht anstrengen wollen, außer Form sind oder Verletzungen vermeiden möchten, die andere Sportarten ihnen »zugefügt« haben. Im Gegenteil: Golf verlangt ein gutes Gleichgewichtsgefühl, Ausdauer, Konzentrations- und motorisches Koordinationsvermögen. Ohne bringt man es zu nichts und läuft Gefahr, sich zu verletzen.

Vor 30 bis 40 Jahren noch hatte die einschlägige Golfliteratur wenig über Verletzungen und darüber, wie ihnen vorzubeugen ist, zu berichten. Heute dagegen hört und liest man regelmäßig davon. Dies lässt sich auf das ausgeprägtere Gesundheitsbewusstsein zurückführen und darauf, dass sich Golf vom Elite- zum Volkssport entwickelt hat. Aber nur zum Teil! Denn in der Tat klagen mehr Spieler denn je über Beschwerden und Schmerzen, die sie dem Golfsport zuschreiben. Selbst die leidenschaftlichsten jungen Golfer, die noch nie einen Anflug von Schmerzen verspürt haben, glauben, Golf sei schlecht für den Rücken.

Als der Profigolfer Tiger Woods Schlagzeilen zu machen begann, fragten mich Journalisten, wie lange es meiner Meinung nach wohl dauern würde, bis der für seinen starken Schlag bekannte junge Mann seinen Rücken ruiniert hätte. Ich vermute, dass Tiger Woods tatsächlich eines Tages Rücken- oder Schulterprobleme bekommen wird. Und man wird den Golfsport dafür verantwortlich machen. Dabei stellt dieser Sport nicht die Ursache dar, sondern lediglich eine von mehreren möglichen Rahmenbedingungen.

Seine gute Form verdankt Tiger Woods, wie die meisten Golfspieler, mehr noch als dem Training seiner Lebensweise. Freilich wurde er von seinem Vater auf den Golfplatz geschickt, während andere Kinder vor dem Fernseher hockten. Doch er ist nicht auf einem anderen Planeten aufgewachsen: Auch er hat Stunden um Stunden sitzend verbracht, vor Bildschirmen, in Autos und in Klassenzimmern. Wie den meisten seiner Altersgenossen mangelte es ihm im Alltag an ausgleichender und umfassender Bewegung. Die Bewegungen, die er auf dem Golfplatz beim Üben der Grundschläge wieder und wieder ausführte, vermochten die Funktionsdefizite seines Bewegungsapparats nicht auszugleichen. Die asymmetrische Haltung von Tiger Woods' Schultern – die rechte ist vorgeschoben und niedriger als die linke – weist darauf hin, dass die Muskulatur Ersatz- und Improvisationsarbeit leisten muss. Wenn er den Golfball schlägt, nutzt Tiger Woods die Muskeln und Gelenke der rechten, nicht aber der linken Körperhälfte. Genau dadurch erzielt er seine sportliche Höchstleistung.

Und genau dieselben trainierten und gestärkten Muskeln müssen solch niedere Tätigkeiten verrichten wie das Anziehen der Golfjacke, Binden der Schnürsenkel und Schreiben von Autogrammen. Auch daran sind die Muskeln und Gelenke der linken Körperseite beteiligt. Nichts im Umfeld des Stars, weder auf dem Golfplatz noch andernorts, regt ihre Aktivität an. Es ist dieses permanente Ungleichgewicht, und nicht das Schlagen des Golfballs, das Schmerzen verursachen wird, wenn Tiger Woods sich nicht die Form von Bewegung verschafft, die gezielt diese Mängel seiner Lebensführung ausgleicht.

Auch Stars sind bloß Menschen

In dieser Hinsicht teilt Tiger Woods das Schicksal normalsterblicher Freizeitgolfer, die nur am Wochenende den Schläger schwingen. Fast alle, die sich für den Golfsport entscheiden, leiden an irgendwelchen Funktionsstörungen, vor allem wenn sie bisher »gefährlichere« Sportarten ausgeübt haben; ihre speziellen Leiden treten früher oder später auf jeden Fall auf, egal ob jemals ein Golfschläger im Spiel war oder nicht. Ungeachtet dessen kreiden wir Beschwerden zunehmend bestimmten Sportarten an. Damit liegen wir aber voll daneben, zumal Sport vielfach dafür sorgt, dass unsere Funktionsstörungen sich erst Wochen, Monate oder sogar Jahre später unangenehm bemerkbar machen.

Bei unserer vom Sitzen geprägten Lebensweise ist jede Art von Bewegung besser als gar keine Bewegung. Körperliche Aktivität stimuliert unseren Bewegungsapparat, trainiert Herz und Kreislauf. Ihr konsequentes Einschränken und Vermeiden löst eine Kette von Funktionsstörungen aus, die letztlich in die Gebrechlichkeit führen. Der positive Effekt jedweden Sports, auch der sogenannten Risikosportarten, liegt darin, dass er biomechanische Schlüsselfunktionen in Gang hält und so den Körper kräftigt. Er lässt sehr rasch nach, wenn man eine »schonendere« Sportart aufnimmt oder gar völlig auf den Sport verzichtet.

Weniger ist mehr – dieser Satz gilt nicht für Bewegung! Denn je weniger Sie sich bewegen, desto unbeweglicher werden Sie. Aus diesem Teufelskreis führt nur eines heraus: mehr Bewegung!

Gelenke wollen belastet werden

All unsere Gelenke sind darauf ausgelegt, belastet zu werden und Stoßkräfte auszuhalten. Die Schwerkraft wirkt selbst im Schlaf auf unseren Bewegungsapparat ein. Beim Gehen, Laufen und Springen kann sich die Belastung auf ein Vielfaches des Körpergewichts steigern. Aber das macht einem funktionstüchtigen Gelenk nichts aus. Seine Mechanik, darunter die Muskeln, sind robust genug, es mit dieser Herausforderung aufzunehmen.

Den acht gewichtstragenden Gelenken stehen bei ihren Bewegungen sowohl Haupt- als auch stabilisierende Mitspielermuskeln bei. Im Zuge von Fehlausrichtungen aber werden muskuläre und andere Gelenkmechanismen beeinträchtigt. Dann können die Nebenmuskeln zum Beispiel »ihr« Gelenk nicht mehr ausreichend stabilisieren, und jede Belastung trifft das instabile Gelenk wie aus heiterem Himmel. Die Stabilisatoren legen aber nicht komplett ihre Arbeit nieder: Sie bleiben aktiv und geben ihr Bestes – solange Belastung und Stoßkräfte auf die Gelenke einwirken. Letzteres ist ein wichtiger Grund dafür, dass »wenig belastende« Sportarten und Sportgeräte die Funktionstüchtigkeit des Bewegungsapparats und die Gesundheit im Allgemeinen untergraben.

Kürzlich stieß ich auf ein Heimtrainingsgerät. Es war eine Kombination aus Fahrrad-, Lauf- und Skiapparatur, die den Benutzer mittels einer komplizierten Rahmenkonstruktion und Stelzengriffen förmlich in der Luft schweben ließ. »Ihre Füße berühren nie den Boden«, verkündete die Werbung. Doch Geräte, die wie dieses jederlei Stoßbelastung ausschalten und so versuchen, »angegriffene« Gelenke zu »schonen«, richten letztlich noch größeren Schaden an. Sie lassen die Gelenke Bewegungen ausführen, aber ohne den Beistand der stabilisierenden Muskeln.

Denn je geringer die Stoßbelastung, desto weniger werden die stabilisierenden Muskeln in Anspruch genommen – und desto instabiler wird das Gelenk. Indem derartige Maschinen auf so unnatürliche Weise den Bewegungsspielraum instabiler Gelenke erhöhen, stärken sie die Hauptmuskeln auf Kosten der stabilisierenden Nebenmuskeln. Dieses »Aufbau«-Training geht von irrealen Anforderungen aus, von einer Kunstwelt, in der Gelenke keiner Stoß-, Druck- und Zugkraft ausgesetzt sind und daher getrost instabil sein dürfen – wie in einem Sarg.

Instabile Gelenke ziehen Leistungsminderung und Schmerzen nach sich. Dies wird immer geschehen, egal welcher Sportart oder anderen körperlichen Betätigung Sie nachgehen. Wenn Sie zum Beispiel Ihre Joggingschuhe gegen ein Fahrrad eintauschen, ändert sich lediglich die Art der Beanspruchung Ihrer instabilen Gelenkmechanismen. Womöglich werden dadurch Symptome verschleiert oder Schmerzen verzögert, nicht aber die verborgenen Funktionsstörungen und ihre schädigende Wirkung beseitigt.

Golf und Tennis sind erstklassige Beispiele dafür, dass zunehmend Geräte sportliche Leistungen bestimmen. Ihren technisch ausgeklügelten Golf-

Fatales Ausweichmanöver

Früher wurden Sportarten und Hobbys unter dem Aspekt von Neigung und Begabung ausgewählt. Heute hängt unsere Entscheidung zunehmend davon ab, ob wir sie trotz unserer Funktionsstörungen ausüben können. Das aber forciert genau jene Prozesse, die den chronischen Schmerz verursachen, den wir durch die gewählte Betätigung eigentlich vermeiden möchten.

und Tennisschlägern verdanken die Spieler, dass sie Bälle so hart und genau schlagen können, wie man es vor zehn Jahren noch kaum für möglich gehalten hätte. Noch nie war es so leicht, einen mörderischen Aufschlag über das Netz zu donnern oder einen Golfball kerzengerade den Fairway hinunter zu schlagen.

Dass die Bälle schneller, weiter und treffsicherer fliegen, hat immer weniger mit den sportlichen Fähigkeiten zu tun – und schon gar nichts mit der steigenden Zahl der für Tennis und Golf vermeintlich typischen Verletzungen. Im Gegenteil: Spieler können heute bei immer weniger körperlicher Funktionstüchtigkeit immer höhere Leistungen erbringen. Möglich machen das die raffinierten Schläger, ohne die Schmerzen viel früher auftreten würden. Die erhöhte Verletzungsgefahr ist sowohl beim Tennis als auch beim Golf einzig und allein der Tatsache zuzuschreiben, dass in den modernen Industriegesellschaften Funktionsstörungen des Bewegungsapparats geradezu epidemisch zunehmen. Zahlreiche »Unfälle« sind vorprogrammiert. Sie sind, um an den an früherer Stelle eingeführten Begriff zu erinnern, symptomatische Ereignisse, die sich überall zutragen können, nicht nur auf Golf- und Tennisplätzen.

Übungen gegen sportarttypische Schmerzsymptome

Im Folgenden finden Sie eine Auswahl beliebter Sportarten, versehen mit einem Hinweis auf ihre typischen Problembereiche und jeweils einem Übungsset gegen die Schmerzsymptome, die während oder nach dem Ausüben dieser Sportart auftreten können. Wenn Sie bereits unter Schmerzen leiden, sollten Sie das Übungsset vor und nach dem Sport durchführen: So bringen Sie die Gelenke vor dem Sport in eine gesunde neutrale Position und nach dem Training wieder in diese zurück.

Egoscue-Übungsset Nr. 18: Golf

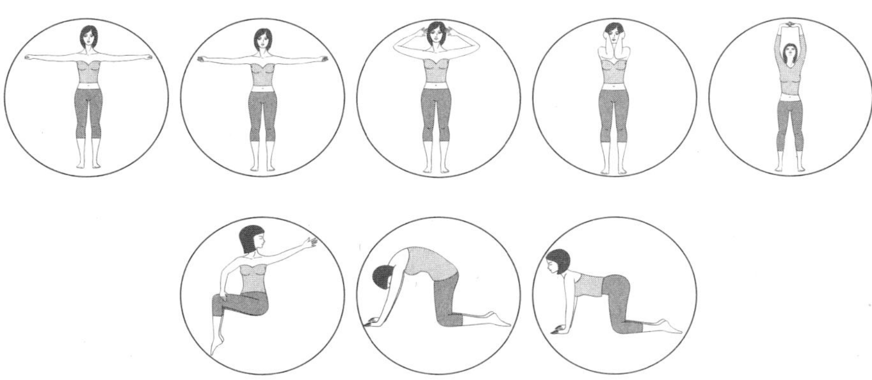

Zeitbedarf der Übungsfolge: 15 Minuten
Übungshäufigkeit: einmal morgens sowie vor und nach dem Sport
Gesamtzeitraum: Führen Sie die Übungen so lange durch, bis Sie 48 Stunden schmerzfrei sind. Gehen Sie dann zum allgemeinen Konditionsprogramm von Kapitel 13 über, wobei Sie dieses Übungsset auch später noch gelegentlich vor und nach dem Sport ausführen können.

Es tut mir geradezu weh zu sehen, wie sich Männer und Frauen mit steifer Schulter-, Nacken- und Kopfhaltung verrenken, um den Golfball vom Abschlag in die Luft zu schlagen. Ein funktionsgestörter Bewegungsapparat ist beim Golfspiel von Kopf bis Fuß mit Kompensationsbewegungen beschäftigt. Viele Golfer leiden unter Schmerzen in den Knien, im Kreuz, in den Ellbogen und Schultern. Die folgenden Übungen tragen dazu bei, diese Symptome zu mildern.

❶ Armkreisel 1

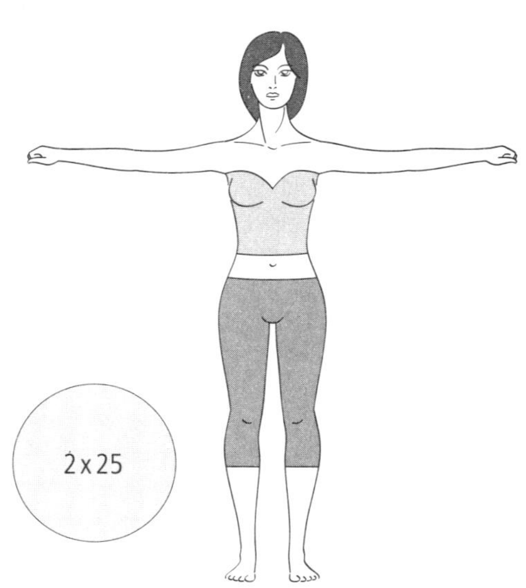

Stellen Sie sich aufrecht hin, den Kopf erhoben, die Füße leicht gegrätscht und parallel. Lassen Sie die Arme seitlich hängen, und machen Sie mit beiden Händen den Golfgriff, die Finger geschlossen, Knöchel gebeugt und Daumen ausgestreckt.

Heben Sie die durchgestreckten Arme seitlich bis in Schulterhöhe an, die Handflächen nach unten, die Daumen zeigen nach vorn. Zieht es eine Schulter vor- oder aufwärts, senken Sie die Schultern, bis beide auf einer Höhe bleiben. Schieben Sie nun die Schulterblätter leicht zueinander, und beschreiben Sie mit den Armen Vorwärtskreise (also in Zeigerichtung der Daumen) von etwa 15 cm Durchmesser. Kreisen Sie **25-mal**.

❷ Armkreisel 2

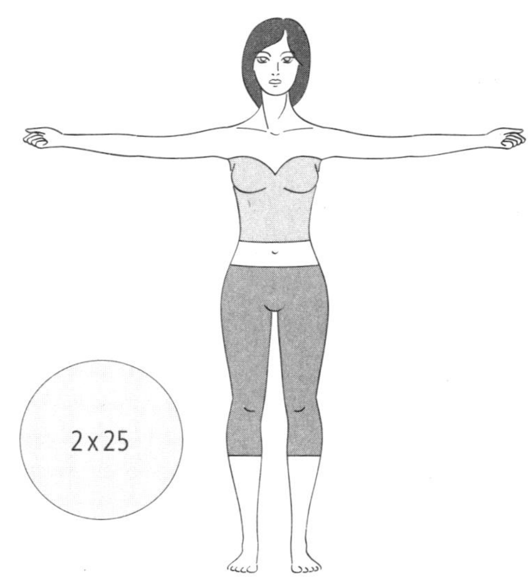

Wenden Sie die Handflächen nach oben, und beschreiben Sie mit nach hinten weisenden Daumen 25 Rückwärtskreise. Machen Sie abwechselnd mit Übung Nr. 1 insgesamt **2 Durchgänge**.

Diese Übung stärkt die Muskeln des oberen Rückens, die bei der Kugelgelenkfunktion der Schultern beteiligt sind.

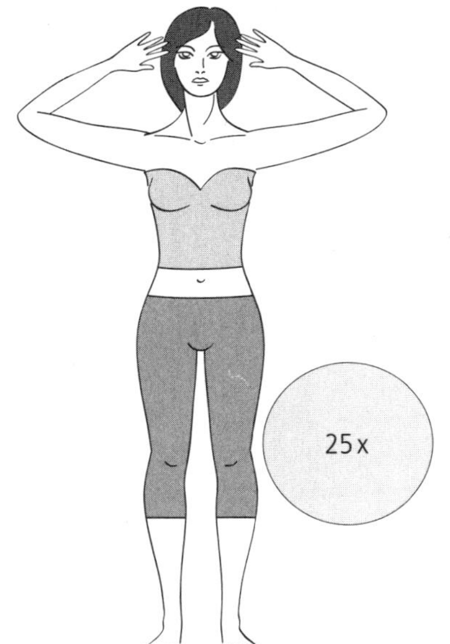

❸ Ellbogenspange 1

Führen Sie die Hände so zum Kopf, dass die Handflächen von Ihnen fortweisen und die Rückseiten der Mittelglieder der leicht gekrümmten Zeige- und Mittelfinger in Ohrhöhe auf den Schläfen aufliegen. Die Daumen zeigen horizontal nach innen. Ziehen Sie die Ellbogen gleichmäßig und auf Schulterhöhe nach hinten. Schließen Sie jetzt Übung Nr. 4 an.

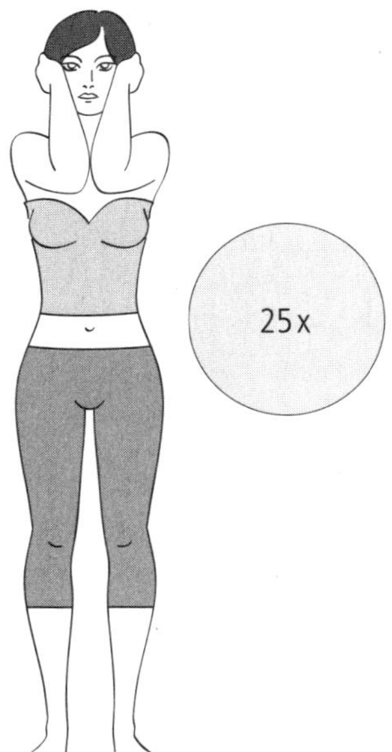

❹ Ellbogenspange 2

Klappen Sie aus der Ausgangsposition von Übung Nr. 3 die Ellbogen langsam nach vorn, bis sie sich berühren. Lassen Sie die Finger an den Schläfen, die Daumen gestreckt und den Kopf aufrecht. Bewegt sich der Kopf vor und zurück, dann stellen Sie sich gegen eine Wand und atmen ruhig tief durch. Wiederholen Sie die Bewegung im Wechsel mit Übung Nr. 3 **25-mal**.
Diese Übung erinnert die Schultergelenke an ihre Drehfunktion.

5 Armrecken

Stellen Sie sich gerade hin, die Füße parallel hüftbreit gegrätscht. Verschränken Sie die Finger, und recken Sie die durchgestreckten Arme über den Kopf. Drehen Sie die Handflächen zur Decke, Ihr Blick geht zu den Händen. Achten Sie darauf, dass die Arme eine senkrechte gerade Linie mit den Schultern und dem übrigen Körper bilden. Halten Sie die Position **1 Minute**.
Diese Übung rückt alle gewichtstragenden Gelenke an ihren richtigen Platz und bezieht die Halswirbelsäule mit ein.

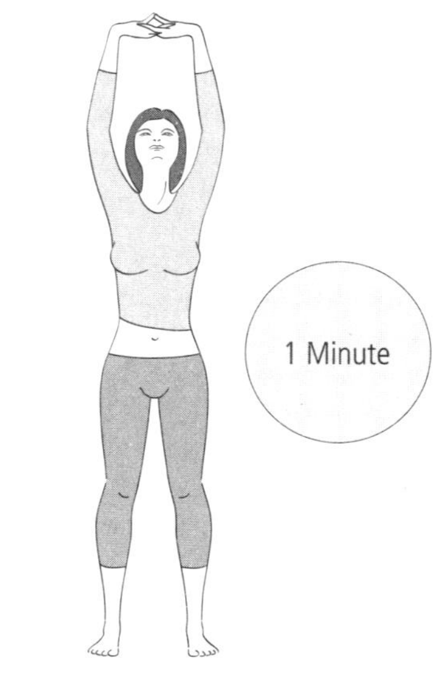

1 Minute

6 Rumpfdrehen im Liegen

Legen Sie sich auf die Seite. Ziehen Sie beide Beine so an, dass Unter- und Oberschenkel, Oberschenkel und Oberkörper rechte Winkel bilden. Legen Sie die gestreckten Arme, Handflächen zusammen, parallel zu den Oberschenkeln in Schulterhöhe auf einer Seite auf dem Boden ab. Heben Sie nun den oberen Arm langsam an, und senken Sie ihn dann, die Handfläche nach oben, hinter sich auf dem Boden ab; drehen Sie den Kopf mit, bis Ihr Blick gerade zur Decke gerichtet ist. Entspannen Sie sich, und atmen Sie tief durch; falls nötig, können Sie dabei nach einer bequemen Schulterposition suchen.

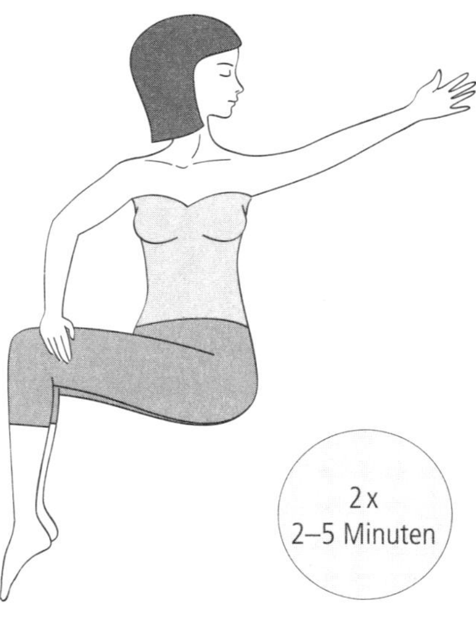

2 x
2–5 Minuten

Spüren Sie, wie die Schwerkraft den Arm von den Fingerspitzen bis zur Schulter zu Boden zieht.

Achten Sie darauf, dass die Knie zusammenbleiben; Sie können sie, wie in der Abbildung gezeigt, mit der freien Hand festhalten. Haben sich die Schultern gleichmäßig abgesenkt (dies kann einige Minuten dauern und gelingt womöglich erst nach mehrmaligem Üben vollständig), heben Sie den ausgestreckten Arm und bringen ihn, während Sie ausatmen, zurück in die Ausgangslage. Wechseln Sie die Seite, und wiederholen Sie die Übung. Diese Übung tut Schultern und Armen wohl, indem sie sie auf eine Ebene bringt.

7 Hund und Katze 1

Begeben Sie sich in den Vierfüßlerstand. Die Knie sollten mit den Hüften, die Handgelenke mit den Schultern eine Senkrechte bilden. Halten Sie die Unterschenkel parallel und auf einer Linie mit den Hüften. Achten Sie darauf, dass Ihr Gewicht gleichmäßig verteilt ist. Machen Sie nun einen Katzenbuckel: Wölben Sie, während Sie den Kopf einziehen, den Rücken sanft vom Gesäß bis zum Hals rund nach oben.

Schließen Sie jetzt die Übung Nr. 8 an.

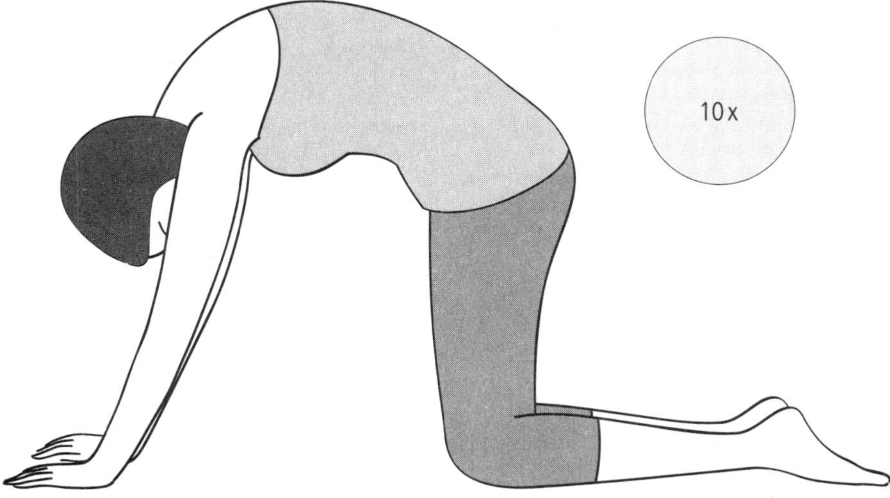

8 Hund und Katze 2

Drücken Sie aus der Position »Hund und Katze 1« Übung Nr. 7 den Rücken langsam zum Hohlkreuz durch, und heben Sie wie ein wachsamer Hund den Kopf. Spielen Sie 10-mal Katze und Hund, allerdings nicht im abrupten Wechsel, sondern im fließenden Übergang. Diese Übung sorgt für koordinierte Beuge- und Streckbewegungen von Hüften, Wirbelsäule, Schultern und Hals.

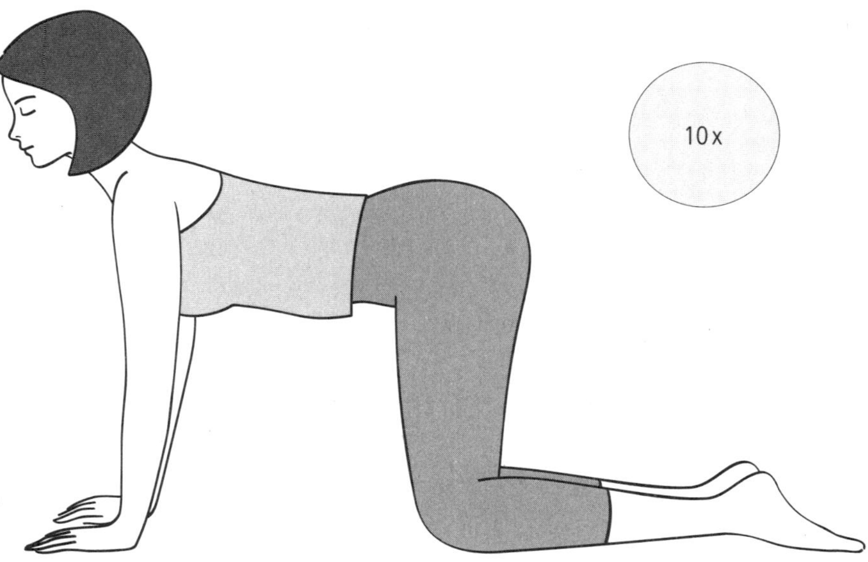

Egoscue-Übungsset Nr. 19: Handball, Tennis und ähnliche Sportarten

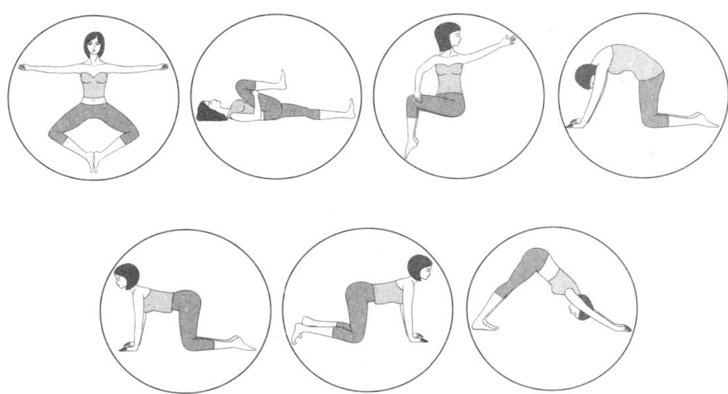

Zeitbedarf der Übungsfolge: 15 Minuten
Übungshäufigkeit: einmal morgens sowie vor und nach dem Sport
Gesamtzeitraum: Führen Sie die Übungen so lange durch, bis Sie 48 Stunden schmerzfrei sind. Gehen Sie dann zum allgemeinen Konditionsprogramm von Kapitel 13 über, wobei Sie auch später dieses Übungsset gelegentlich vor und nach dem Sport ausführen können.

Tennis, der andere mit Schlägern ausgeübte Sport, und Handball gelten als besonders belastend für Handgelenke, Ellbogen und Schultern. Das stimmt so nicht: Diese Sportarten bringen lediglich Funktionsstörungen ans Tageslicht, die irgendwann auch ohne sie – bei der Haus- oder Büroarbeit – auftreten würden. Die folgenden Übungen packen die Ursachen von Schmerzen in Handgelenk, Ellbogen und Schultern an der Wurzel.

❶ Frosch

Legen Sie sich entspannt auf den Rücken. Ziehen Sie die Beine wie ein Frosch an, die Knie sind nach außen gespreizt. Legen Sie Fußsohle an Fußsohle, und zwar – wichtig! – auf der Mittellinie des Körpers. Der untere Rücken muss nicht flach am Boden aufliegen, doch sollte der Rücken bei der Übung nicht schmerzen.

Drücken Sie die Knie nicht mit Gewalt nach unten, sondern bleiben Sie entspannt. Sie werden ein angenehmes Dehnen an den Innenseiten der Oberschenkel und im Leistenbereich spüren. Bleiben Sie **1 Minute** liegen.

Diese Übung rückt die Hüften in eine neutrale, symmetrische Position.

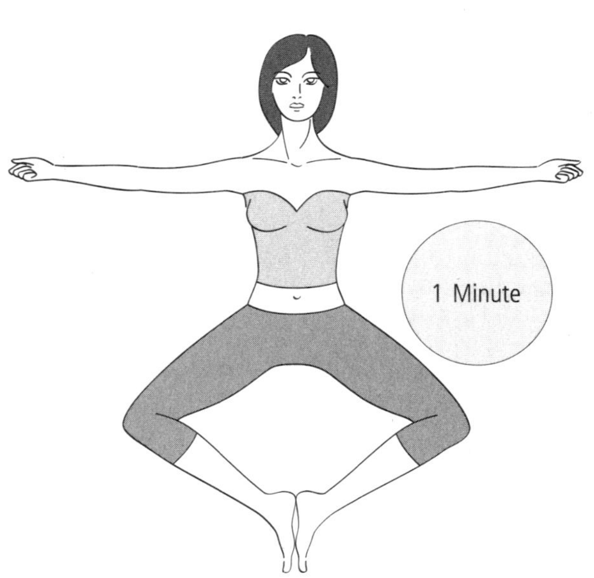

❷ Fußkreisel und Fußpaddel

Legen Sie sich für die Fußkreisel auf den Rücken. Strecken Sie ein Bein flach auf dem Boden aus, und winkeln Sie das andere zur Brust hin an. Verschränken Sie die Hände unter dem angewinkelten Knie, und drehen Sie den Fuß **20-mal** im Uhrzeigersinn. Das andere Bein bleibt dabei flach am Boden liegen, wobei die Zehen spitz nach oben zur Decke zeigen. Kreiseln Sie anschließend **20-mal** in die entgegengesetzte Richtung. Wiederholen Sie die Übung mit dem anderen Fuß. Achten Sie unbedingt darauf, dass die Bewegung nicht aus dem Knie, sondern ausschließlich aus dem Sprunggelenk kommt. Steigern

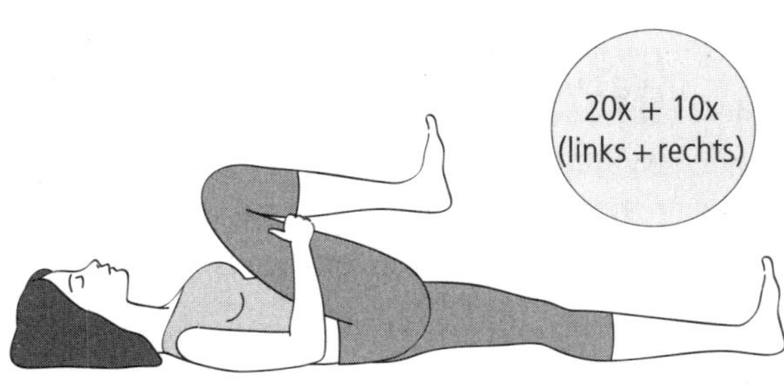

Sie sich allmählich auf je 40 Kreisel. Bleiben Sie für das »Paddeln« wie gehabt auf dem Rücken liegen, ein Bein ausgestreckt, das andere angewinkelt. Ziehen Sie die Zehen des angewinkelten Beins nach oben in Richtung Schienbein, und strecken Sie sie dann wie eine Ballerina spitz nach vorn aus. Wiederholen Sie diese Bewegung auf jeder Seite **10-mal**, später allmählich **20-mal**.

Diese Übung ermuntert Füße, Sprunggelenke und Wadenmuskeln, sich beim Gehen an das Abrollschema Ferse-Ballen-Zehen zu halten.

3 Rumpfdrehen im Liegen

Legen Sie sich auf die Seite. Ziehen Sie beide Beine so an, dass Unter- und Oberschenkel, Oberschenkel und Oberkörper rechte Winkel bilden. Legen Sie die gestreckten Arme, Handflächen zusammen, parallel zu den Oberschenkeln in Schulterhöhe auf einer Seite auf dem Boden ab. Heben Sie den oberen Arm langsam an, und senken Sie ihn, die Handfläche nach oben gekehrt, hinter sich auf dem Boden ab; drehen Sie den Kopf mit, bis Ihr Blick gerade zur Decke gerichtet ist. Entspannen Sie sich, und atmen Sie tief durch; falls nötig, können Sie dabei nach einer bequemen Schulterposition suchen. Spüren

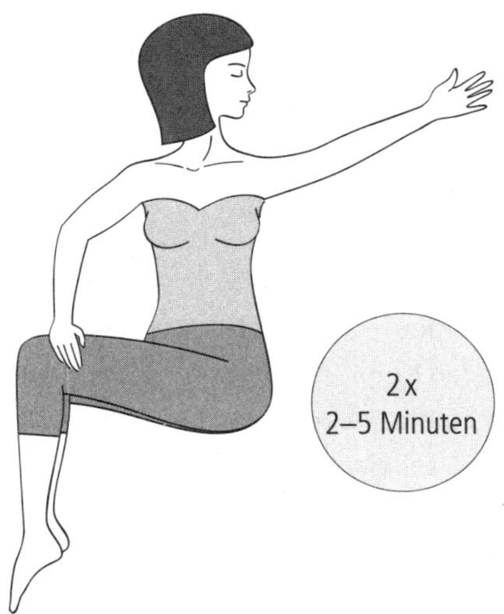

Sie, wie die Schwerkraft den Arm von den Fingerspitzen bis zur Schulter zu Boden zieht.

Achten Sie darauf, dass die Knie zusammenbleiben; Sie können sie, wie in der Abbildung gezeigt, mit der freien Hand festhalten. Haben sich die Schultern gleichmäßig abgesenkt, heben Sie den ausgestreckten Arm und bringen ihn, während Sie ausatmen, zurück in die Ausgangslage. Wechseln Sie die Seite, und wiederholen Sie die Übung.

4 Hund und Katze 1

Begeben Sie sich in den Vierfüßlerstand. Die Knie sollten mit den Hüften, die Handgelenke mit den Schultern eine Senkrechte bilden. Halten Sie die Unterschenkel parallel und hüftbreit auseinander. Achten Sie darauf, dass Ihr Gewicht gleichmäßig verteilt ist. Machen Sie einen Katzenbuckel: Wölben Sie, während Sie den Kopf einziehen, den Rücken sanft vom Gesäß bis zum Hals rund nach oben. Schließen Sie jetzt Übung Nr. 5 an.

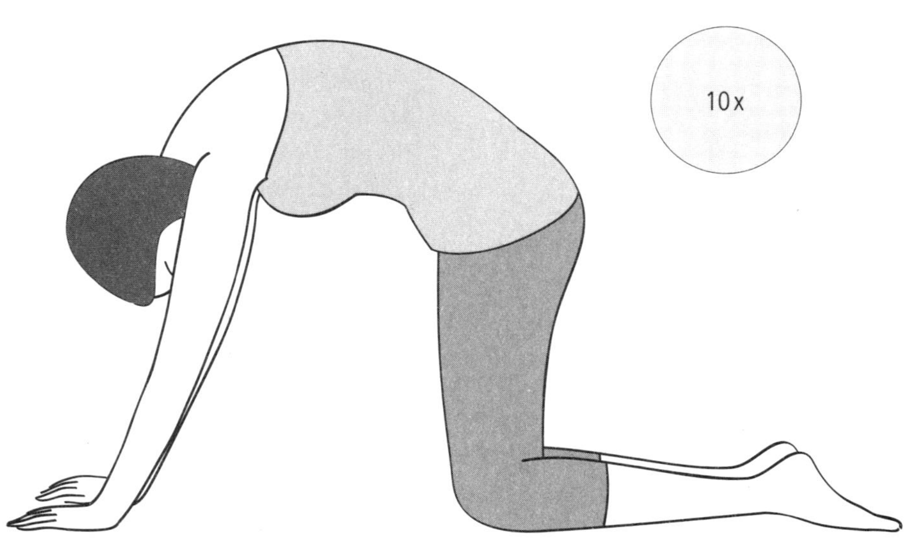

❺ Hund und Katze 2

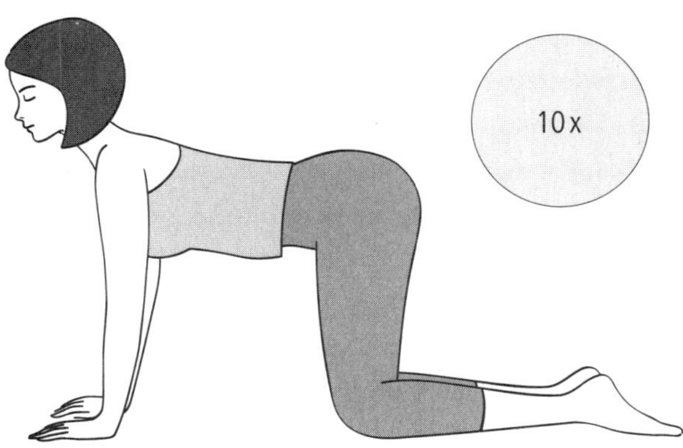

Drücken Sie den Rücken langsam zum Hohlkreuz durch, und heben Sie wie ein wachsamer Hund den Kopf. Spielen Sie **10-mal** Katze und Hund, nicht im abrupten Wechsel, sondern im fließenden Übergang.

❻ Herabschauender Hund 1

Begeben Sie sich in den Vierfüßlerstand, sodass die Knie mit den Hüften, die Handgelenke mit den Schultern eine Senkrechte bilden. Die Füße sind aufgestellt. Halten Sie die Unterschenkel parallel und hüftbreit auseinander. Achten Sie auf gleichmäßige Verteilung des Körpergewichts. Schließen Sie jetzt Übung Nr. 7 an.

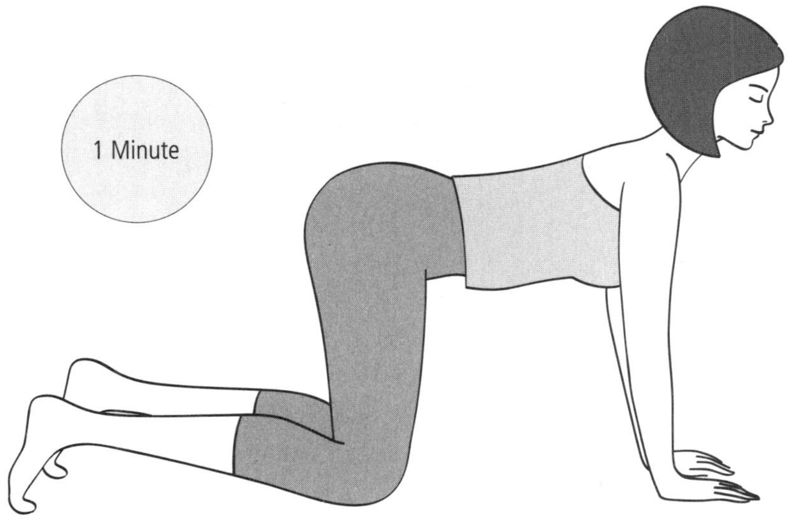

7 Herabschauender Hund 2

Aus Position Übung Nr. 6 drücken Sie langsam die Beine durch, um Knie und Gesäß anzuheben, bis Ihr Gewicht auf Händen und Füßen lastet. Drücken Sie die Beine weiter durch, bis die Hüften der höchste Punkt sind und Ihr Körper ein gespanntes, stabiles Dreieck bildet; die Knie sollten durchgestreckt, Waden und Oberschenkel angespannt sein. Die Füße sollen nicht nach außen rutschen, sondern weiterhin auf einer Linie mit den Händen geradeaus zeigen. Die Hände bleiben an ihrem Platz: Krabbeln Sie nicht nach vorn! Der Rücken sollte gestreckt, keinesfalls rund sein, wenn Sie die Hüften nach oben bewegen und die Fersen in Richtung Boden streben. Atmen Sie ruhig ein und aus.

Wenn Sie die Fersen nicht ganz auf den Boden absenken können, dann versuchen Sie es so weit wie möglich, während Sie die Beine gestreckt halten. Sie sollten aber nichts erzwingen. Halten Sie die Position **1 Minute**. Es kann einige Tage oder Wochen dauern, bis Sie die Fersen flach aufsetzen können. Diese Übung stellt die Verbindungen zwischen den weit voneinander entfernten Handgelenken und Füßen wieder her.

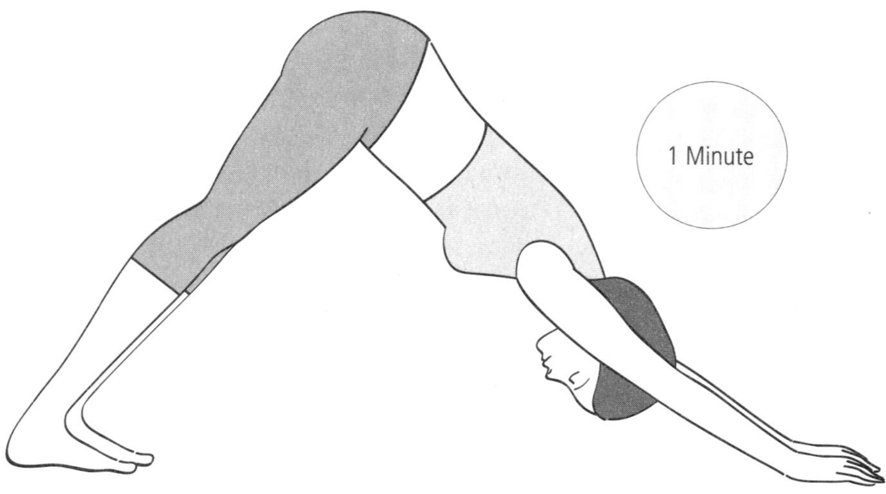

Egoscue-Übungsset Nr. 20: Rudern und Kanusport

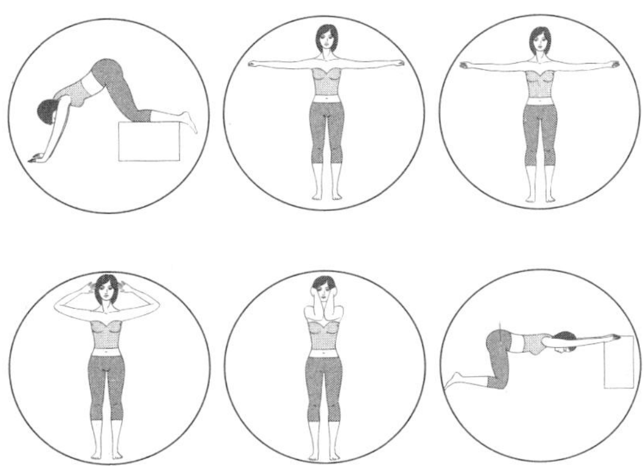

Zeitbedarf der Übungsfolge: 10 Minuten
Übungshäufigkeit: einmal morgens sowie vor und nach dem Sport
Gesamtzeitraum: Führen Sie die Übungen so lange durch, bis Sie 48 Stunden schmerzfrei sind. Gehen Sie dann zum allgemeinen Konditionsprogramm von Kapitel 13 über, wobei Sie dieses Übungsset auch später noch gelegentlich vor und nach dem Sport ausführen können.

Rudern könnte zu einer aussterbenden Sportart werden: Wer vorgebeugte Schultern hat – und das trifft auf immer mehr Menschen zu – wird wohl kaum mit dem Rudern beginnen oder ihm lange treu bleiben. Bei eifrigen Ruderern mögen mehr Schulter-, Ellbogen- und Handgelenksfunktionen erhalten sein als bei Nichtruderern, aber oft sind sie es nur unvollständig. Kurzgefasst heißt das: Führt der Sportler, wie im Vierer mit Steuermann, den Riemen mit beiden Händen, führt das zu einer einseitigen Belastung, und die Bewegungsfunktionen sind nicht ausgewogen. Im Einer werden zwar zwei Riemen bewegt, doch jeder Zug verstärkt eine nach vorne geneigte Kopfhaltung oder gekrümmte Wirbelsäule. Kanuten sitzen sozusagen im selben Boot. Die folgenden Übungen schaffen Abhilfe bei den verbreitetsten Schmerzsymptomen.

❶ Pferd

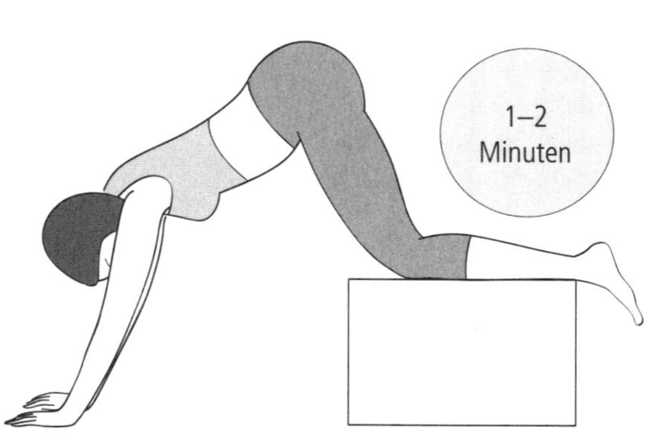

Knien Sie sich auf einen festen Schaumstoffblock oder Stuhl. Beugen Sie den Oberkörper vor, und stützen Sie ihn mit den Armen ab, die Handflächen liegen unterhalb der Schultern flach auf dem Boden. Lassen Sie Kopf und Rücken entspannt bodenwärts sinken, sodass die Schulterblätter einander berühren. Bleiben Sie ganz locker, Ihr Rücken darf merklich durchhängen. Lassen Sie die Ellenbogen durchgestreckt. Wandern Sie mit den Händen ca. 15–20 cm nach vorn, sodass die Hüften nicht mehr senkrecht über den Knien stehen. Halten Sie die Position **1–2 Minuten**.

❷ Armkreisel 1

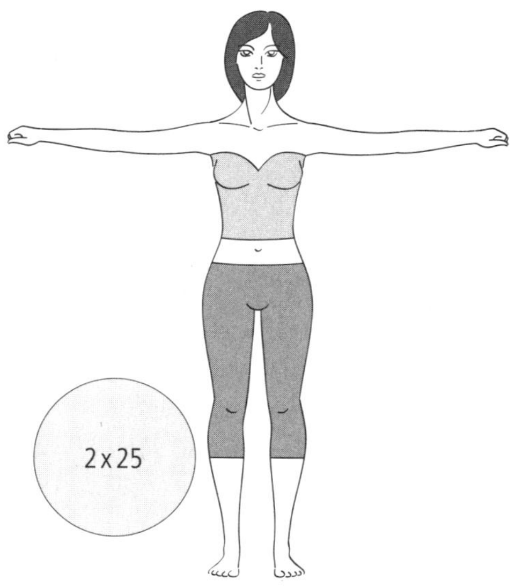

Stellen Sie sich aufrecht hin, den Kopf erhoben, die Füße leicht gegrätscht und parallel. Lassen Sie die Arme seitlich hängen, und machen Sie mit den Händen den Golfgriff, die Finger geschlossen, Knöchel gebeugt und Daumen ausgestreckt. Heben Sie die durchgestreckten Arme seitlich bis in Schulterhöhe an, die Handflächen nach unten, die Daumen zeigen nach vorn. Zieht es eine Schulter vor-

oder aufwärts, senken Sie die Schultern, bis beide auf einer Höhe bleiben. Schieben Sie nun die Schulterblätter leicht zueinander, und beschreiben Sie mit den Armen Vorwärtskreise (also in Zeigerichtung der Daumen) von etwa 15 cm Durchmesser. Kreisen Sie **25-mal** (und wiederholen Sie dies ein weiteres Mal nach Übung Nr. 3).

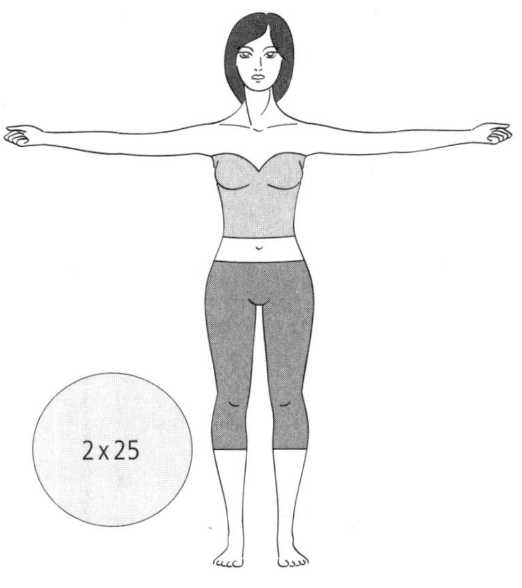

3 Armkreisel 2

Wenden Sie in Anschluss an Übung Nr. 2 die Handflächen nach oben, und beschreiben Sie mit nach hinten weisenden Daumen **25 Rückwärtskreise**. Machen Sie insgesamt **2 Durchgänge** (im Wechsel mit Übung Nr. 3).

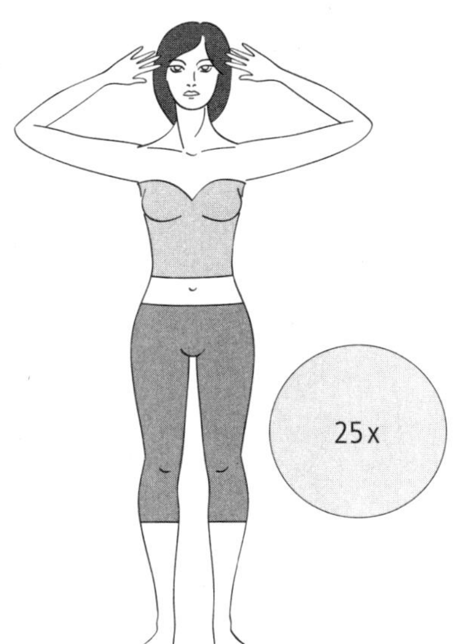

4 Ellbogenspange 1

Führen Sie die Hände so zum Kopf, dass die Handflächen von Ihnen fortweisen und die Rückseiten der Mittelglieder der leicht gekrümmten Zeige- und Mittelfinger in Ohrhöhe auf den Schläfen aufliegen. Die Daumen zeigen horizontal nach innen. Ziehen Sie die Ellbogen gleichmäßig und auf Schulterhöhe nach hinten. Schließen Sie jetzt Übung Nr. 5 an.

5 Ellbogenspange 2

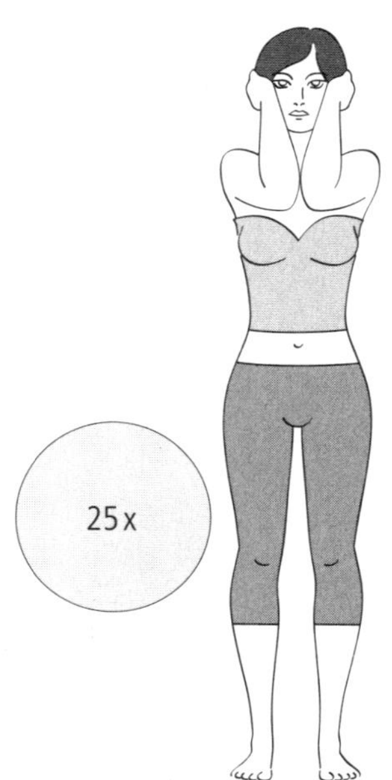

Klappen Sie aus der Ausgangsposition 4 die Ellbogen langsam nach vorn, bis sie sich berühren. Lassen Sie die Finger an den Schläfen, die Daumen gestreckt und den Kopf aufrecht. Bewegt sich der Kopf vor und zurück, dann stellen Sie sich gegen eine Wand und atmen ruhig tief durch.
Machen Sie die Bewegung im Wechsel mit Position 4 **25-mal**.

6 Rückendehnung

Knien Sie sich auf den Boden, strecken Sie die Arme durch, und legen Sie die Hände mit den Handflächen nach unten auf einem Hocker oder niedrigen Tisch ab; Hüften und Knie bilden eine Senkrechte. Entspannen Sie den Oberkörper, bis der Rücken scheinbar zwischen den Armen durchsacken will. Atmen Sie tief. Halten Sie die Position **1 Minute**.
Diese Übung gestattet der Wirbelsäule, sich zwischen Hüften und Schultern durchzubiegen.

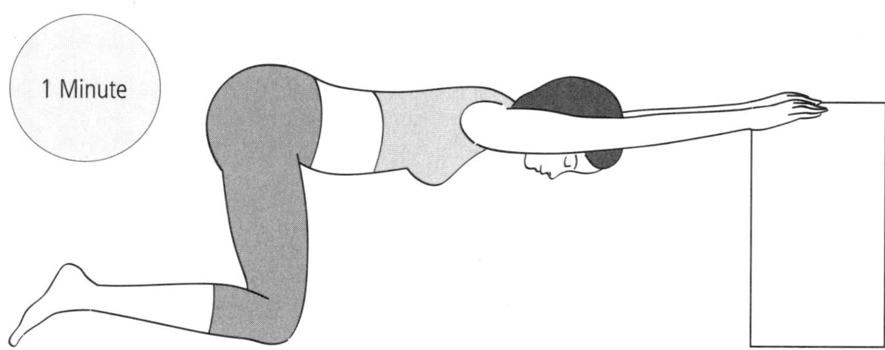

Egoscue-Übungsset Nr. 21: Eislaufen

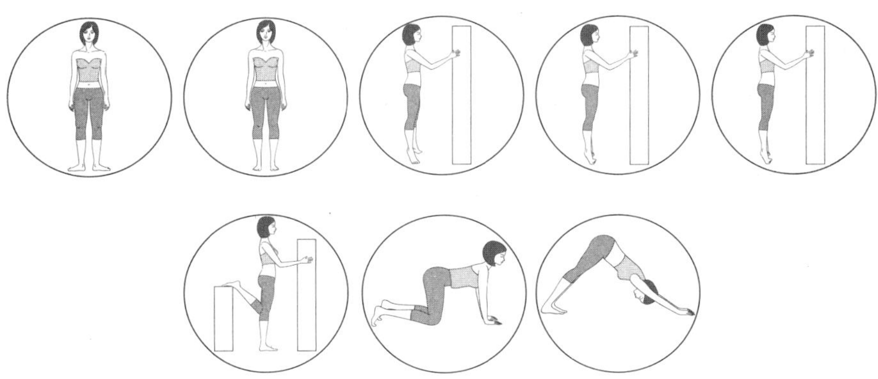

Zeitbedarf der Übungsfolge: 15 Minuten
Übungshäufigkeit: einmal morgens sowie vor und nach dem Sport
Gesamtzeitraum: Führen Sie die Übungen so lange durch, bis Sie 48 Stunden schmerzfrei sind. Gehen Sie dann zum allgemeinen Konditionsprogramm von Kapitel 13 über, wobei Sie dieses Übungsset auch später noch gelegentlich vor und nach dem Sport ausführen können.

Obwohl das Fernsehen einen Narren am Eiskunstlauf gefressen hat, ist Eislaufen kein Massensport. Dabei war es früher recht populär. Aber Sportarten, die wie Schlittschuhlaufen ein gutes Gleichgewichtsgefühl erfordern, verlieren nun einmal ihre Anhänger, wenn die Menschen nur noch mit Mühe ihr Gewicht von Hüfte zu Hüfte verlagern können.

Beim Schlittschuhlaufen werden typischerweise die Abduktoren und Aduktoren gestärkt, sodass sie auch beim normalen Gehen dominieren und das Gangbild verändern. Besonders häufig klagen Eisläufer über Schmerzen in den Sprung- und Kniegelenken sowie im Rücken- und Schulterbereich.

❶ Gesäßmuskeltraining 1

Stellen Sie sich aufrecht hin, die Beine hüftbreit auseinander, die Füße parallel und nach vorn ausgerichtet. Die Arme hängen locker herab. Kneifen Sie die Pobacken zusammen; aktivieren Sie nur die Gesäßmuskeln, nicht die von Oberschenkeln und Bauch. Tun Sie dies **20-mal**. Machen Sie diese Übung **3-mal** im Wechsel mit Übung Nr. 2.

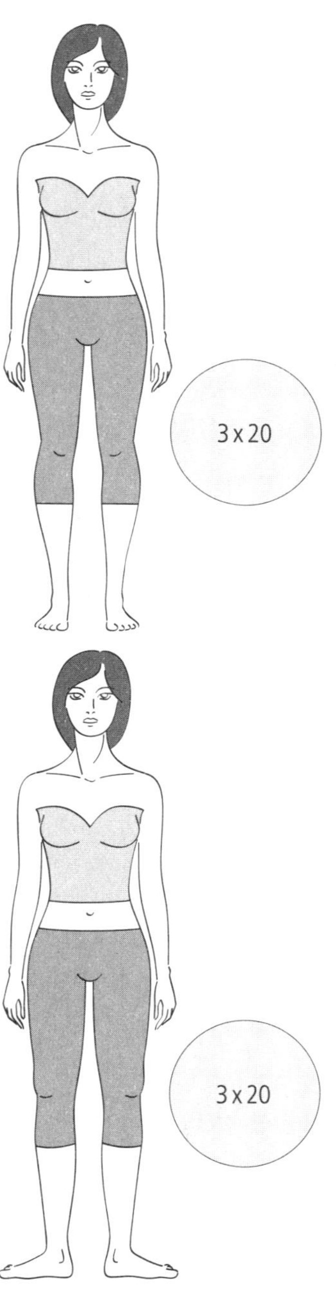

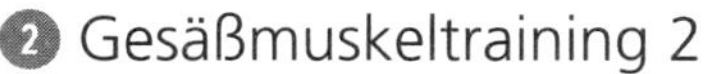

❷ Gesäßmuskeltraining 2

Pressen Sie auch hier **20-mal** die Pobacken zusammen, aber mit auswärtsgedrehten Fußspitzen. Machen Sie diese Übung **3-mal** im Wechsel mit Übung Nr. 1.

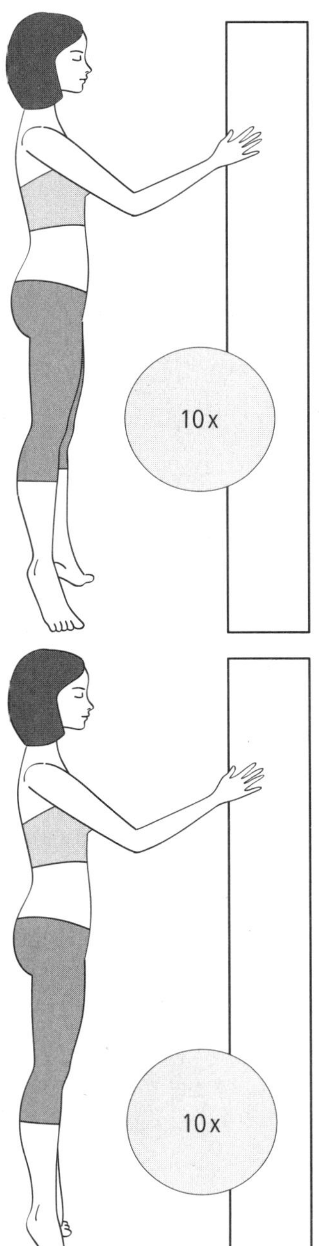

❸ Zehentanz 1

Stellen Sie sich in eine Türöffnung oder an eine Wand, die Füße hüftbreit gegrätscht und geradeaus gerichtet. Verteilen Sie Ihr Gewicht gleichmäßig auf beide Füße. Drehen Sie die Fußspitzen um **45 Grad nach außen**. Heben und senken Sie – bei weiterhin gleichmäßig verteiltem Gewicht – langsam die Fersen. Tun Sie dies **10-mal**. Neigen Sie sich dabei nicht vor, sondern halten Sie sich gerade. (Sie können sich optisch an Wand oder Tür ausrichten.)

❹ Zehentanz 2

Behalten Sie die obige Ausgangsposition bei. Stellen Sie nun die Füße **parallel geradeaus** gerichtet. Heben und senken Sie bei gleichmäßig verteiltem Gewicht **10-mal** die Fersen.

5 Zehentanz 3

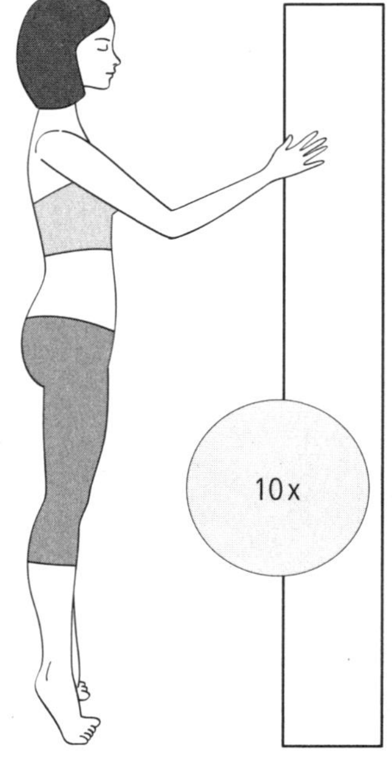

Drehen Sie aus derselben Ausgangsposition die Zehen um etwa **20 Grad einwärts**. Heben und senken Sie bei gleichmäßig verteiltem Gewicht **10-mal** die Fersen.
Jede der drei Zehentanz-Positionen beansprucht in anderer Reihenfolge eine andere Muskelgruppe.

6 Oberschenkelstretching

Winkeln Sie aus dem Stand ein Bein rückwärts ab, und lagern Sie den Fußrücken auf eine Stuhllehne oder andere Ablage; von der Höhe der Ablage hängt es ab, wie stark die Oberschenkelmuskulatur gedehnt wird. Halten Sie Hüften und Schultern gerade und parallel ausgerichtet und die Knie auf einer Höhe. Schieben Sie das Becken leicht vor, um die Dehnung zu spüren. Halten Sie sich nötigenfalls an einer Stütze fest. Verweilen Sie **1 Minute** in dieser Position, und wechseln Sie dann die Seite.
Diese Übung aktiviert die bei einer verdrehten Hüfthaltung untätige Oberschenkelmuskulatur (Quadriceps).

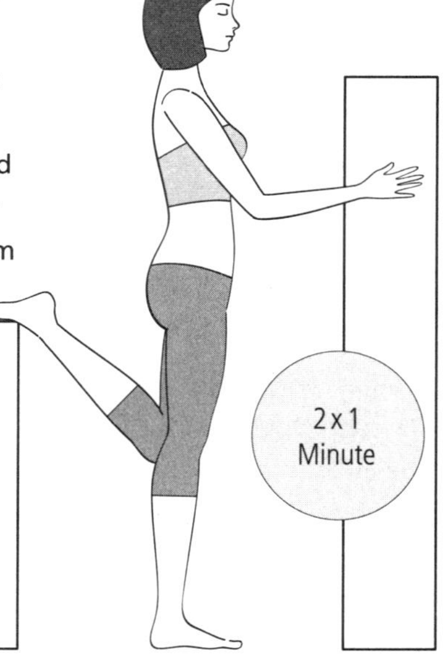

7 Herabschauender Hund 1

Begeben Sie sich in den Vierfüßlerstand, sodass die Knie mit den Hüften, die Handgelenke mit den Schultern eine Senkrechte bilden. Die Füße sind aufgestellt. Halten Sie die Unterschenkel parallel und hüftbreit auseinander. Achten Sie auf die gleichmäßige Verteilung des Körpergewichts. Schließen Sie jetzt Übung Nr. 8 an.

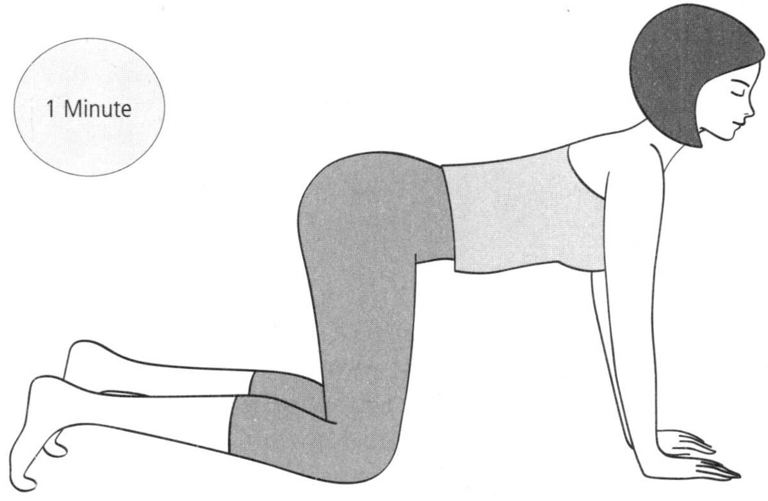

8 Herabschauender Hund 2

Aus Position Übung Nr. 7 drücken Sie langsam die Beine durch, um Knie und Gesäß anzuheben, bis Ihr Gewicht auf Händen und Füßen lastet. Drücken Sie die Beine weiter durch, bis die Hüften der höchste Punkt sind und Ihr Körper ein gespanntes, stabiles Dreieck bildet; die Knie sollten durchgestreckt, Waden und Oberschenkel angespannt sein.

Die Füße sollen nicht nach außen rutschen, sondern weiterhin auf einer Linie mit den Händen geradeaus zeigen. Die Hände bleiben an ihrem Platz: Krabbeln Sie nicht nach vorn! Der Rücken sollte gestreckt, keinesfalls rund sein, wenn Sie die Hüften nach oben bewegen und die Fersen in Richtung Boden streben. Atmen Sie ruhig ein und aus.

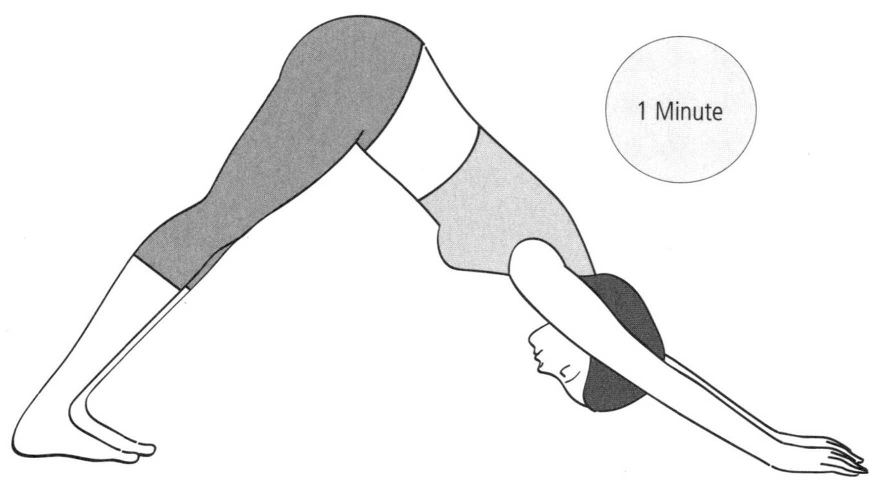

Wenn Sie die Fersen nicht ganz auf den Boden absenken können, dann versuchen Sie es so weit wie möglich, während Sie die Beine gestreckt halten. Erzwingen Sie jedoch nichts. Es kann einige Tage oder Wochen dauern, bis Sie die Fersen flach aufsetzen können.

Halten Sie die Position **1 Minute**.

Egoscue-Übungsset Nr. 22: Alpinski, Skilanglauf und Snowboarden

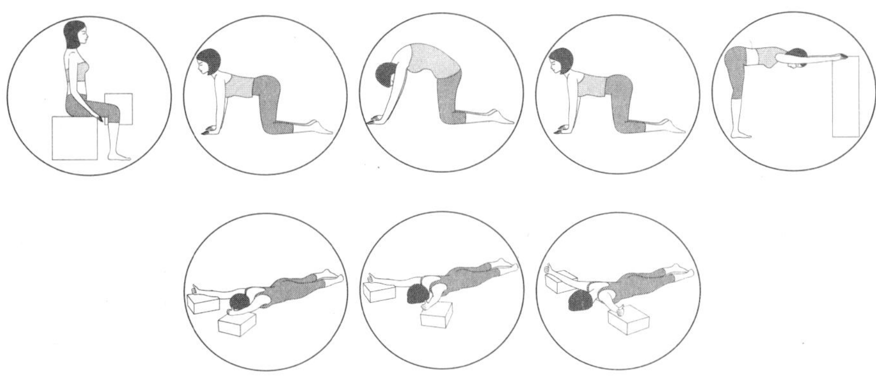

Zeitbedarf der Übungsfolge: 12 Minuten
Übungshäufigkeit: einmal morgens sowie vor und nach dem Sport
Gesamtzeitraum: Führen Sie die Übungen so lange durch, bis Sie 48 Stunden schmerzfrei sind. Gehen Sie dann zum allgemeinen Konditionsprogramm von Kapitel 13 über, wobei Sie dieses Übungsset auch später noch gelegentlich vor und nach dem Sport ausführen können.

Moderne Skistiefel zwingen Hüften, Knie und Sprunggelenke in eine unnatürliche Position: Die Streckmuskulatur ist dauerhaft angespannt, die Gelenke sind dauerhaft gebeugt.

Oft genug jedoch weisen Skiläufer bereits Dysfunktionen des Bewegungsapparats mit krankhafter Hüft- und Kniebeugung auf. Dies bedeutet zusätzlichen Stress für die ohnehin bereits funktionsgestörten Gelenke. Gegen chronische Kniebeschwerden helfen die folgenden Übungen.

❶ Kissenpressen im Sitzen

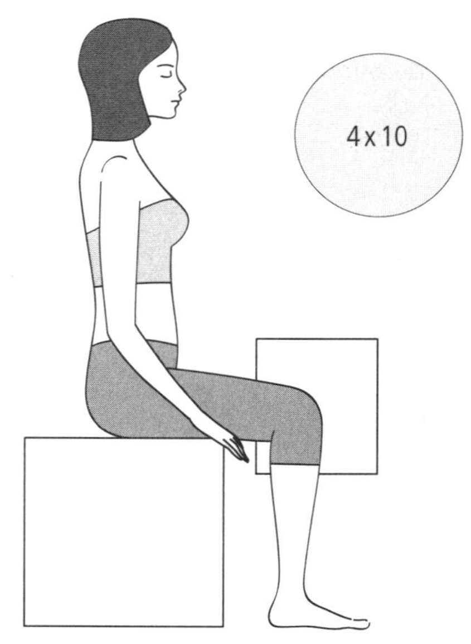

Setzen Sie sich auf die Kante eines Stuhls oder einer Bank. Strecken Sie Ihr Kreuz durch, indem Sie die Hüftgelenke nach vorn schieben. Ziehen Sie die Schultern zurück. Achten Sie darauf, dass Knie und Füße an den Hüften ausgerichtet sind.
Entspannen Sie die Bauchmuskeln; lassen Sie sie »hängen«. Stecken Sie ein Kissen (falls es zu flach ist, gefaltet) oder einen Schaumstoffblock zwischen die Knie. Pressen Sie es mit den Innenseiten der Oberschenkel sanft zusammen, und lassen Sie wieder locker. Halten Sie die Füße parallel. Lassen Sie Bauch und oberen Rücken unbeteiligt.
Führen Sie diese Bewegung **10-mal** aus, und wiederholen Sie das Ganze insgesamt **4-mal**.

❷ Pferd am Boden

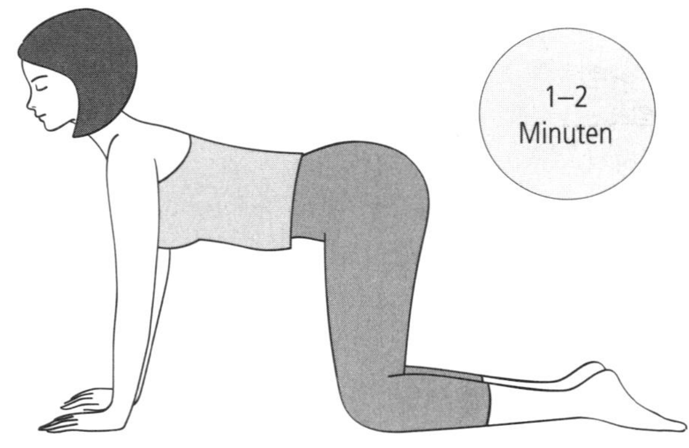

Knien Sie sich auf den Boden. Beugen Sie den Oberkörper vor, und setzen Sie die Hände unterhalb der Schultern flach auf dem Boden auf. Lassen Sie Kopf und Rücken entspannt bodenwärts sinken, sodass die

Schulterblätter einander berühren. Bleiben Sie ganz locker, Ihr Rücken darf merklich durchhängen. Lassen Sie die Ellbogen durchgestreckt. Wandern Sie mit den Händen ca. 15–20 cm nach vorn, sodass die Hüften nicht mehr senkrecht über den Knien stehen. Halten Sie diese Position **1–2 Minuten**.

3 Hund und Katze 1

Begeben Sie sich in den Vierfüßlerstand. Die Knie sollten mit den Hüften, die Handgelenke mit den Schultern eine Senkrechte bilden. Halten Sie die Unterschenkel parallel und hüftbreit auseinander. Achten Sie darauf, dass Ihr Gewicht gleichmäßig verteilt ist. Machen Sie nun einen Katzenbuckel: Wölben Sie, während Sie den Kopf einziehen, den Rücken sanft vom Gesäß bis zum Hals rund nach oben. Schließen Sie jetzt Übung Nr. 4 an.

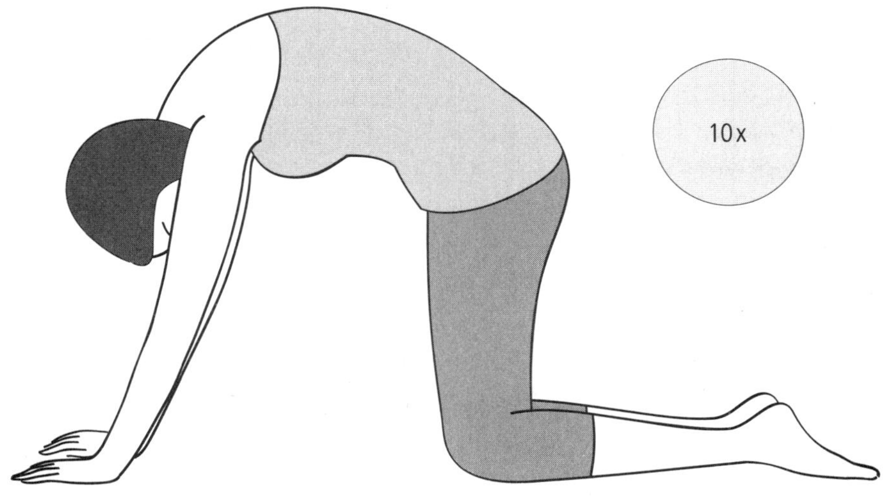

4 Hund und Katze 2

Drücken Sie nun den Rücken langsam zum Hohlkreuz durch, und heben Sie wie ein wachsamer Hund den Kopf.
Spielen Sie **10-mal** Katze und Hund, allerdings nicht im abrupten Wechsel, sondern im fließenden Übergang.

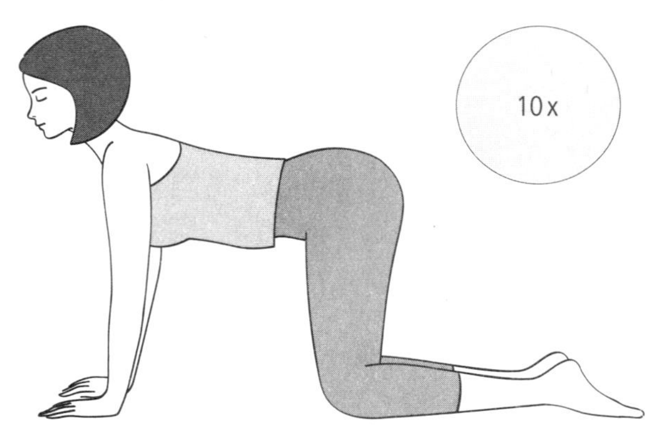

5 Winkelstandhaltung

Legen Sie die Hände flach auf eine etwa hüfthohe (ein wenig höher oder niedriger macht nichts) Tischplatte oder andere Ablage. Beugen Sie den Oberkörper nach vorn, die Arme in Kopfhöhe ausgestreckt. Füße, Fußknöchel und Knie sollten eine gerade Linie mit den Hüften bilden. Wahrscheinlich müssen Sie die Füße etwas zurücksetzen, damit Sie ganz gestreckt stehen, ohne unangenehmes Einknicken in den Hüften. Lassen Sie den Kopf zwischen den Armen durchhängen, die Hüften vorgekippt, die Oberschenkel angespannt. Verharren Sie **30 Sekunden** in dieser Position.

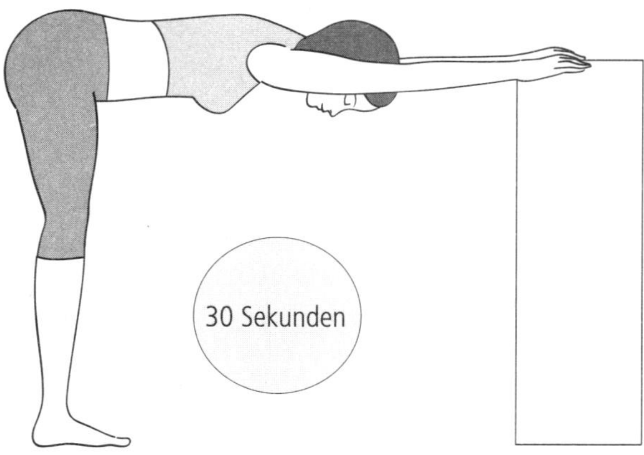

6 Liegender Adler 1

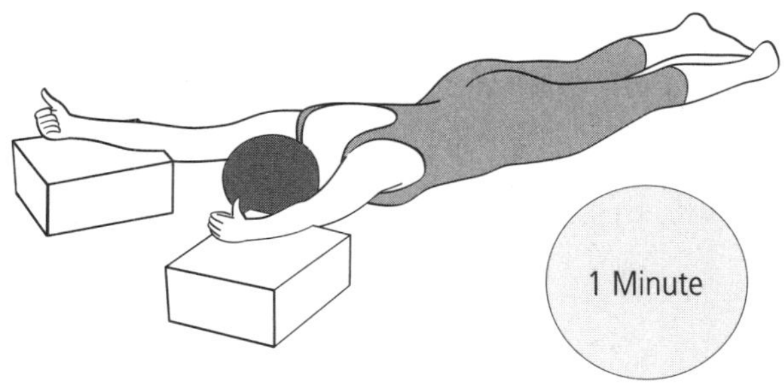

Begeben Sie sich in Bauchlage, Gesicht nach unten, Fußspitzen einwärtsgedreht. Strecken Sie die Arme angespannt nach vorn aus.

Legen Sie die Arme unterhalb der Handgelenke auf 15 cm hohe Blöcke. Ballen Sie die Hände ganz locker (nicht fest!) zu Fäusten, die ausgestreckten Daumen zur Decke gerichtet; bringen Sie die Arme mit einer Drehbewegung der Schultern, und nicht der Ellbogen, in diese Haltung. Lassen Sie die Stirn auf dem Boden ruhen. Nacken, Schultern, Gesäß und Bauch sind entspannt, die Hüften sinken nach vorn in Richtung Boden. Verweilen Sie **1 Minute** in dieser Lage.

7 Liegender Adler 2

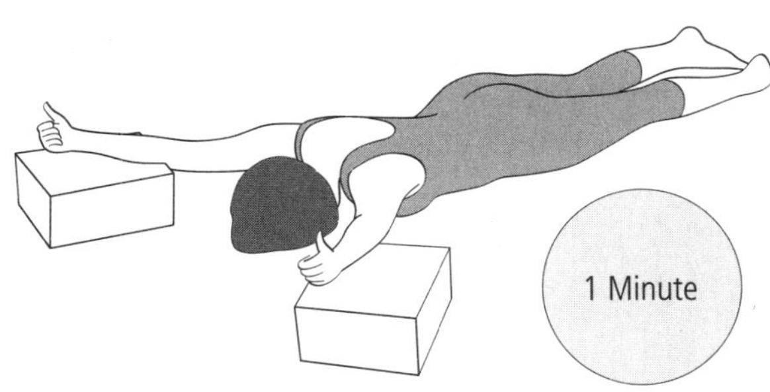

Bleiben Sie in derselben Position wie Übung Nr. 6 liegen, und breiten Sie die Arme (samt Blöcken) zu Winkeln von 45 Grad aus.

Lassen Sie Nacken, Schultern, Gesäß und Bauch entspannt. Drehen Sie wie bei Übung Nr. 6 die Arme in den Schultern, damit die Daumen zur Decke weisen. Halten Sie diese Position **1 Minute**.

❽ Liegender Adler 3

Bleiben Sie in derselben Position wie Übung Nr. 7 liegen, und breiten Sie die Arme (samt Blöcken) zu Winkeln von 90 Grad aus. Nacken, Schultern, Gesäß und Bauch bleiben entspannt, die Drehbewegung der Arme erfolgt wiederum aus den Schultern. Verharren Sie **1 Minute** in dieser Position.

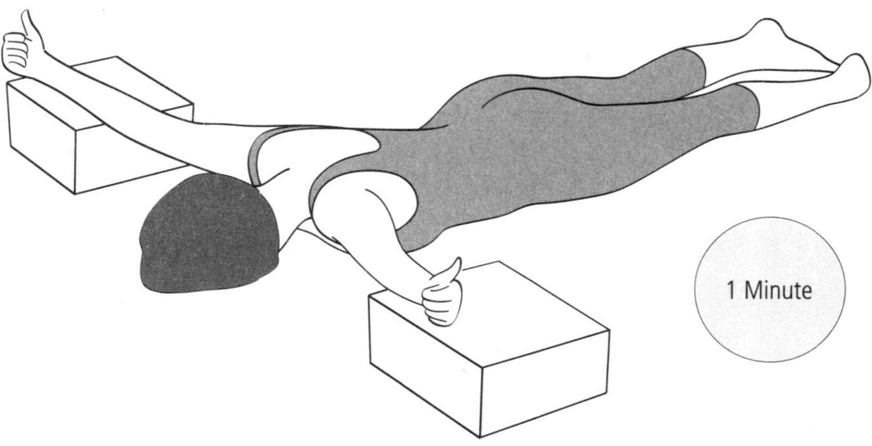

Achtung Langläufer und Snowboarder: Trotz anderer Ausrüstung bewegen sich viele Langläufer ebenfalls mit verdrehten Knien, verzogenen Hüften und gebeugten Rücken auf ihren Brettern fort. Auch Snowboarder weisen ähnliche Funktionsstörungen auf. Anhängern beider Sportarten rate ich zu den Übungen, die ich Eisläufern empfohlen habe.

Egoscue-Übungsset Nr. 23: Laufen und Joggen

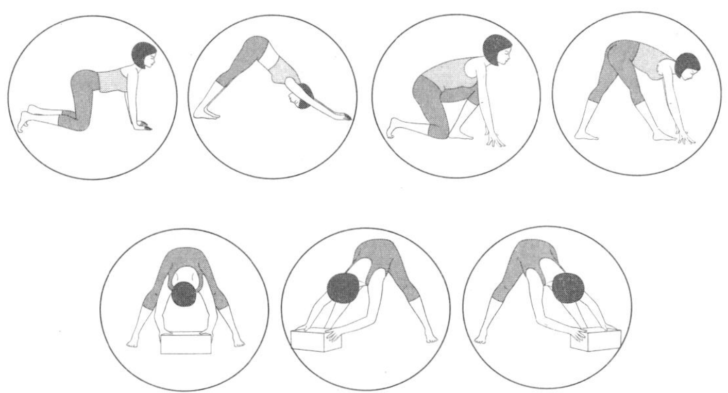

Zeitbedarf der Übungsfolge: 10 Minuten
Übungshäufigkeit: einmal morgens sowie vor und nach dem Sport
Gesamtzeitraum: Führen Sie die Übungen so lange durch, bis Sie 48 Stunden schmerzfrei sind. Gehen Sie dann zum allgemeinen Konditionsprogramm von Kapitel 13 über, wobei Sie dieses Übungsset später auch gelegentlich vor und nach dem Sport ausführen können.

Das Laufen ist stark unter Beschuss geraten, und viele seiner schärfsten Kritiker sind ehemalige Läufer. Gewarnt wird vor allem vor der Stoßbelastung der Gelenke, die das Gewicht tragen.

Wenn diese Gelenke falsch ausgerichtet und instabil sind, können sie den Aufprall beim Aufsetzen des Fußes tatsächlich nicht mehr richtig abfangen. Daran können auch Spezialschuhe, Kniebandagen und veränderte Lauftechniken nichts ändern. Die folgenden Übungen werden Ihre Schmerzen lindern.

Wenn Sie den Laufsport allerdings weiter betreiben wollen, dann müssen Sie mithilfe der Übungen von Kapitel 13 die vernachlässigten Funktionen Ihres Bewegungsapparats wiederherstellen.

❶ Herabschauender Hund 1

Begeben Sie sich in den Vierfüßlerstand, sodass die Knie mit den Hüften, die Handgelenke mit den Schultern eine Senkrechte bilden. Die Füße sind aufgestellt. Halten Sie die Unterschenkel parallel und hüftbreit auseinander. Achten Sie auf gleichmäßige Verteilung des Körpergewichts. Schließen Sie jetzt Übung 2 an.

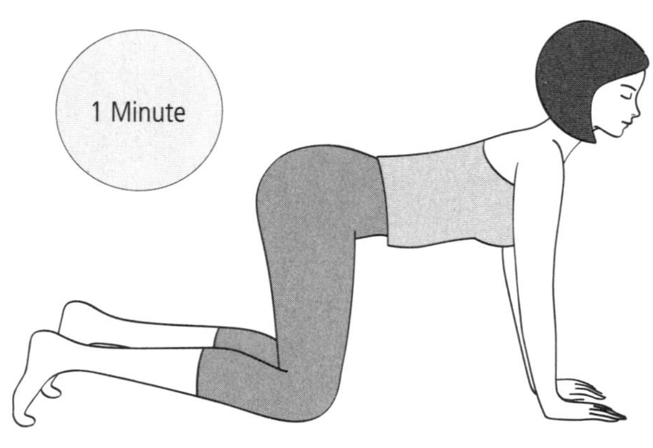

❷ Herabschauender Hund 2

Aus der Position Übung Nr. 1 drücken Sie langsam die Beine durch, um Knie und Gesäß anzuheben, bis Ihr Gewicht auf Händen und Füßen lastet. Drücken Sie die Beine weiter durch, bis die Hüften der höchste Punkt sind und Ihr Körper ein gespanntes, stabiles Dreieck bildet; die Knie sollten durchgestreckt, Waden und Oberschenkel angespannt sein.

Die Füße sollen nicht nach außen rutschen, sondern weiterhin auf einer Linie mit den Händen geradeaus zeigen. Die Hände bleiben an ihrem Platz: Krabbeln Sie nicht nach vorn! Der Rücken sollte gestreckt, keinesfalls rund sein, wenn Sie die Hüften nach oben bewegen und die Fersen in Richtung Boden streben. Atmen Sie ruhig ein und aus.

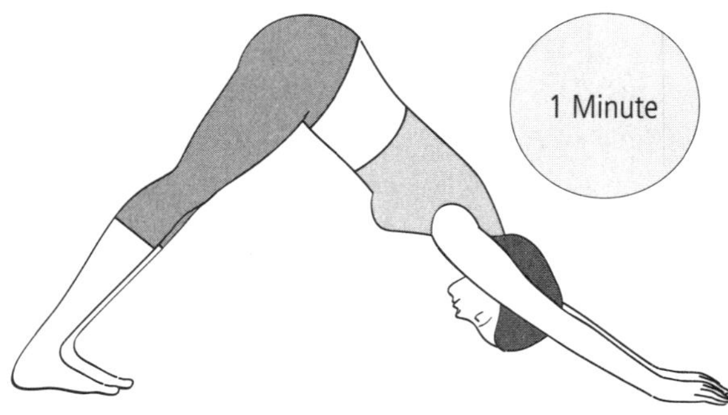

Wenn Sie die Fersen nicht ganz auf den Boden absenken können, dann versuchen Sie es so weit wie möglich, während Sie die Beine gestreckt halten. Erzwingen Sie jedoch nichts. Es kann einige Tage oder Wochen dauern, bis Sie die Fersen flach aufsetzen können. Halten Sie die Position 1 Minute.

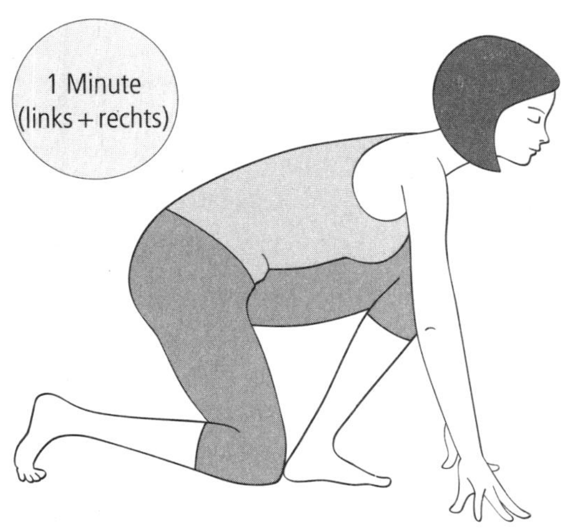

❸ Läuferstretching 1

Begeben Sie sich in den Kniestand: Das linke Bein kniet, der Fuß des rechten setzt mit der Ferse vor dem linken Knie auf. Ferse und Knie sollten sich leicht berühren. Stützen Sie sich mit den Händen seitlich auf dem Boden oder einem unmittelbar vor den rechten Fuß gerückten Stuhl oder Block ab. Fahren Sie jetzt mit Übung Nr. 4 fort.

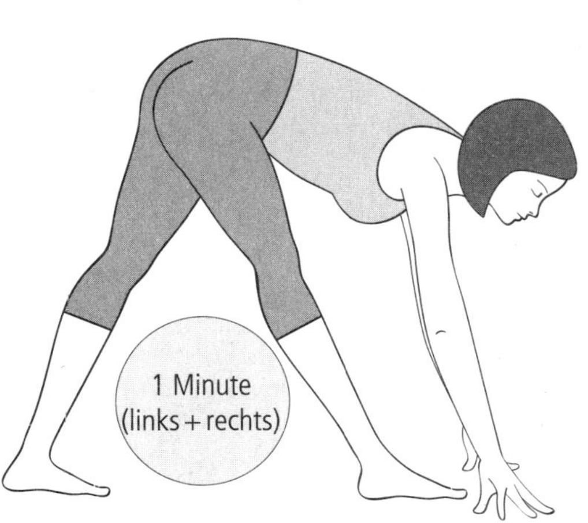

❹ Läuferstretching 2

Rollen Sie den linken Fuß von den Zehen zur Ferse hinab, und richten Sie sich auf, bis beide Beine durchgestreckt sind. Die gesamte Fläche der Fußsohle hat Bodenkontakt – bei beiden Füßen. Achten Sie darauf, dass die Hüfte waagrecht ausgerichtet ist. Spannen Sie den rechten Oberschenkel

an, während Sie den Oberkörper über dem rechten Bein ausrichten: Sie werden die Spannung an der Rückseite des Beins spüren. Lassen Sie den Oberkörper entspannt, und halten Sie die Dehnung **1 Minute**. Begeben Sie sich dann zurück in den Kniestand Übung Nr. 3. Wiederholen Sie die Dehnübung mit dem anderen Bein.

Diese Übung erinnert Muskeln und Gelenke daran, dass sich das rechte Hüftgelenk streckt, wenn sich das linke beugt (und umgekehrt). Nicht wundern: Anfangs fällt sie Ihnen vielleicht auf einer Seite leichter als auf der anderen. Das ist normal.

5 Rumpfbeugen aus der Grätsche 1

Begeben Sie sich in eine weite Grätschstellung, die Fußspitzen geradeaus gerichtet. Beugen Sie sich in den Hüften nach vorn, bis Ihre Hände den Boden berühren; zur Erleichterung können Sie sich auch auf einem Block, Buch oder Ähnlichem abstützen. Spannen Sie die Oberschenkel an, und lassen Sie den Rumpf locker hängen. Halten Sie die Position **1 Minute**. Fahren Sie jetzt mit Übung Nr. 6 fort.

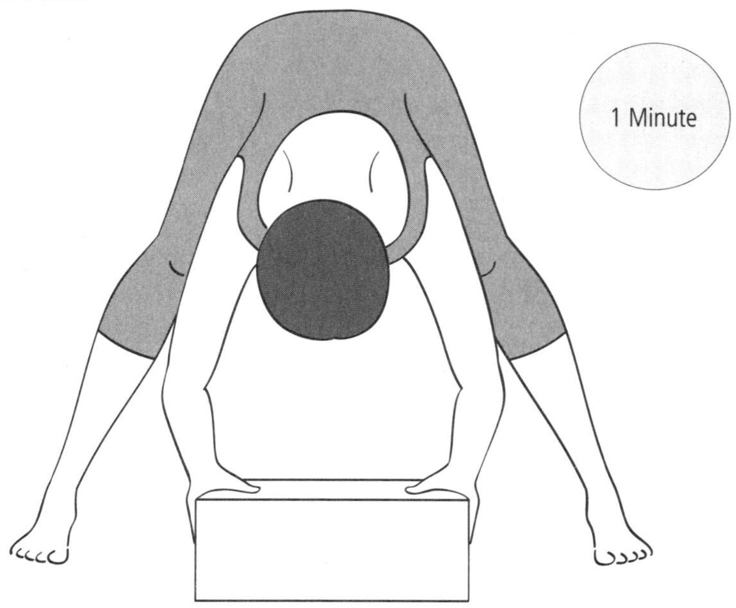

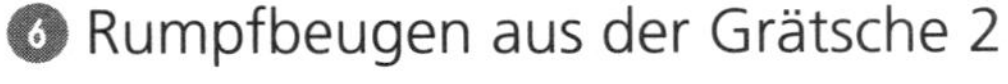

6 Rumpfbeugen aus der Grätsche 2

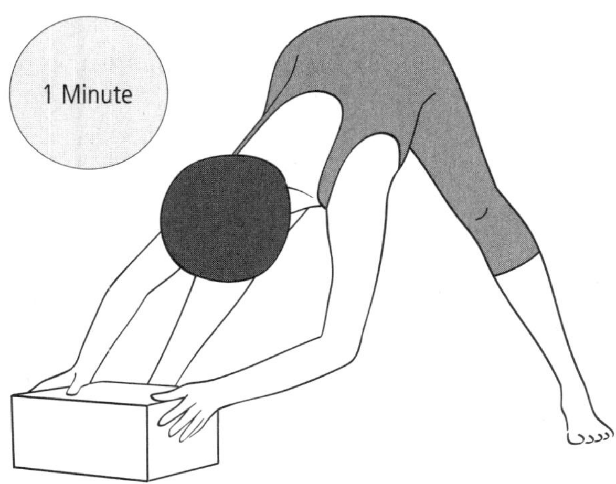

Ziehen Sie, ohne sich wieder aufzurichten, die Hände (gegebenenfalls samt Unterlage) zum rechten Fuß hinüber, während Sie beide Oberschenkel angespannt und den Rumpf locker lassen. Bleiben Sie **1 Minute** in dieser Position. Schließen Sie jetzt Übung Nr. 7 an.

7 Rumpfbeugen aus der Grätsche 3

Ziehen Sie die Hände mitsamt der Unterlage zurück in die Mitte und dann hinüber zum linken Fuß. Die Oberschenkel bleiben angespannt, der Rumpf locker. Verharren Sie **1 Minute** in dieser Position. Bringen Sie dann die Arme zurück in die Mitte, beugen Sie die Knie, und richten Sie den Rumpf in einer rollenden Bewegung langsam wieder auf. Diese dreiteilige Übung bringt die Hüften in eine neutrale Stellung und lässt die Hauptmuskeln ungestört ihre Arbeit tun.

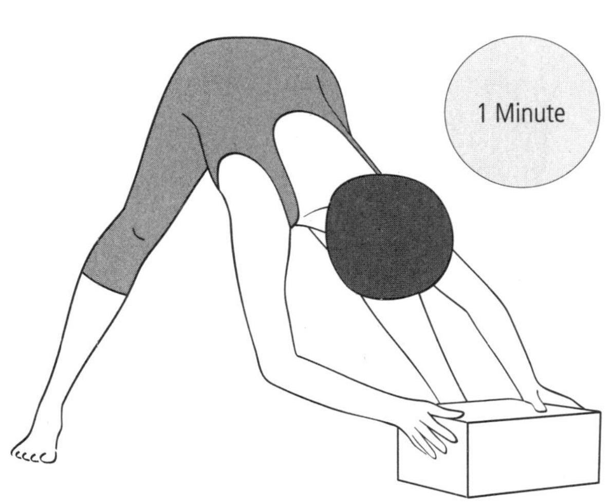

Egoscue-Übungsset Nr. 24: Radfahren

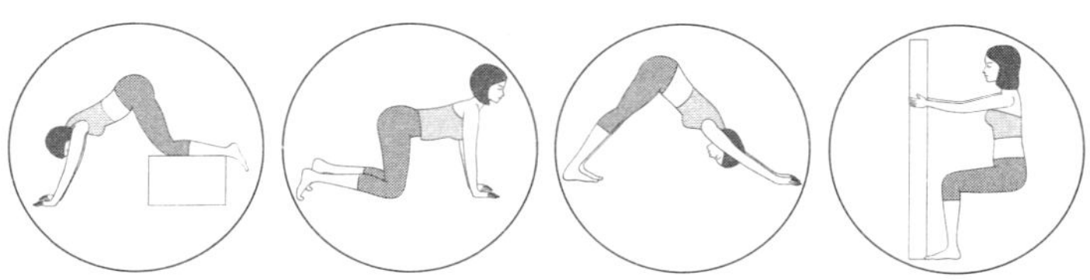

Zeitbedarf der Übungsfolge: 6 Minuten
Übungshäufigkeit: einmal morgens sowie vor und nach dem Sport
Gesamtzeitraum: Führen Sie die Übungen so lange durch, bis Sie 48 Stunden schmerzfrei sind. Gehen Sie dann zum allgemeinen Konditionsprogramm von Kapitel 13 über, wobei Sie dieses Übungsset später gelegentlich auch vor und nach dem Sport ausführen können.

Radfahren ist ein beliebter Ausweichsport von Ex-Läufern. Manche predigen sogar, aktive Läufer sollten regelmäßig in die Pedale treten, damit ihre Gelenke sich von der Stoßbelastung erholen können. Bei falsch ausgerichteten Gelenken jedoch vermag Radfahren nur eines: den Ausbruch der Schmerzen zu verschieben. Ein instabiles Gelenk kann noch so erholt sein, stabil ist es deswegen nicht.

Radsportler muten ihren Gelenken über ungezählte Kilometer ein und denselben eingeschränkten Bewegungsablauf zu. Außerdem verstärkt Radfahren die Vorwärtsbeugung und führt zu Hüftproblemen bei Menschen, die ohnehin den ganzen Tag über sitzen.

Viele Sportarten sind genau deshalb populär, weil ihre Bewegungen denen unseres Alltagslebens ähneln. Radfahrer fühlen sich auch deshalb im Sattel wohl, weil sie die meiste Zeit ihres Lebens in einer ähnlichen Position zubringen – im Wachzustand jedenfalls. Und eine vorgestreckte Kopf- und gerundete Schulterhaltung hat sich heute fast jeder angewöhnt. Wenn Sie regelmäßig Rad fahren und Schmerzen in Knien, Hüften, Rücken oder Schultern verspüren, sollten Sie die folgenden Übungen anwenden.

❶ Pferd

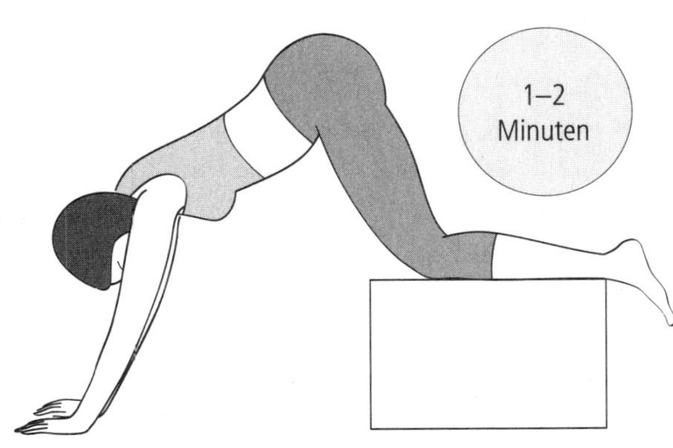

Knien Sie sich auf einen festen Schaumstoffblock oder Stuhl. Beugen Sie den Oberkörper vor, und stützen Sie ihn mit den Armen ab, die Handflächen unterhalb der Schultern flach auf dem Boden. Lassen Sie Kopf und Rücken entspannt sinken, sodass die Schulterblätter einander berühren. Bleiben Sie ganz locker, Ihr Rücken darf merklich durchhängen. Lassen Sie die Ellenbogen durchgestreckt. Wandern Sie mit den Händen ca. 15 – 20 cm nach vorn, sodass die Hüften nicht mehr senkrecht über den Knien stehen. Halten Sie die Position **1–2 Minuten**.

❷ Herabschauender Hund 1

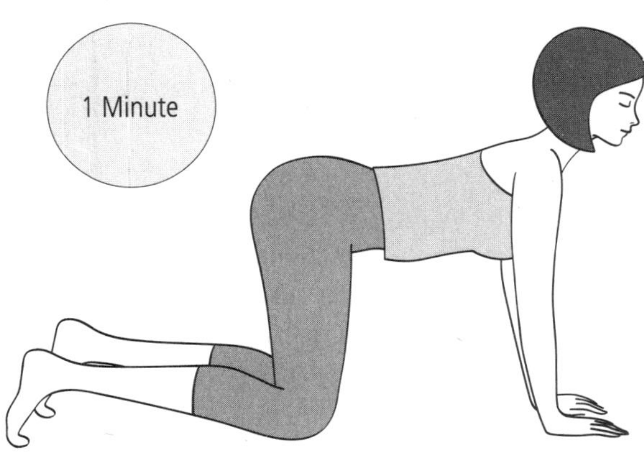

Begeben Sie sich in den Vierfüßlerstand, sodass die Knie mit den Hüften, die Handgelenke mit den Schultern eine Senkrechte bilden. Die Füße sind aufgestellt. Halten Sie die Unterschenkel parallel und hüftbreit auseinander. Achten Sie auf gleichmäßige Verteilung des Körpergewichts. Schließen Sie jetzt Übung Nr. 3 an.

❸ Herabschauender Hund 2

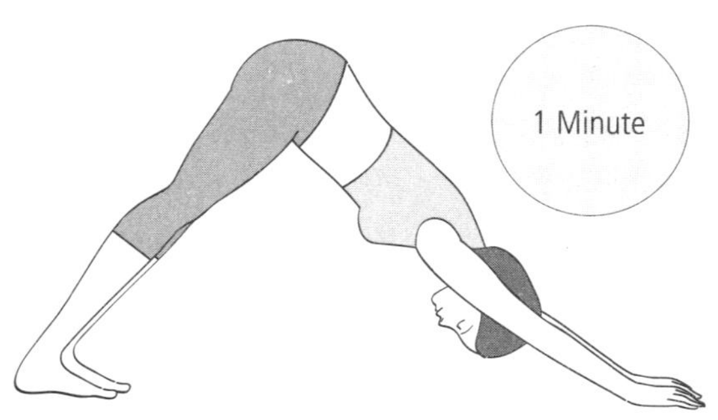

Aus der Position Übung Nr. 2 drücken Sie langsam die Beine durch, um Knie und Gesäß anzuheben, bis Ihr Gewicht auf Händen und Füßen lastet. Drücken Sie die Beine weiter durch, bis die Hüften der höchste Punkt sind und Ihr Körper ein gespanntes, stabiles Dreieck bildet; die Knie sollten durchgestreckt, Waden und Oberschenkel angespannt sein.

Die Füße sollen nicht nach außen rutschen, sondern weiterhin auf einer Linie mit den Händen geradeaus zeigen. Die Hände bleiben an ihrem Platz: Krabbeln Sie nicht nach vorn! Der Rücken sollte gestreckt, keinesfalls rund sein, wenn Sie die Hüften nach oben bewegen und die Fersen in Richtung Boden streben. Atmen Sie ruhig ein und aus. Wenn Sie die Fersen nicht ganz auf den Boden absenken können, dann versuchen Sie es so weit wie möglich, während Sie die Beine gestreckt halten. Erzwingen Sie jedoch nichts. Es kann einige Tage oder Wochen dauern, bis Sie die Fersen flach aufsetzen können.

Halten Sie die Position **1 Minute**.

❹ Hockdehnung

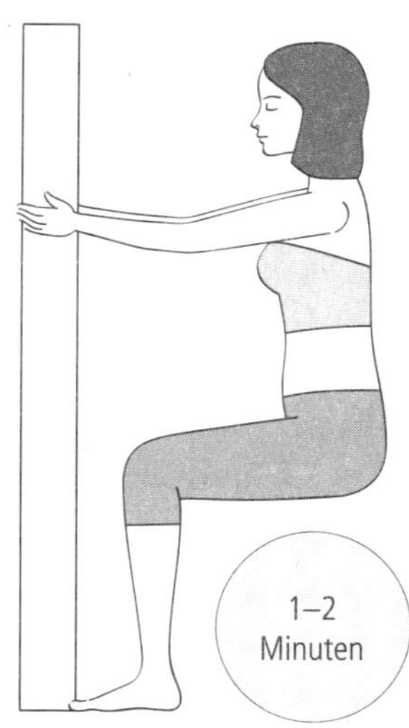

Halten Sie sich mit gestreckten Armen an einem Türrahmen, Geländer oder einer Stange fest, und gehen Sie in die Hocke, bis Knie und Hüften auf gleicher Höhe sind. Idealerweise stehen die Oberschenkel im rechten Winkel zu den Unterschenkeln. Biegen Sie den unteren Rücken durch, und halten Sie den Oberkörper gerade. Halten Sie diese Position **1–2 Minuten**.

Gehen

Gehen stellt wie Schwimmen oft die letzte Möglichkeit für Läufer dar. Es wird als wirkungsvolles und zugleich schonendes Körpertraining gepriesen. Wirkungsvoll ist es in der Tat. Gehen ist eine wunderbare körperliche Aktivität und sollte auf keinen Fall als typische Leibesübung für Senioren, Herzkranke und frisch Operierte abgetan werden. Aber was für andere Sportarten gilt, gilt auch hier: Wer mit einem dysfunktionalen Körper unterwegs ist, handelt sich früher oder später Schmerzen ein – zur Überraschung derer, die Gehen für eine »Light-Variante« des Sports halten. Die Erschütterung beim Aufsetzen der Füße ist zwar geringer als beim Laufen, aber dennoch vorhanden. Geher, die unter Gelenkschmerzen leiden, sollten das Übungsset Nr. 23 für Läufer und Jogger S. 303 ausführen.

Inline-Skaten

Wo man früher nur Läufern, Radfahrern und Gehern begegnet ist, sieht man immer mehr Inline-Skater. Sie alle neigen zu ähnlichen Funktionsstörungen, und ich vermute, dass viele Inline-Skater ehemalige Läufer und Radfahrer sind. Beim Inline-Skaten ist der Bewegungsapparat in sehr viel geringerem Maße Erschütterungen ausgesetzt als beim Laufen, und man kommt bei geringerer Belastung der Sprung-, Knie- und Hüftgelenke deutlich schneller voran. Dies kommt all denen entgegen, die beim Gehen übermäßig stark die Drehmuskeln der Hüften sowie die Muskulatur von unterem Rücken und Schultern einsetzen. Außerdem bereitet es den Boden für auswärtsgedrehte Füße – denn diese Fußhaltung benötigen Skater für den seitlichen Vorwärtsschub. Zudem neigen sich aus Gründen des Gleichgewichts Kopf und Schultern nach vorne, rücken also in jene Position, die wir ohnehin in unserem Alltagsleben bevorzugen.

Unter Inline-Skatern nehmen Sturzverletzungen zu; betroffen sind insbesondere Handgelenke und Knie. Chronische Schmerzen treten zumeist vor allem in der Schulter- und unteren Rückenpartie sowie den Knien auf. Gegen diese Schmerzen hilft das Übungsset Nr. 21 für Eisläufer S. 291.

Egoscue-Übungsset Nr. 25: Schwimmen

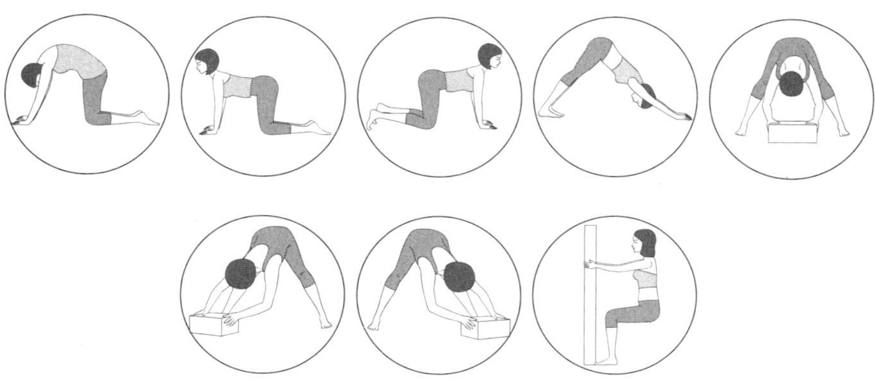

Zeitbedarf der Übungsfolge: 8 Minuten
Übungshäufigkeit: einmal morgens sowie vor und nach dem Sport
Gesamtzeitraum: Führen Sie die Übungen so lange durch, bis Sie 48 Stunden schmerzfrei sind. Gehen Sie dann zum allgemeinen Konditionsprogramm von Kapitel 13 über, wobei Sie dieses Übungsset später auch gelegentlich vor und nach dem Sport ausführen können.

Viele ehemalige Läufer und Geher – und vielleicht irgendwann auch Inline-Skater – landen zu guter Letzt beim Schwimmen, weil es die Gelenke überhaupt keiner Stoßbelastung aussetzt. Aber auch Schwimmer bleiben nicht schmerzfrei, wenn sie unter Funktionsstörungen leiden. Dazu genügt es, instabile und falsch ausgerichtete Gelenke einem bestimmten Bewegungsablauf auszusetzen. Die Vorwärtskrümmung von Hüften und Rumpf – die typische Haltung heute – verschwindet nicht, nur weil man sich im Wasser tummelt.

Schwimmer klagen häufig über Schmerzen im Bereich von Halswirbelsäule, Schultern und Rücken. Wenn Sie von einem oder mehreren dieser Symptome betroffen sind, werden Ihnen die folgenden Übungen wohltun.

❶ Hund und Katze 1

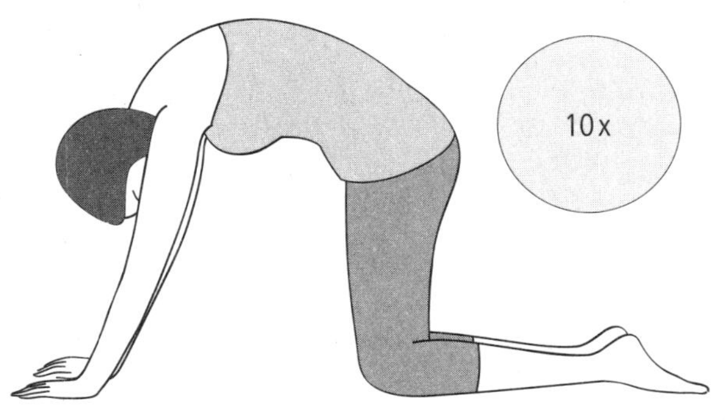

Begeben Sie sich in den Vierfüßlerstand. Die Knie sollten mit den Hüften, die Handgelenke mit den Schultern eine Senkrechte bilden. Halten Sie die Unterschenkel parallel und hüftbreit auseinander. Achten Sie darauf, dass Ihr Gewicht gleichmäßig verteilt ist. Machen Sie nun einen Katzenbuckel: Wölben Sie, während Sie den Kopf einziehen, den Rücken sanft vom Gesäß bis zum Hals rund nach oben. Schließen Sie jetzt Übung Nr. 2 an.

❷ Hund und Katze 2

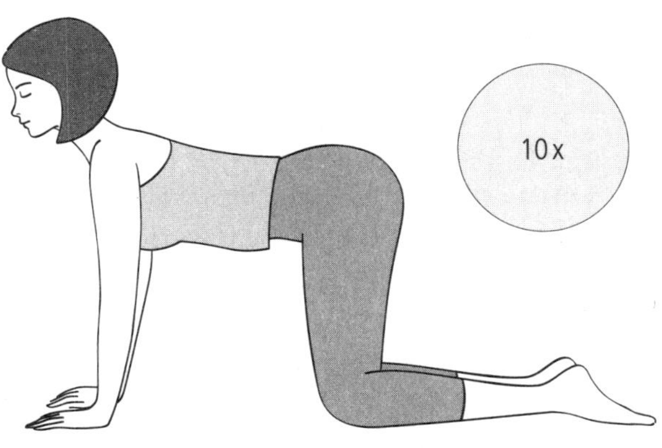

Drücken Sie den Rücken langsam zum Hohlkreuz durch, und heben Sie wie ein wachsamer Hund den Kopf. Spielen Sie **10-mal** Katze und Hund, allerdings nicht im abrupten Wechsel, sondern im fließenden Übergang.

❸ Herabschauender Hund 1

Begeben Sie sich in den Vierfüßlerstand, sodass die Knie mit den Hüften, die Handgelenke mit den Schultern eine Senkrechte bilden. Die Füße sind aufgestellt. Halten Sie die Unterschenkel parallel und hüftbreit auseinander. Achten Sie auf gleichmäßige Verteilung des Körpergewichts. Schließen Sie jetzt Übung Nr. 4 an.

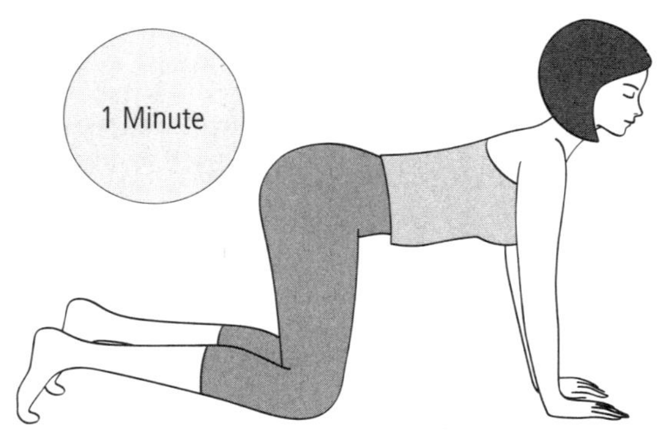

❹ Herabschauender Hund 2

Aus der Position Übung Nr. 2 drücken Sie langsam die Beine durch, um Knie und Gesäß anzuheben, bis Ihr Gewicht auf Händen und Füßen lastet. Drücken Sie die Beine weiter durch, bis die Hüften der höchste Punkt sind und Ihr Körper ein gespanntes, stabiles Dreieck bildet; die Knie sollten durchgestreckt, Waden und Oberschenkel angespannt sein.

Die Füße sollen nicht nach außen rutschen, sondern weiterhin auf einer Linie mit den Händen geradeaus zeigen. Die Hände bleiben an ihrem Platz: Krabbeln Sie nicht nach vorn! Der Rücken sollte gestreckt, keinesfalls rund sein, wenn Sie die Hüften nach oben bewegen und die Fersen in Richtung Boden streben. Atmen Sie ruhig ein und aus.

Wenn Sie die Fersen nicht ganz auf den Boden absenken können, dann versuchen Sie es so weit

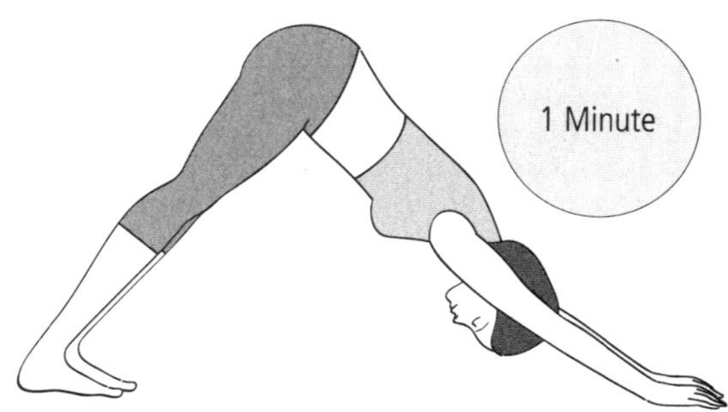

wie möglich, während Sie die Beine gestreckt halten. Erzwingen Sie jedoch nichts. Es kann einige Tage oder Wochen dauern, bis Sie die Fersen flach aufsetzen können. Halten Sie die Position **1 Minute**.

❺ Rumpfbeugen aus der Grätsche 1

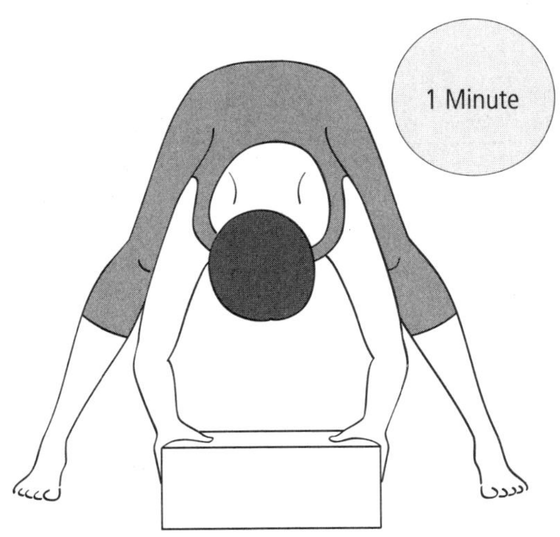

Begeben Sie sich in eine weite Grätschstellung, die Fußspitzen geradeaus gerichtet. Beugen Sie sich in den Hüften nach vorn, bis Ihre Hände den Boden berühren; zur Erleichterung können Sie sich auch auf einem Block, Buch oder Ähnlichem abstützen. Spannen Sie die Oberschenkel an, und lassen Sie den Rumpf locker hängen. Halten Sie die Position **1 Minute**. Fahren Sie mit Übung Nr. 6 fort.

❻ Rumpfbeugen aus der Grätsche 2

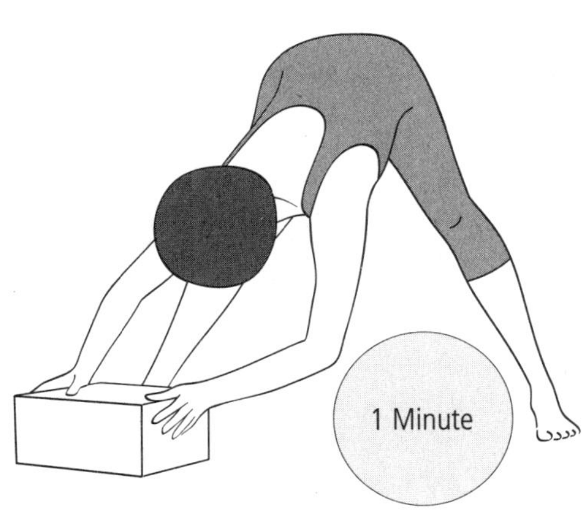

Ziehen Sie, ohne sich wieder aufzurichten, die Hände (gegebenenfalls samt Unterlage) zum rechten Fuß hinüber, während Sie beide Oberschenkel angespannt und den Rumpf locker lassen. Bleiben Sie **1 Minute** in dieser Position. Gehen Sie nun über zu Übung Nr. 7.

7 Rumpfbeugen aus der Grätsche 3

Ziehen Sie die Hände mitsamt der Unterlage zurück in die Mitte und dann hinüber zum linken Fuß. Die Oberschenkel bleiben angespannt, der Rumpf locker. Verharren Sie **1 Minute** in dieser Position. Bringen Sie dann die Arme zurück in die Mitte, beugen Sie die Knie, und richten Sie den Rumpf in einer rollenden Bewegung langsam wieder auf.

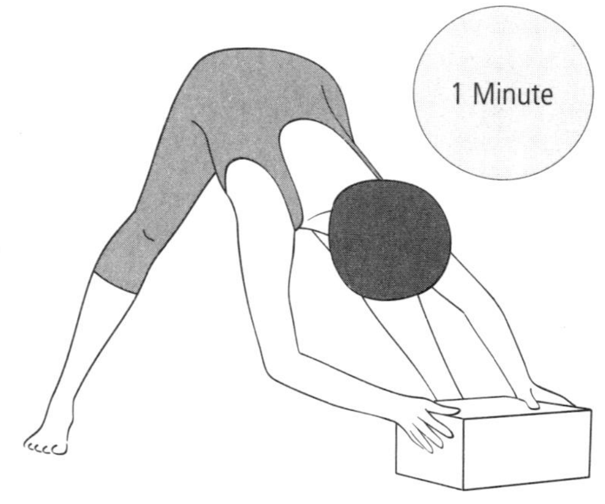

8 Hockdehnung

Halten Sie sich mit gestreckten Armen an einem Türrahmen, Geländer oder einer Stange fest, und gehen Sie in die Hocke, bis Knie und Hüften auf gleicher Höhe sind. Idealerweise stehen die Oberschenkel im rechten Winkel zu den Unterschenkeln. Biegen Sie den unteren Rücken durch, und halten Sie den Oberkörper gerade. Halten Sie diese Position **1–2 Minuten**.

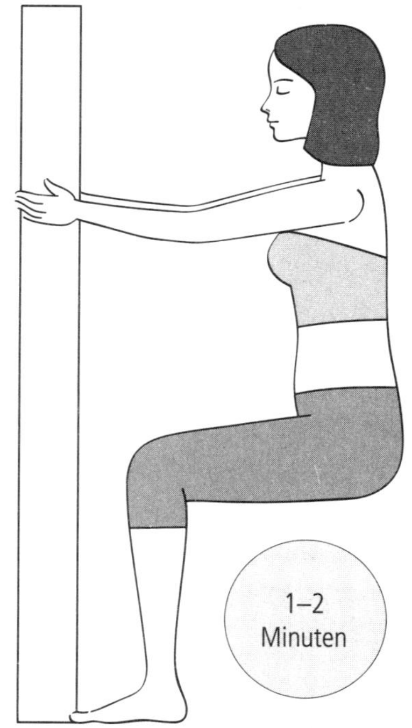

Egoscue-Übungsset Nr. 26: Turnen

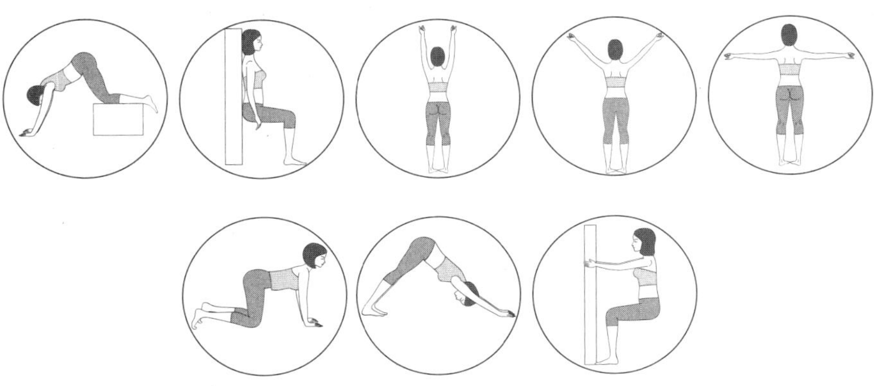

Zeitbedarf der Übungsfolge: 12 Minuten
Übungshäufigkeit: einmal morgens sowie vor und nach dem Sport
Gesamtzeitraum: Führen Sie die Übungen so lange durch, bis Sie 48 Stunden schmerzfrei sind. Gehen Sie dann zum allgemeinen Konditionsprogramm von Kapitel 13 über, wobei Sie dieses Übungsset später auch gelegentlich vor und nach dem Sport ausführen können.

Die Gelenkigkeit von Turnerinnen- und Turnern ist beeindruckend – und wird nur zu leicht mit Fitness und Gesundheit gleichgesetzt. Doch das ist ein Trugschluss. Viele Turner erweitern die Beweglichkeit ihrer Gelenke in früher Jugend, ohne die nötige Kraft und Stabilität entwickelt zu haben. Das Resultat sind überbewegliche Gelenke. Diese sind besonders verletzungsanfällig, weil sie einen übergroßen Bewegungsspielraum, aber keinen adäquaten Schutzmechanismus besitzen.

Besonders bei Männern ist häufig die äußere Rumpfmuskulatur höchst eindrucksvoll ausgebildet, die tiefer liegende Haltungsmuskulatur dagegen zu schwach, um Verletzungen zu verhindern. Das folgende Übungsset befreit von Schmerzen in den gewichtstragenden Gelenken.

❶ Pferd

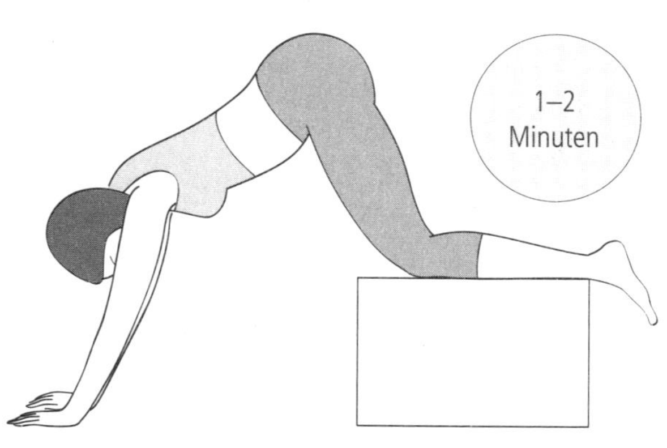

Knien Sie sich auf einen festen Schaumstoffblock oder Stuhl. Beugen Sie den Oberkörper vor, und stützen Sie ihn mit den Armen ab, die Handflächen unterhalb der Schultern flach auf dem Boden. Lassen Sie Kopf und Rücken entspannt bodenwärts sinken, sodass die Schulterblätter einander berühren. Bleiben Sie ganz locker, Ihr Rücken darf merklich durchhängen. Lassen Sie die Ellenbogen durchgestreckt. Wandern Sie mit den Händen ca. 15–20 cm nach vorn, sodass die Hüften nicht mehr senkrecht über den Knien stehen. Halten Sie die Position **1–2 Minuten**.

❷ Luftbank

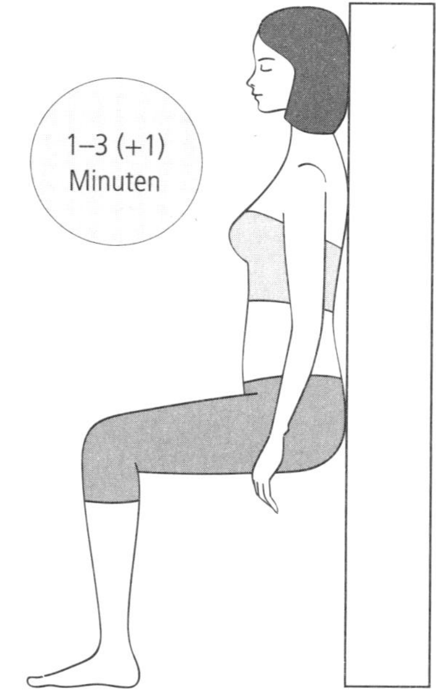

Stellen Sie sich mit dem Rücken an eine Wand. Pressen Sie Hüften und Schultern gegen die Wand, rutschen Sie mit den Füßen vorwärts und mit dem Rücken langsam abwärts in Sitzhaltung. Die Oberschenkel sollten sich im rechten Winkel zum Rumpf befinden und die Knie senkrecht über den Knöcheln stehen, nicht über den Zehen. (Sie dürfen Ihre Zehen nicht sehen.) Bei Schmerzen in den Kniescheiben können Sie mit dem Rücken wieder etwas höher rutschen. Drücken Sie den unteren und mittleren Rücken gegen die Wand. Spü-

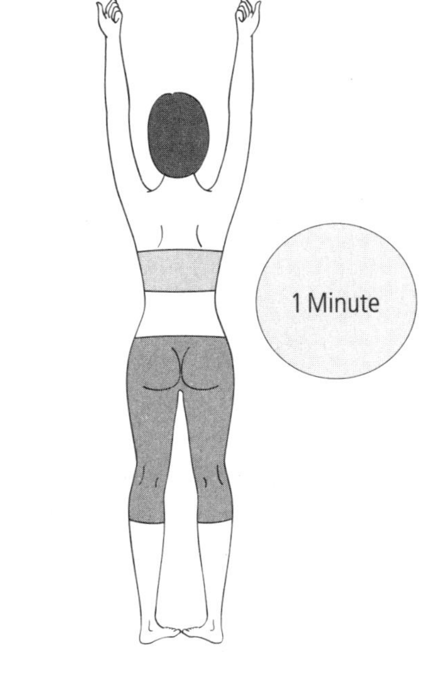

ren Sie, wie die Muskulatur an der Oberseite der Oberschenkel arbeitet. Halten Sie die Position **1–3 Minuten**. (Sie können mit wenigen Sekunden beginnen und sich allmählich steigern.) Gehen Sie nach dieser Übung **1 Minute** umher.

❸ Standuhr 1

Stellen Sie sich mit dem Gesicht und einwärtsgedrehten Füßen zur Wand. Heben Sie die Arme wie Uhrzeiger in die Position »12 Uhr«. Strecken Sie die Ellbogen gerade durch. Drehen Sie die Schultern von der Wand fort, sodass Ihre Daumen von ihr weg zeigen. Halten Sie diese Position **1 Minute**. Gehen Sie nun über zu Übung Nr. 4.

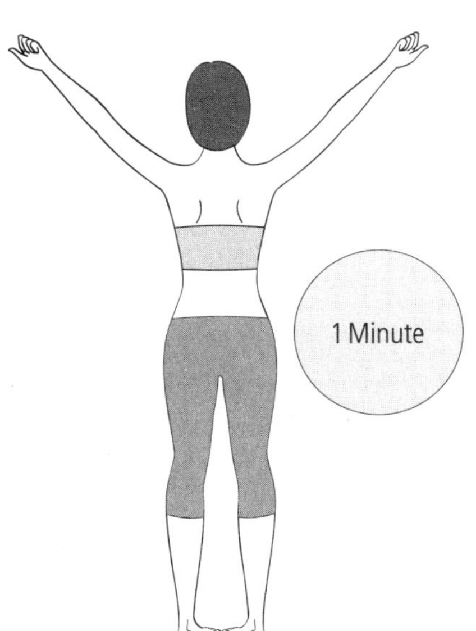

❹ Standuhr 2

Bleiben Sie mit einwärtsgekehrten Füßen stehen. Heben Sie Ihre Arme nun so, dass sie »10 vor 2 Uhr« anzeigen. Ellbogen-, Schulter- und Daumenhaltung entspricht Schritt eins. Verweilen Sie **1 Minute** in dieser Position. Schließen Sie jetzt Übung Nr. 5 an.

5 Standuhr 3

Stellen Sie in derselben Haltung von Füßen, Ellbogen, Schultern und Daumen Ihre Arme auf »Viertel vor 3 Uhr«. Bleiben Sie **1 Minute** so stehen. Sollten sich bei dieser Übung Ihre Ellbogenschmerzen verschlimmern, so lassen Sie diesen Teil zunächst aus. Üben Sie einige Tage lang nur Übung Nr. 3 und 4, ehe Sie sich erneut an Übung Nr. 5 wagen. Bereitet dieser Schritt keine Schmerzen mehr, dann führen Sie ihn ebenfalls regelmäßig aus.

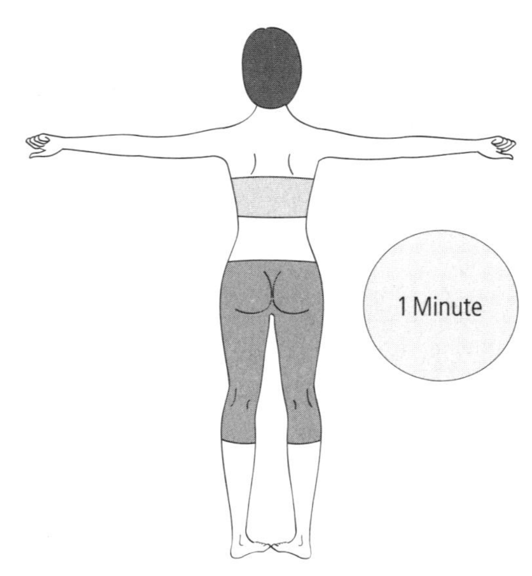

6 Herabschauender Hund 1

Begeben Sie sich in den Vierfüßlerstand, sodass die Knie mit den Hüften, die Handgelenke mit den Schultern eine Senkrechte bilden. Die Füße sind aufgestellt. Halten Sie die Unterschenkel parallel und hüftbreit auseinander. Achten Sie auf eine gleichmäßige Verteilung des Körpergewichts. Gehen Sie nun zu Übung Nr. 7 über.

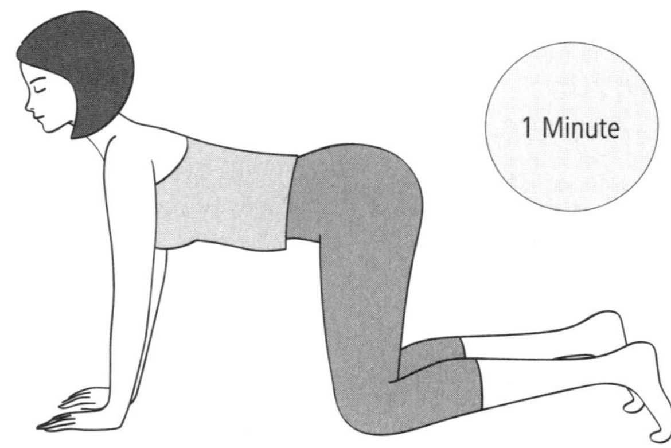

❼ Herabschauender Hund 2

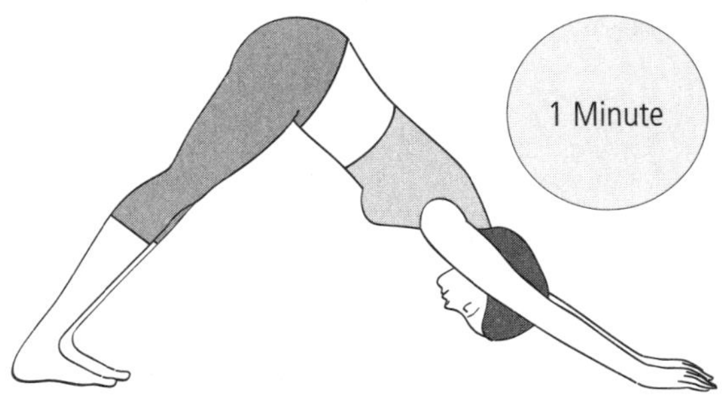

Aus der Position Übung Nr. 6 drücken Sie langsam die Beine durch, um Knie und Gesäß anzuheben, bis Ihr Gewicht auf Händen und Füßen lastet. Drücken Sie die Beine weiter durch, bis die Hüften der höchste Punkt sind und Ihr Körper ein gespanntes, stabiles Dreieck bildet; die Knie sollten durchgestreckt, Waden und Oberschenkel angespannt sein.
Die Füße sollen nicht nach außen rutschen, sondern weiterhin auf einer Linie mit den Händen geradeaus zeigen. Die Hände bleiben an ihrem Platz: Krabbeln Sie nicht nach vorn! Der Rücken sollte gestreckt, keinesfalls rund sein, wenn Sie die Hüften nach oben bewegen und die Fersen in Richtung Boden streben. Atmen Sie ruhig ein und aus.
Wenn Sie die Fersen nicht ganz auf den Boden absenken können, dann versuchen Sie es so weit wie möglich, während Sie die Beine gestreckt halten. Erzwingen Sie jedoch nichts. Es kann einige Tage oder Wochen dauern, bis Sie die Fersen flach aufsetzen können. Halten Sie die Position **1 Minute**.

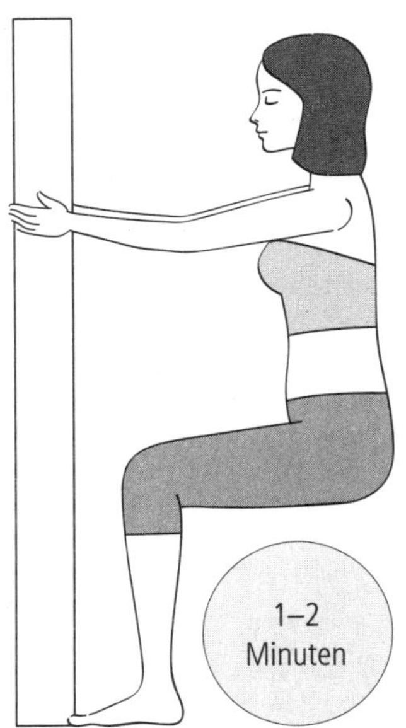

❽ Hockdehnung

Halten Sie sich mit gestreckten Armen an einem Türrahmen, Geländer oder einer Stange fest, und gehen Sie in die Hocke, bis Knie und Hüften auf gleicher Höhe sind. Idealerweise stehen die Oberschenkel im rechten Winkel zu den Unterschenkeln. Biegen Sie den unteren Rücken durch, und halten Sie den Oberkörper gerade. Halten Sie diese Position **1–2 Minuten**.

Egoscue-Übungsset Nr. 27: Krafttraining

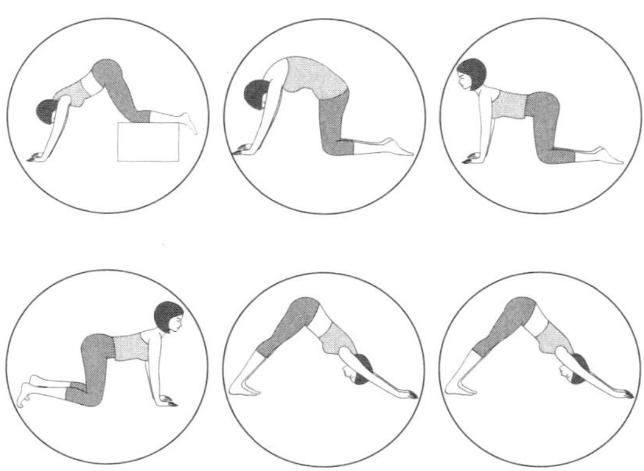

Zeitbedarf der Übungsfolge: 8 Minuten
Übungshäufigkeit: einmal morgens sowie vor und nach dem Sport
Gesamtzeitraum: Führen Sie die Übungen so lange durch, bis Sie 48 Stunden schmerzfrei sind. Gehen Sie dann zum allgemeinen Konditionsprogramm von Kapitel 13 über, wobei Sie dieses Übungsset später auch gelegentlich vor und nach dem Sport ausführen können.

Viele Gewichtheber und Bodybuilder schaden sich selbst, indem sie stundenlang bereits bestehende Funktionsstörungen ihres Bewegungsapparats verstärken. Sie neigen dazu, bevorzugt jene Muskeln und Strukturen zu trainieren, die erstens bereits am kräftigsten sind und sich zweitens am schnellsten ansprechen lassen. Damit widmen sie den oberflächlichen, äußeren Muskeln ihre volle Aufmerksamkeit und vernachlässigen die tiefer liegende Muskulatur.

Leider setzen Funktionsstörungen zunächst in den Tiefen der Muskelschichten ein, um sich nach außen auszubreiten. Als Erstes streiken also die tiefer liegenden Muskeln, große wie kleine. Die nächste Muskelschicht übernimmt ihre Funktionen und so weiter. Am Ende verrichten die äußersten Muskeln den Großteil der Arbeit. Sie sind sozusagen die Überlebenden, weil sie als Improvisationskünstler wissen, wie man instabile Gelenke bewegt. Krafttraining mit Gewichten bestärkt sie darin. So betätigen immer stärkere Muskeln ein immer schwächeres Gelenk – ein Prozess, bei dem irgendwann eine Seite nachgeben muss. Die nachstehenden Übungen helfen bei Beschwerden, die in Verbindung mit Krafttraining auftreten.

1 Pferd

Knien Sie sich auf einen festen Schaumstoffblock oder Stuhl. Beugen Sie den Oberkörper vor, und stützen Sie ihn mit den Armen ab, die Handflächen liegen unterhalb der Schultern flach auf dem Boden. Lassen Sie Kopf und Rücken entspannt bodenwärts sinken, sodass die Schulterblätter einander berühren. Bleiben Sie ganz locker, Ihr Rücken darf merklich durchhängen. Lassen Sie die Ellenbogen durchgestreckt. Wandern Sie mit den Händen ca. 15–20 cm nach vorn, sodass die Hüften nicht mehr senkrecht über den Knien stehen. Halten Sie die Position **2 Minuten**.

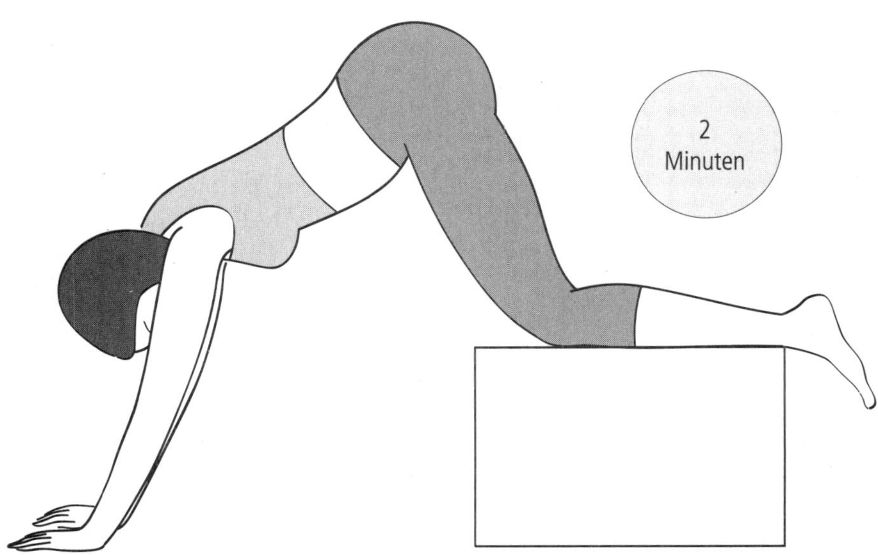

❷ Hund und Katze 1

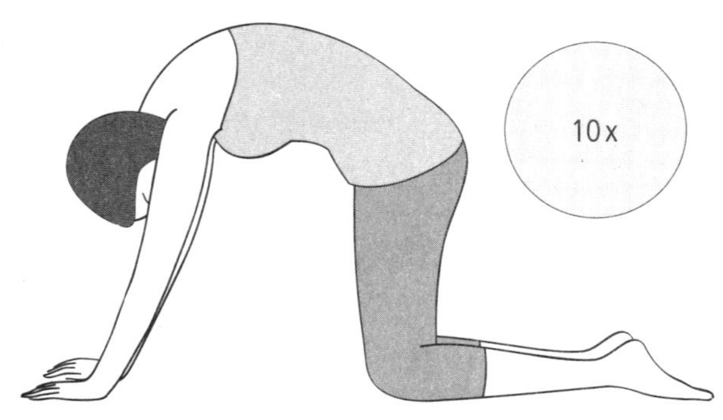

Begeben Sie sich in den Vierfüßlerstand. Die Knie sollten mit den Hüften, die Handgelenke mit den Schultern eine Senkrechte bilden. Halten Sie die Unterschenkel parallel und hüftbreit auseinander. Achten Sie darauf, dass Ihr Gewicht gleichmäßig verteilt ist. Machen Sie nun einen Katzenbuckel: Wölben Sie, während Sie den Kopf einziehen, den Rücken sanft vom Gesäß bis zum Hals rund nach oben. Gehen Sie nun zu Übung Nr. 3 über.

❸ Hund und Katze 2

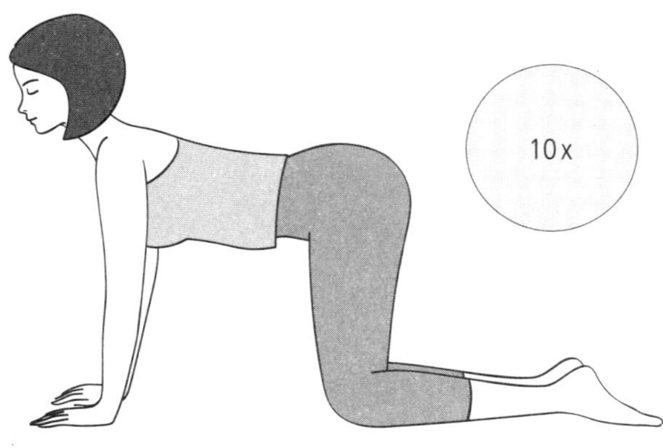

Drücken Sie den Rücken langsam zum Hohlkreuz durch, und heben Sie wie ein wachsamer Hund den Kopf. Spielen Sie **10-mal** Katze und Hund, allerdings nicht im im abrupten Wechsel, sondern im fließenden Übergang.

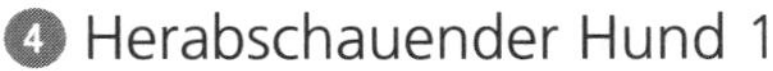

4 Herabschauender Hund 1

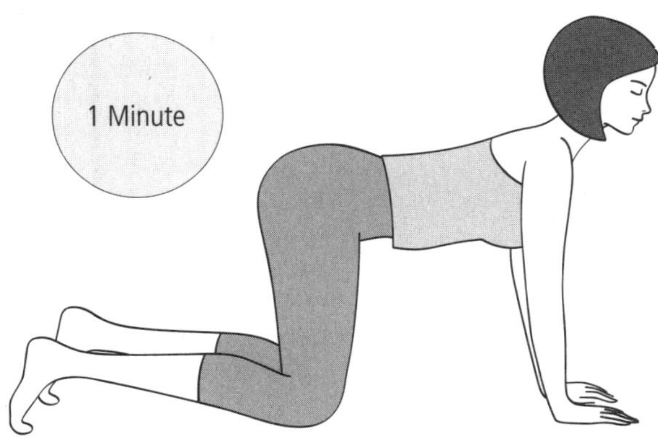

Begeben Sie sich in den Vierfüßlerstand, sodass die Knie mit den Hüften, die Handgelenke mit den Schultern eine Senkrechte bilden. Die Füße sind aufgestellt. Halten Sie die Unterschenkel parallel und hüftbreit auseinander. Achten Sie auf gleichmäßige Verteilung des Körpergewichts. Schließen Sie jetzt Übung Nr. 5 an.

5 Herabschauender Hund 2

Aus der Position Übung Nr. 4 drücken Sie langsam die Beine durch, um Knie und Gesäß anzuheben, bis Ihr Gewicht auf Händen und Füßen lastet. Drücken Sie die Beine weiter durch, bis die Hüften der höchste Punkt sind und Ihr Körper ein gespanntes, stabiles Dreieck bildet; die Knie sollten durchgestreckt, Waden und Oberschenkel angespannt sein.

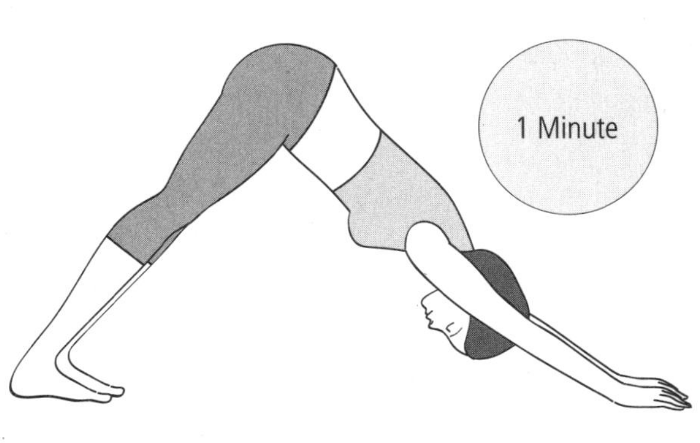

Die Füße sollen nicht nach außen rutschen, sondern weiterhin auf einer Linie mit den Händen geradeaus zeigen. Die Hände bleiben an ihrem Platz: Krabbeln Sie nicht nach vorn! Der Rücken sollte gestreckt, keinesfalls rund sein, wenn Sie die Hüften nach oben bewegen und die Fersen in Richtung Boden streben. Atmen Sie ruhig ein und aus. Wenn Sie die Fersen nicht ganz auf den Boden absenken können, dann versuchen Sie es so weit wie möglich, während Sie die Beine gestreckt halten. Erzwingen Sie jedoch nichts. Es kann einige Tage oder Wochen dauern, bis Sie die Fersen flach aufsetzen können. Halten Sie die Position **1 Minute**.

6 Luftbank

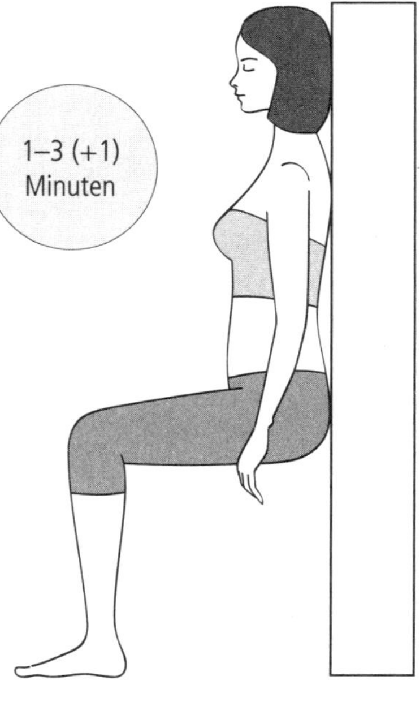

Stellen Sie sich mit dem Rücken an eine Wand. Pressen Sie Hüften und Schultern gegen die Wand, rutschen Sie mit den Füßen vorwärts und mit dem Rücken langsam abwärts in Sitzhaltung. Die Oberschenkel sollten sich im rechten Winkel zum Rumpf befinden und die Knie senkrecht über den Knöcheln stehen, nicht über den Zehen. (Sie dürfen Ihre Zehen nicht sehen.) Bei Schmerzen in den Kniescheiben können Sie mit dem Rücken wieder etwas höher rutschen. Drücken Sie den unteren und mittleren Rücken gegen die Wand. Spüren Sie, wie die Muskulatur an der Oberseite der Oberschenkel arbeitet. Halten Sie die Position **1–3 Minuten**. (Sie können mit wenigen Sekunden beginnen und sich allmählich steigern.) Gehen Sie nach dieser Übung **1 Minute** umher.

Egoscue-Übungsset Nr. 28: Fußball

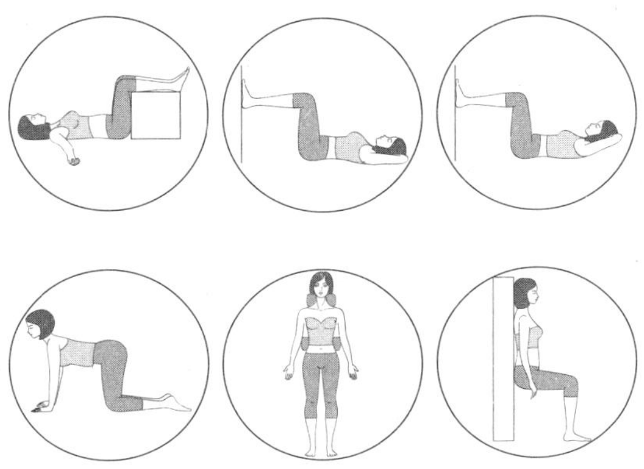

Zeitbedarf der Übungsfolge: 15–20 Minuten
Übungshäufigkeit: einmal morgens sowie vor und nach dem Sport
Gesamtzeitraum: Führen Sie die Übungen so lange durch, bis Sie 48 Stunden schmerzfrei sind. Gehen Sie dann zum allgemeinen Konditionsprogramm von Kapitel 13 über, wobei Sie dieses Übungsset später auch gelegentlich vor und nach dem Sport ausführen können.

Fußball ist ein Laufsport. In ihm kommen vorwiegend die widerstandsfähigsten Strukturen des modernen menschlichen Bewegungsapparats zum Einsatz, nämlich Beine und Becken. Der in vielen Fällen funktionsgestörte Oberkörper spielt eine untergeordnete Rolle. Viele Eltern sehen es gern, dass ihre Kids Fußball spielen, weil die Verletzungsgefahr nicht übermäßig groß zu sein scheint. Dies ist nicht unbedingt richtig. Denn der moderne Fußball ist eine »Kontaktsportart«, ein harter, körperbetonter und kämpferischer Mannschaftssport. Jugendliche lieben das Spiel, weil es ihnen Gelegenheit gibt, zu rennen und zu treten, sich zu drehen und zu wenden – Bewegungen, die sie instinktiv ausführen möchten, die ihnen im Alltag aber oftmals verwehrt bleiben. Und genau da liegt der Hund begraben: Den Straßenfußball von früher gibt es in den Städten nicht mehr und die alltägliche Bewegungsarmut wird höchsten bei denjenigen kompensiert, die regelmäßig in den Sportvereinen trainieren.

Folgendes Übungsset hilft die bei Fußballern häufigen Knie- und Rückenschmerzen zu beseitigen.

1 Rückenruhe

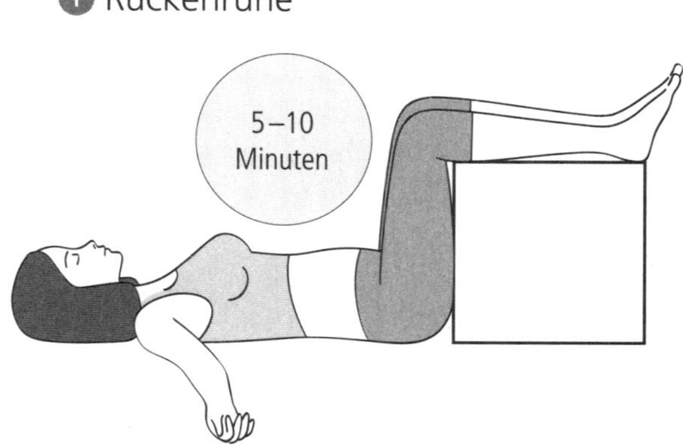

Legen Sie sich auf den Rücken, beide Beine im rechten Winkel über einem Stuhl oder Block. Lassen Sie die Hände, Handflächen nach oben, unterhalb der Schulterlinie auf dem Boden oder Ihrem Bauch ruhen. Senken Sie den Rücken auf den Boden ab. Atmen Sie mit dem Bauch bzw. Zwerchfell. Halten Sie die Position **5–10 Minuten.**

2 Sit-up gegen die Wand 1

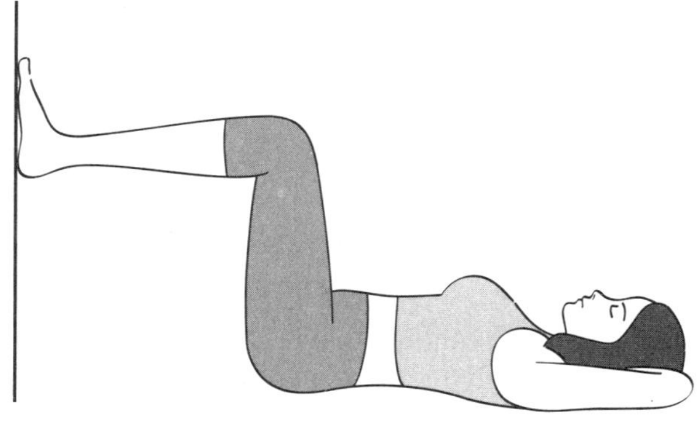

Lehnen Sie in Rückenlage beide Beine im rechten Winkel gegen eine Wand. Halten Sie die Füße hüftbreit auseinander, gerade und parallel. Verschränken Sie die Hände, beide Ellbogen auf dem Boden abgesenkt, hinter dem Kopf. Gehen Sie nun über zu Übung Nr. 3.

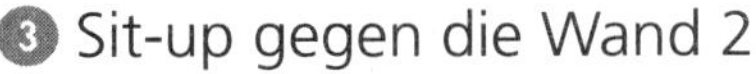

3 Sit-up gegen die Wand 2

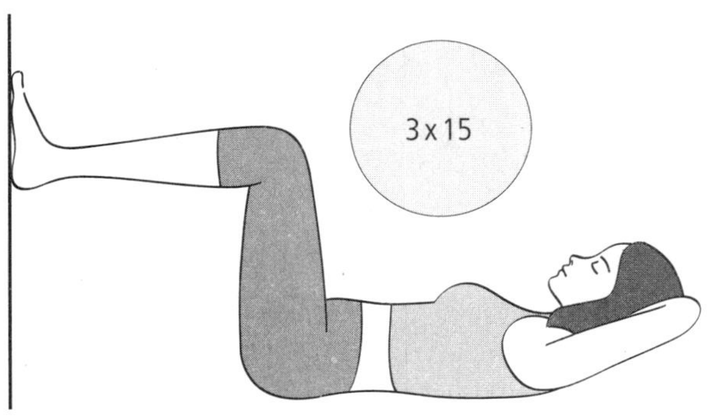

Heben Sie den Oberkörper an. Ziehen Sie nicht den Kopf mit den Händen hoch, sondern heben Sie Arme, Schultern, Hals und Kopf als Einheit an. Halten Sie den Blick zur Decke gerichtet. Wenn diese aus Ihrem Sichtfeld verschwindet, senken Sie wieder den Rumpf. Machen Sie **3 Durchgänge à 15 Wiederholungen**. Entspannen Sie sich nach jedem Durchgang einen Moment. Diese Übung aktiviert die Bauchmuskeln, während sie die Beugemuskeln der Hüften und die Muskulatur der Brustwirbelsäule entlastet.

4 Pferd am Boden

Knien Sie sich auf den Boden. Beugen Sie den Oberkörper vor, und setzen Sie die Hände unterhalb der Schultern flach auf dem Boden auf. Lassen Sie Kopf und Rücken entspannt bodenwärts sinken, sodass die Schulterblätter einander berühren. Bleiben Sie ganz locker, Ihr Rücken darf merklich durchhängen. Lassen Sie die Ellbogen durchgestreckt. Wandern Sie mit den Händen ca.

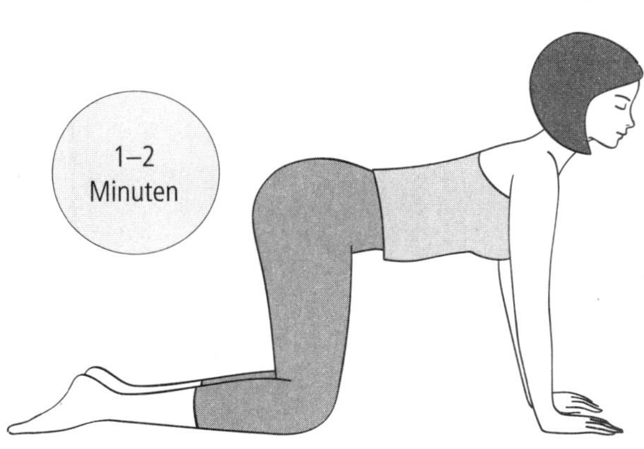

15–20 cm nach vorn, sodass die Hüften nicht mehr senkrecht über den Knien stehen. Halten Sie diese Position **1 Minute**.

5 Bodenruhe auf Rollen

Sie benötigen zwei circa 10 cm dicke Schaumstoffrollen oder zwei aufgerollte Handtücher. Legen Sie sich flach auf den Rücken. Schieben Sie eine Rolle unmittelbar über der Hüfte unter das Kreuz, die andere unter den Nacken (nicht den Kopf). Atmen Sie tief, und bleiben Sie 3 Minuten liegen.

3 Minuten

6 Luftbank

Stellen Sie sich mit dem Rücken an eine Wand. Pressen Sie Hüften und Schultern gegen die Wand, rutschen Sie mit den Füßen vorwärts und mit dem Rücken langsam abwärts in Sitzhaltung. Die Oberschenkel sollten sich im rechten Winkel zum Rumpf befinden und die Knie senkrecht über den Knöcheln stehen, nicht über den Zehen. (Sie dürfen Ihre Zehen nicht sehen.) Bei Schmerzen in den Kniescheiben können Sie mit dem Rücken wieder etwas höher rutschen. Drücken Sie den unteren und mittleren Rücken gegen die Wand. Spüren Sie, wie die Muskulatur an der Oberseite der Oberschenkel arbeitet. Halten Sie die Position **1–3 Minuten**. Gehen Sie nach dieser Übung **1 Minute** umher.

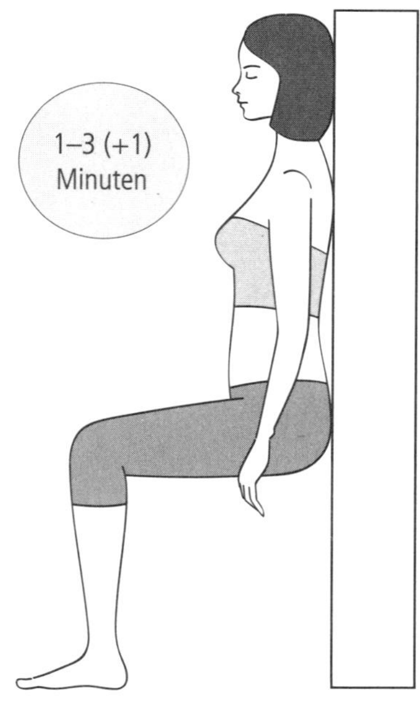

Egoscue-Übungsset Nr. 29: Volleyball

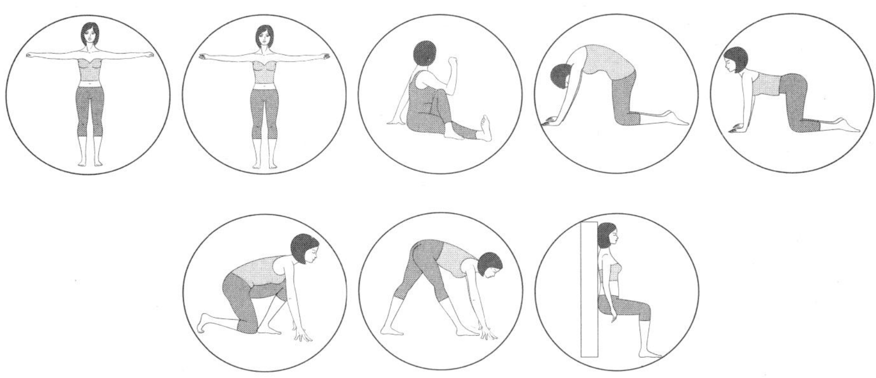

Zeitbedarf der Übungsfolge: 12 Minuten
Übungshäufigkeit: einmal morgens sowie vor und nach dem Sport
Gesamtzeitraum: Führen Sie die Übungen so lange durch, bis Sie 48 Stunden schmerzfrei sind. Gehen Sie dann zum allgemeinen Konditionsprogramm von Kapitel 13 über, wobei Sie dieses Übungsset später auch gelegentlich vor und nach dem Sport ausführen können.

Wie Fußball spricht Volleyball die Menschen an, die einen nicht allzu kraftorientierten und körperkontaktbetonten Mannschaftssport suchen. Im Gegensatz zu Fußball aber beansprucht Volleyball stark den Oberkörper und die oberen Gliedmaßen, weshalb diese rasch zu schmerzen beginnen; Schulter-, Ellbogen- und Handgelenke sind am häufigsten betroffen. Da Volleyball den Spielern schnelle Gewichtsverlagerungen abverlangt, müssen bald auch Rücken, Knie- und Sprunggelenke ihren Tribut zollen. Falls Sie unter den genannten Symptomen leiden, sollten Sie die folgenden Übungen anwenden.

❶ Armkreisel 1

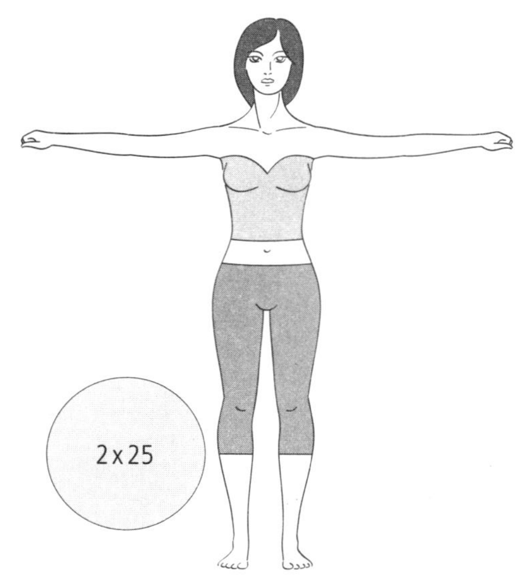

Stellen Sie sich aufrecht hin, den Kopf erhoben, die Füße leicht gegrätscht und parallel. Lassen Sie die Arme seitlich hängen, und machen Sie mit beiden Händen den Golfgriff, die Finger geschlossen, Knöchel gebeugt und Daumen ausgestreckt. Heben Sie die durchgestreckten Arme seitlich bis in Schulterhöhe an, die Handflächen nach unten, die Daumen zeigen nach vorn. Zieht es eine Schulter vor- oder aufwärts, senken Sie die Schultern, bis beide auf einer Höhe bleiben. Schieben Sie nun die Schulterblätter leicht zueinander, und beschreiben Sie mit den Armen Vorwärtskreise (also in Zeigerichtung der Daumen) von etwa 15 cm Durchmesser. Kreisen Sie **25-mal**. Machen Sie **2 Durchgänge** im Wechsel mit Übung Nr. 2.

❷ Armkreisel 2

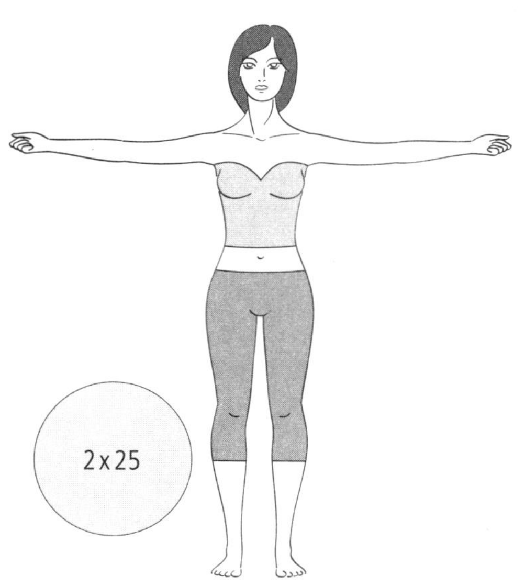

Wenden Sie die Handflächen nach oben, und beschreiben Sie mit nach hinten weisenden Daumen **25 Rückwärtskreise**. Machen Sie **2 Durchgänge** abwechselnd mit Übung Nr 1.

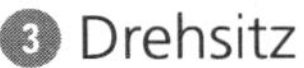

3 Drehsitz

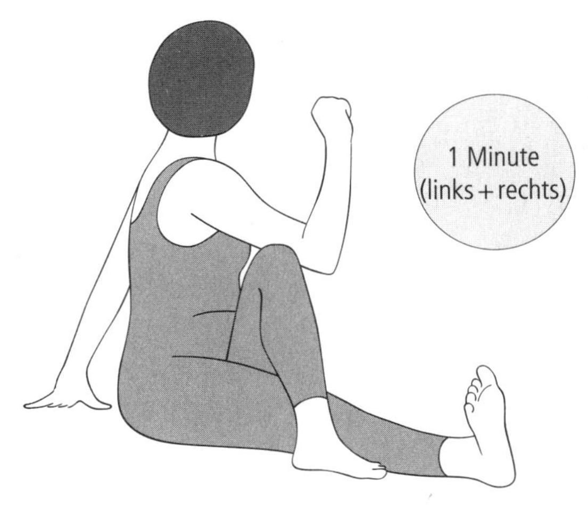

Setzen Sie sich auf den Boden, die Beine gerade ausgestreckt. Winkeln Sie das linke Bein an, und setzen Sie es so über dem rechten ab, dass der linke Fuß flach und parallel zum rechten Bein aufsetzt. Führen Sie den rechten Ellbogen an die Außenseite des linken Knies, und drehen Sie den Rumpf nach links; Ihr Kopf weist nach hinten. Spannen Sie das gestreckte (rechte) Bein an, und ziehen Sie den rechten Fuß in Richtung Knie an. Atmen Sie. Halten Sie die Position **1 Minute**, und wechseln Sie dann die Seite.

Durch diese Übung lernen die Drehmuskeln der Hüfte, wieder seitengleich und in Einklang mit den Schultern zu funktionieren.

4 Hund und Katze 1

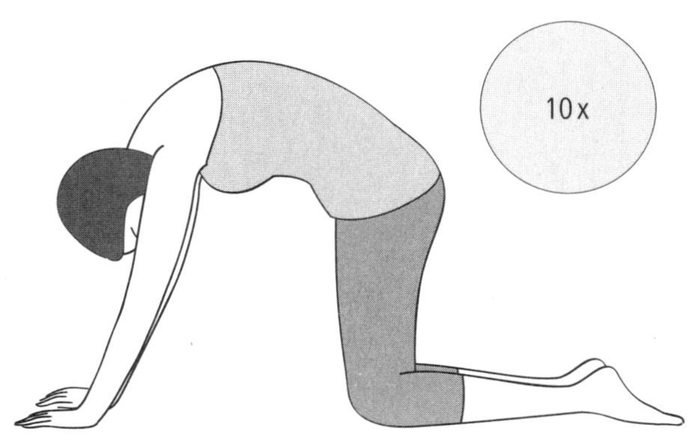

Begeben Sie sich in den Vierfüßlerstand. Die Knie sollten mit den Hüften, die Handgelenke mit den Schultern eine Senkrechte bilden. Halten Sie die Unterschenkel parallel und hüftbreit auseinander. Achten

Sie darauf, dass Ihr Gewicht gleichmäßig verteilt ist. Machen Sie nun einen Katzenbuckel: Wölben Sie, während Sie den Kopf einziehen, den Rücken sanft vom Gesäß bis zum Hals rund nach oben. Schließen Sie jetzt Übung Nr. 5 an.

5 Hund und Katze 2

Drücken Sie den Rücken langsam zum Hohlkreuz durch, und heben Sie wie ein wachsamer Hund den Kopf. Spielen Sie 10-mal Katze und Hund, allerdings nicht im abrupten, sondern fließenden Wechsel.

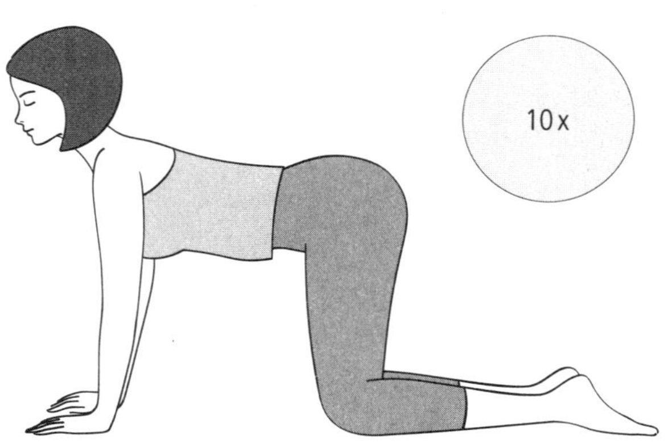

6 Läuferstretching 1

Begeben Sie sich in den Kniestand: Das linke Bein kniet, der Fuß des rechten setzt mit der Ferse vor dem linken Knie auf. Ferse und Knie sollten sich leicht berühren. Stützen Sie sich mit den Händen seitlich auf dem Boden oder einem unmittelbar vor den rechten Fuß gerückten Stuhl oder Block ab. Fahren Sie jetzt mit Übung Nr. 7 fort.

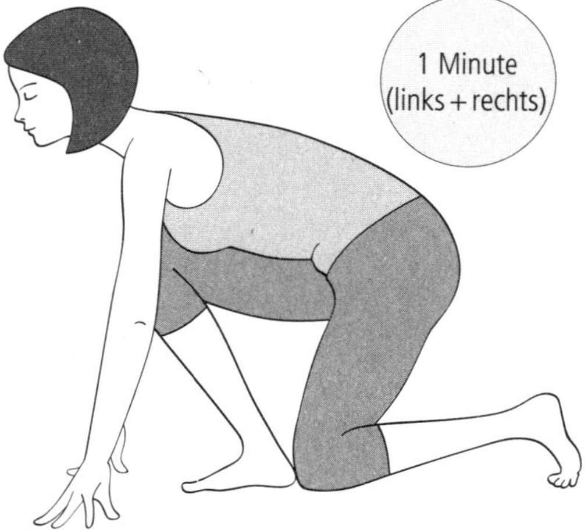

❼ Läuferstretching 2

Rollen Sie den linken Fuß von den Zehen zur Ferse hin ab, und richten Sie sich auf, bis beide Beine durchgestreckt sind. Die gesamte Fläche der Fußsohle hat Bodenkontakt – bei beiden Füßen. Achten Sie darauf, dass die Hüfte waagrecht ausgerichtet ist. Spannen Sie den rechten Oberschenkel an, während Sie den Oberkörper über dem rechten Bein ausrichten: Sie werden die Spannung an der Rückseite des Beins spüren. Lassen Sie den Oberkörper entspannt, und halten Sie die Dehnung **1 Minute**. Begeben Sie sich dann zurück in den Kniestand Übung Nr. 6. Wiederholen Sie die Dehnübung mit dem anderen Bein.

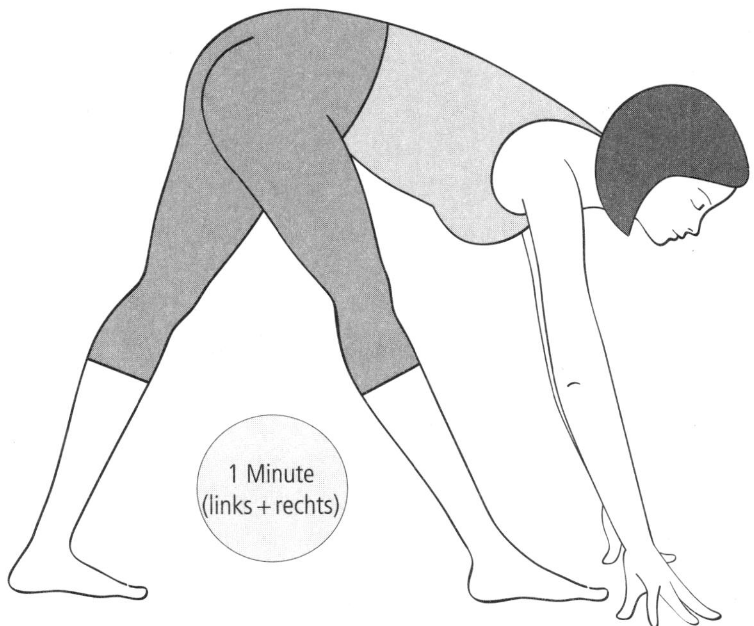

Diese Übung erinnert Muskeln und Gelenke daran, dass sich das rechte Hüftgelenk streckt, wenn sich das linke beugt (und umgekehrt). Nicht wundern: Anfangs fällt sie Ihnen vielleicht auf einer Seite leichter als auf der anderen. Das ist normal.

8 Luftbank

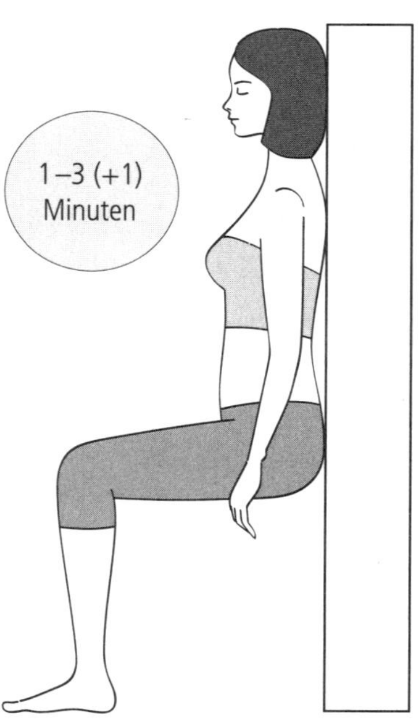

Stellen Sie sich mit dem Rücken an eine Wand. Pressen Sie Hüften und Schultern gegen die Wand, rutschen Sie mit den Füßen vorwärts und mit dem Rücken langsam abwärts in Sitzhaltung. Die Oberschenkel sollten sich im rechten Winkel zum Rumpf befinden und die Knie senkrecht über den Knöcheln stehen, nicht über den Zehen. (Sie dürfen Ihre Zehen nicht sehen.)
Bei Schmerzen in den Kniescheiben können Sie mit dem Rücken wieder etwas höher rutschen. Drücken Sie den unteren und mittleren Rücken gegen die Wand. Spüren Sie, wie die Muskulatur an der Oberseite der Oberschenkel arbeitet. Halten Sie die Position **1–3 Minuten**. Gehen Sie danach **1 Minute** umher.

Egoscue-Übungsset Nr. 30: Baseball

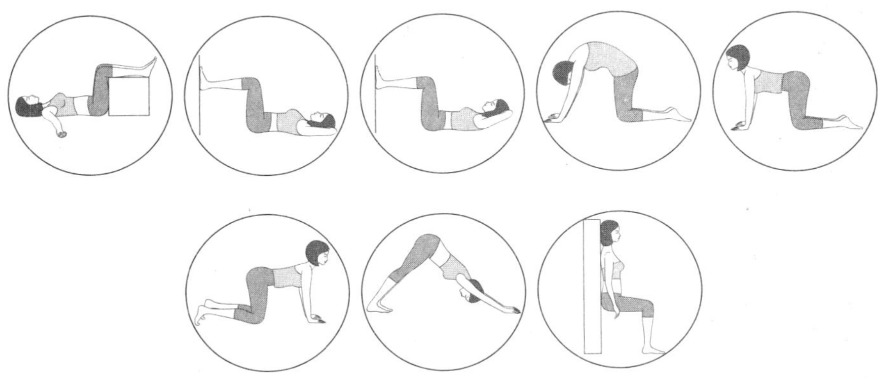

Zeitbedarf der Übungsfolge: 15–20 Minuten
Übungshäufigkeit: einmal morgens sowie vor und nach dem Sport
Gesamtzeitraum: Führen Sie die Übungen so lange durch, bis Sie 48 Stunden schmerzfrei sind. Gehen Sie dann zum allgemeinen Konditionsprogramm von Kapitel 13 über, wobei Sie dieses Übungsset später auch gelegentlich vor und nach dem Sport ausführen können.

Baseball, früher nicht gerade als gefährliche Sportart bekannt, verzeichnet einen auffälligen Anstieg der Verletzungsrate. Das liegt weniger daran, dass das Spiel härter betrieben wird. Vielmehr spielt man es heute mit funktionsuntüchtigeren Körpern. Wenn zum Beispiel Werfer und Schlagmänner unermüdlich versuchen, Bälle mit Geschwindigkeiten von bis zu 150 Stundenkilometern zu schmettern und zurückzuschlagen, dann müssen sie falsche Ausrichtungen ihrer gewichtstragenden Gelenke zwangsläufig bitter bezahlen. Funktionsstörungen sind der Grund dafür, weshalb Schulterverletzungen, Entzündungen der Armgelenke und Rückenschmerzen rasant zunehmen – und das, obwohl Werfer heute selten noch alle neun Runden spielen. Die folgende Übungssequenz wirkt typischen Schmerzsymptomen von Baseballspielern entgegen.

❶ Rückenruhe

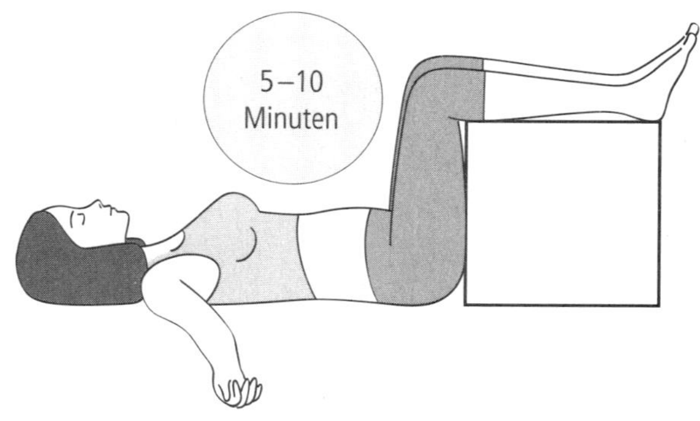

Legen Sie sich auf den Rücken, beide Beine im rechten Winkel über einem Stuhl oder Block. Lassen Sie die Hände, Handflächen nach oben, unterhalb der Schulterlinie auf dem Boden oder Ihrem Bauch ruhen. Lassen Sie den unteren Rücken in den Boden sinken. Atmen Sie mit dem Bauch bzw. Zwerchfell. Halten Sie die Position **5–10 Minuten**.

❷ Sit-up gegen die Wand 1

Lehnen Sie in Rückenlage beide Beine im rechten Winkel gegen eine Wand; halten Sie die Füße hüftbreit auseinander, gerade und parallel. Verschränken Sie die Hände, beide Ellbogen auf dem Boden abgesenkt, hinter dem Kopf. Gehen Sie jetzt über zu Übung Nr. 3.

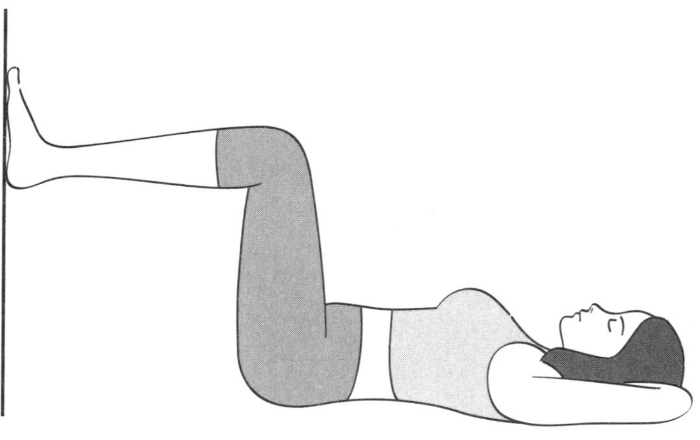

❸ Sit-up gegen die Wand 2

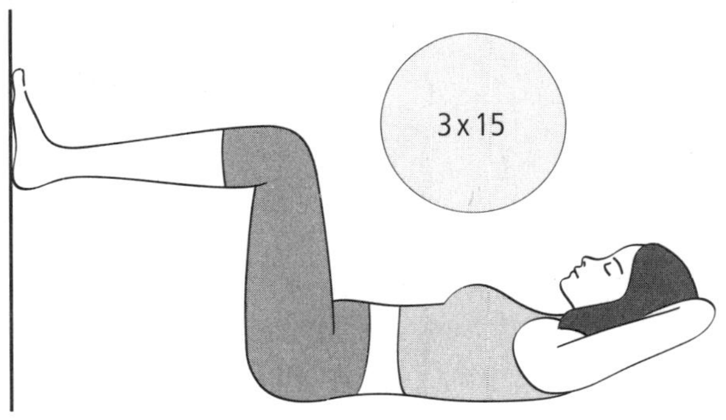

Heben Sie den Oberkörper an. Ziehen Sie nicht den Kopf mit den Händen hoch, sondern heben Sie Arme, Schultern, Hals und Kopf als Einheit an. Halten Sie den Blick zur Decke gerichtet. Wenn diese aus Ihrem Sichtfeld verschwindet, senken Sie den Oberkörper wieder ein Stück. Machen Sie **3 Durchgänge à 15 Wiederholungen**. Entspannen Sie sich nach jedem Durchgang einen Moment.

❹ Hund und Katze 1

Begeben Sie sich in den Vierfüßlerstand. Die Knie sollten mit den Hüften, die Handgelenke mit den Schultern eine Senkrechte bilden. Halten Sie die Unterschenkel parallel und hüftbreit auseinander. Achten Sie darauf, dass Ihr Gewicht gleichmäßig verteilt ist. Machen Sie nun einen Katzenbuckel: Wölben Sie, während Sie den Kopf einziehen, den Rücken sanft vom Gesäß bis zum Hals rund nach oben. Schließen Sie jetzt Übung Nr. 5 an.

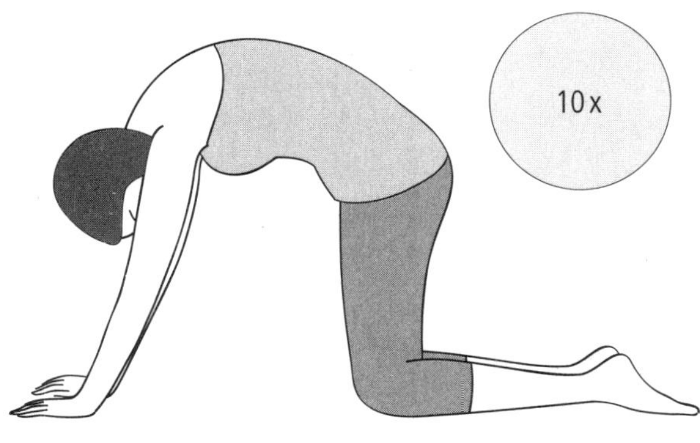

5 Hund und Katze 2

Drücken Sie den Rücken langsam zum Hohlkreuz durch, und heben Sie wie ein wachsamer Hund den Kopf. Spielen Sie **10-mal Katze** und Hund, allerdings nicht im abrupten Wechsel, sondern im fließenden Übergang.

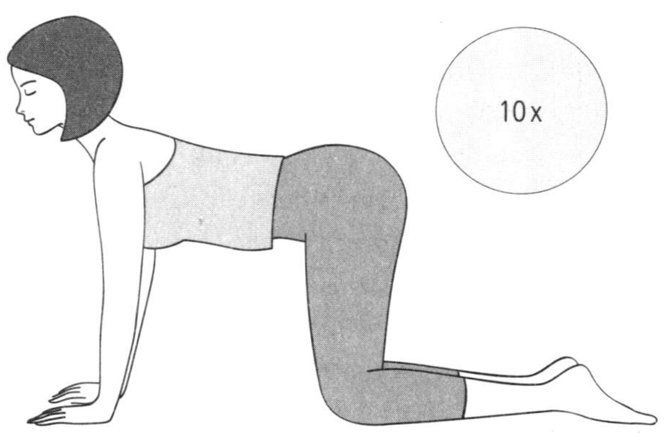

6 Herabschauender Hund 1

Begeben Sie sich in den Vierfüßlerstand, sodass die Knie mit den Hüften, die Handgelenke mit den Schultern eine Senkrechte bilden. Die Füße sind aufgestellt. Halten Sie die Unterschenkel parallel und hüftbreit auseinander. Achten Sie auf gleichmäßige Verteilung des Körpergewichts. Gehen Sie nun über zu Übung Nr. 7.

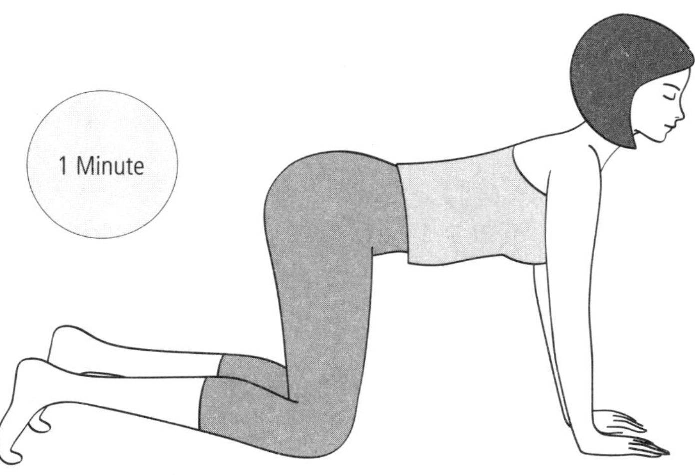

7 Herabschauender Hund 2

Aus der Position Übung Nr. 6 drücken Sie langsam die Beine durch, um Knie und Gesäß anzuheben, bis Ihr Gewicht auf Händen und Füßen lastet. Drücken Sie die Beine weiter durch, bis die Hüften der höchste Punkt sind und Ihr Körper ein gespanntes, stabiles Dreieck bildet; die Knie sollten durchgestreckt, Waden und Oberschenkel angespannt sein.
Die Füße sollen nicht nach außen rutschen, sondern weiterhin auf einer Linie mit den Händen geradeaus zeigen. Die Hände bleiben an ihrem Platz: Krabbeln Sie nicht nach vorn! Der Rücken sollte gestreckt, keinesfalls rund sein, wenn Sie die Hüften nach oben bewegen und die Fersen in Richtung Boden streben. Atmen Sie ruhig ein und aus.

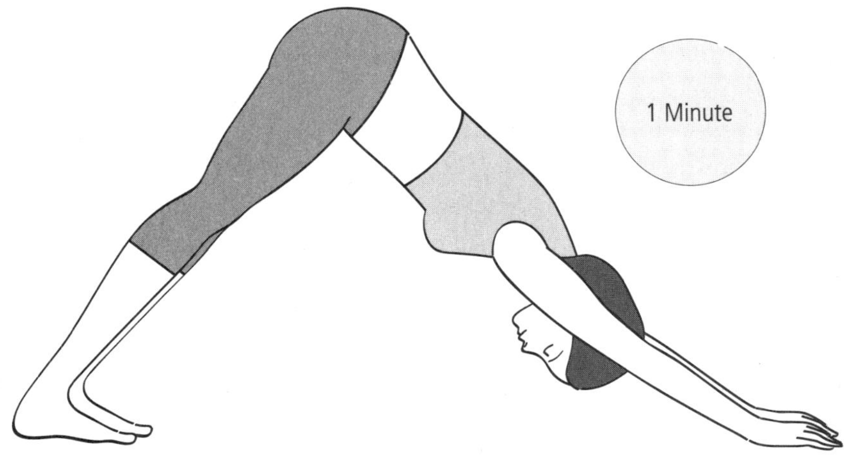

Wenn Sie die Fersen nicht ganz auf den Boden absenken können, dann versuchen Sie es so weit wie möglich, während Sie die Beine gestreckt halten. Erzwingen Sie jedoch nichts. Es kann einige Tage oder Wochen dauern, bis Sie die Fersen flach aufsetzen können. Halten Sie die Position **1 Minute**.

8 Luftbank

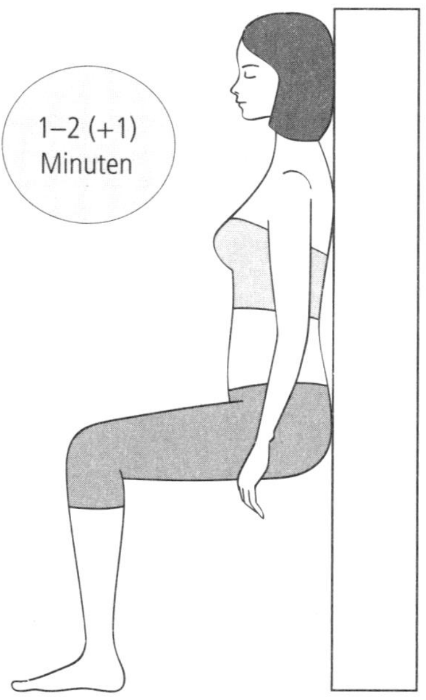

Stellen Sie sich mit dem Rücken an eine Wand. Pressen Sie Hüften und Schultern gegen die Wand, rutschen Sie mit den Füßen vorwärts und mit dem Rücken langsam abwärts in Sitzhaltung. Die Oberschenkel sollten sich im rechten Winkel zum Rumpf befinden und die Knie senkrecht über den Knöcheln stehen, nicht über den Zehen. (Sie dürfen Ihre Zehen nicht mehr sehen.) Wenn Sie Schmerzen in den Kniescheiben verspüren, rutschen Sie mit dem Rücken wieder etwas höher.
Drücken Sie Kopf, Schultern, unteren und mittleren Rücken gegen die Wand und spüren Sie, wie die Muskulatur an der Oberseite der Oberschenkel arbeitet. Verharren Sie **1–2 Minuten** in dieser Position. Falls Sie dies zu sehr anstrengt, können Sie mit wenigen Sekunden beginnen und sich allmählich steigern. Gehen Sie anschließend **1 Minute** umher.

Egoscue-Übungsset Nr. 31: American Football

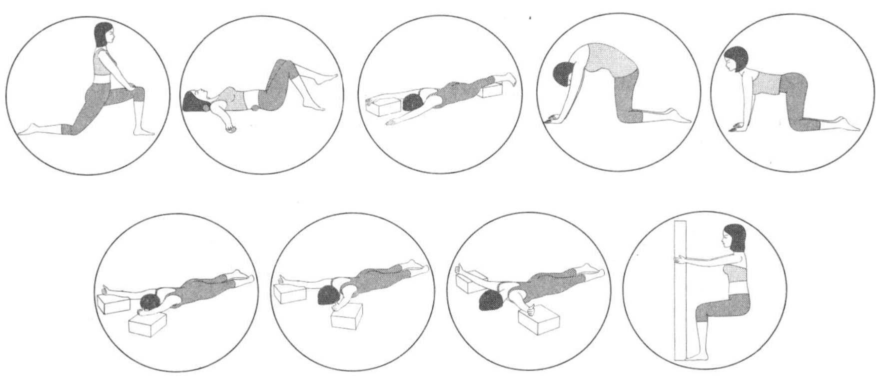

Zeitbedarf der Übungsfolge: 15 Minuten
Übungshäufigkeit: einmal morgens sowie vor und nach dem Sport
Gesamtzeitraum: Führen Sie die Übungen so lange durch, bis Sie 48 Stunden schmerzfrei sind. Gehen Sie dann zum allgemeinen Konditionsprogramm von Kapitel 13 über, wobei Sie dieses Übungsset später auch gelegentlich vor und nach dem Sport ausführen können.

Da American Football auch in deutschsprachigen Ländern seine Anhänger hat, sei er hier nicht ausgenommen. Trainer wie Spieler versuchen heute, durch den Einsatz von Kraft und Masse zu erreichen, was früher vor allem durch sportliches Geschick, Kondition und Raffinesse gelang.

Da immer mehr Spieler wie auch die übrige moderne Menschheit, Fehlstellungen der Hüften aufweisen, bereiten ihnen schnelle Richtungswechsel zunehmend Probleme. Dies stört die Koordination der gewichtstragenden Gelenke und erhöht die Gefahr, bei einem Richtungswechsel oder Zusammenprall schwer verletzt zu werden. Kniebeschwerden sind heute dermaßen verbreitet, dass die Sportmedien die Öffentlichkeit davon hat überzeugen können, die Kniegelenke seien die Schwachpunkte der menschlichen Anatomie.

Wenn solch supersportliche Typen wie Footballer sich so oft am Knie verletzen, dann liegt es am Knie, lautet die Beweisführung. Doch das führt vollkommen in die Irre. Verursacht wird das Problem nämlich dadurch, dass Footballspieler sich durch Krafttraining auf ungesunde Weise »in Form bringen« – mit dem Ergebnis, dass ihr Bewegungsapparat sich im Grunde in einer schlechteren Verfassung befindet als der von durchschnittlichen »unsportlichen« Gleichaltrigen.

Folgende Übungen helfen bei charakteristischen Beschwerden von Footballspielern.

1 Leistendehnung im Knien

Knien Sie sich auf den Boden, und setzen Sie wie abgebildet einen Fuß weit vor dem Körper auf. Halten Sie den Kopf hoch und den Rücken gerade. Verschränken Sie die Hände, und legen Sie sie, Handflächen nach unten, auf das vordere Knie. Lehnen Sie sich vor. Halten Sie die Hüften gerade, und verdrehen Sie nicht den Oberkörper. Das vordere Knie soll sich nicht über das Sprunggelenk hinaus bewegen. Halten Sie die Position **1 Minute**, und wechseln Sie dann die Seite.
Diese Übung erinnert die Leistenmuskulatur spürbar an ihre Aufgabe, die Hüften zu stabilisieren.

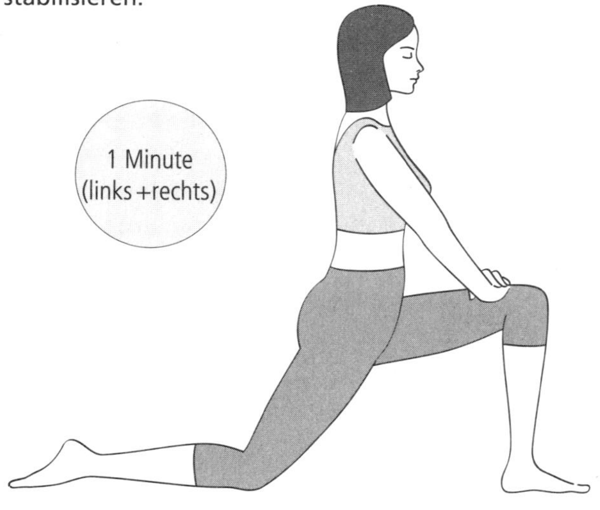

❷ Isoliertes Hüftbeugen

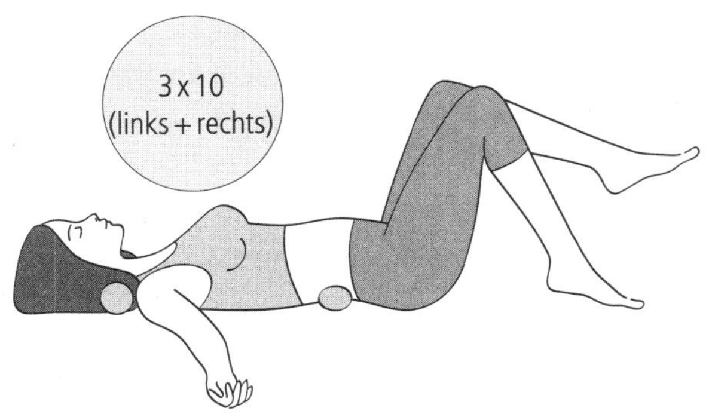

Nehmen Sie zwei Handtücher und rollen Sie jedes auf einen Durchmesser von etwa 9 cm zusammen. Legen Sie sich auf den Rücken, Knie angewinkelt, Fußsohlen flach auf dem Boden. Legen Sie eines der Handtücher unter Ihren Nacken, das andere unter die Wölbung im unteren Rücken. Die Rollen sollen nur zum Abstützen dienen, nicht zum Anheben von Kopf und Hüften. Heben Sie einen Fuß 8–10 cm hoch; Fuß, Knie und Schulter sollen sich dabei auf einer Linie befinden. Heben Sie den Fuß **10-mal** an und wechseln Sie dann die Seite. Machen Sie **3 Durchgänge**.

❸ Diagonales Arm- und Beinheben

Für diese Übung benötigen Sie zwei circa 15 cm hohe Blöcke. Begeben Sie sich in Bauchlage, und strecken Sie die Arme über den Kopf. Lagern Sie den rechten Unterarm so auf einen Block, dass er etwa 5 cm vor dem Ellbogen

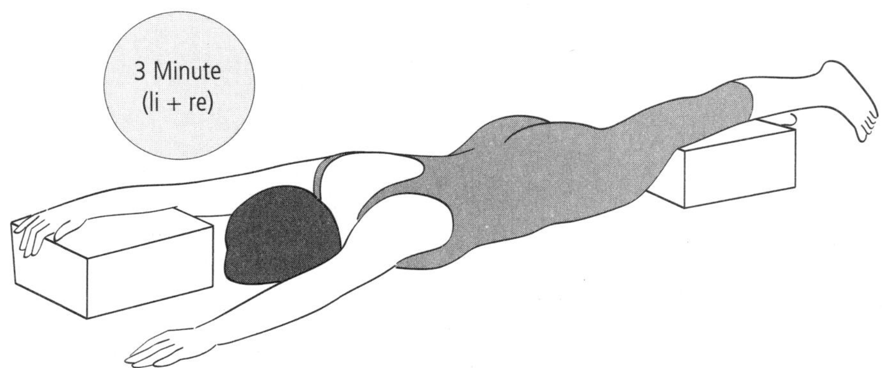

auf der Innenkante des Blocks aufliegt. Schieben Sie den anderen Block so unter das linke Bein, dass sich seine Innenkante etwa 5 cm oberhalb des Knies befindet; dies gestattet ein bequemes Aufliegen der Kniescheibe. Lassen Sie die Stirn auf dem Boden ruhen und den Bauch in den Boden sinken, während Sie Schultern und Gesäß entspannen. Halten Sie die Position **3 Minuten**, und wechseln Sie dann die Seite.
Diese Übung wirkt Funktionsstörungen entgegen, die das Zusammenspiel diagonal gegenüberliegender Gliedmaßen beeinträchtigen.

4 Hund und Katze 1

Begeben Sie sich in den Vierfüßlerstand. Die Knie sollten mit den Hüften, die Handgelenke mit den Schultern eine Senkrechte bilden. Halten Sie die Unterschenkel parallel und hüftbreit auseinander. Achten Sie darauf, dass Ihr Gewicht gleichmäßig verteilt ist. Machen Sie nun einen Katzenbuckel: Wölben Sie, während Sie den Kopf einziehen, den Rücken sanft vom Gesäß bis zum Hals rund nach oben. Schließen Sie jetzt Übung Nr. 5 an.

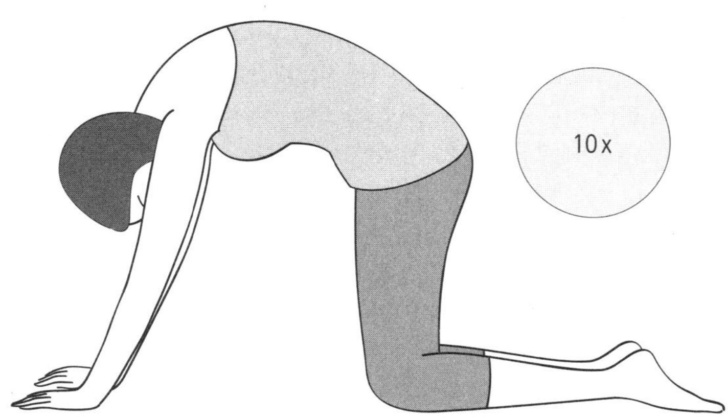

5 Hund und Katze 2

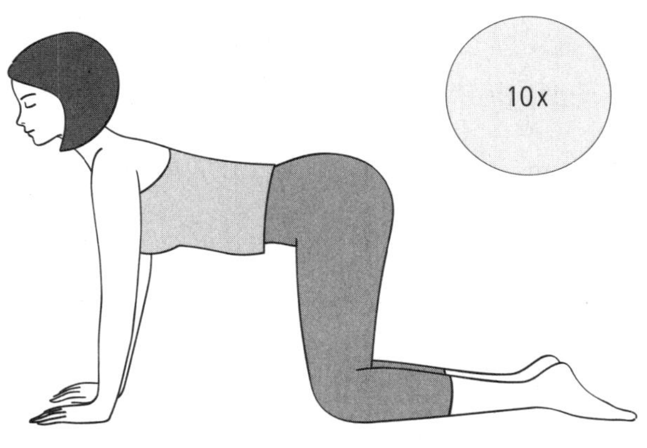

Drücken Sie den Rücken langsam zum Hohlkreuz durch, und heben Sie wie ein wachsamer Hund den Kopf.
Spielen Sie **10-mal** Katze und Hund, allerdings nicht im abrupten Wechsel, sondern im fließenden Übergang..

6 Liegender Adler 1

Begeben Sie sich in Bauchlage, Gesicht nach unten, Fußspitzen einwärtsgedreht. Strecken Sie die Arme angespannt nach vorn. Legen Sie die Arme unterhalb der Handgelenke auf 15 cm hohe Blöcke. Ballen Sie die Hände ganz locker (nicht fest!) zu Fäusten, die ausgestreckten Daumen zur Decke gerichtet; bringen Sie die Arme mit einer Drehbewegung der Schultern und nicht der Ellbogen in diese Haltung. Lassen Sie die Stirn auf dem Boden ruhen.

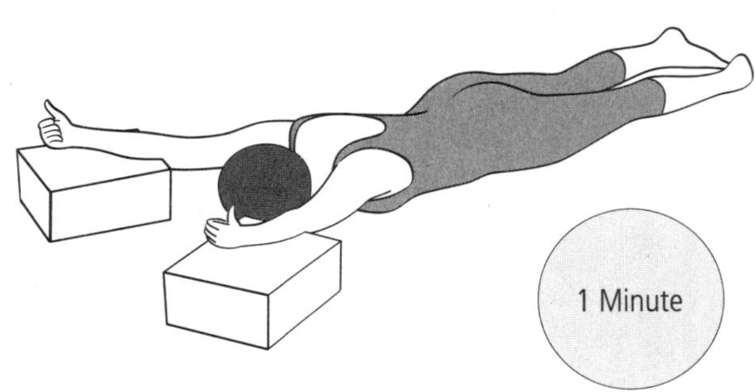

Nacken, Schultern, Gesäß und Bauch sind entspannt, die Hüften sinken nach vorn in Richtung Boden. Verweilen Sie **1 Minute** in dieser Lage, und gehen Sie über zu Übung Nr. 7.

7 Liegender Adler 2

Bleiben Sie in derselben Position liegen, und breiten Sie die Arme (samt Blöcken) zu **Winkeln von 45 Grad** aus. Lassen Sie Nacken, Schultern, Gesäß und Bauch entspannt. Drehen Sie wie bei Schritt eins die Arme in den Schultern, damit die Daumen zur Decke weisen. Halten Sie diese Position **1 Minute** lang, und schließen Sie Übung Nr. 8 an.

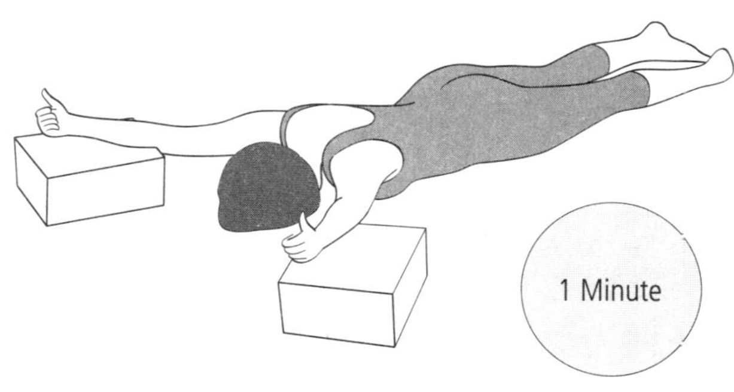

8 Liegender Adler 3

Schritt drei: Bleiben Sie in derselben Position liegen, und breiten Sie die Arme (samt Blöcken) zu **Winkeln von 90 Grad** aus. Nacken, Schultern, Gesäß und Bauch bleiben weiterhin entspannt, die Drehbewegung der Arme erfolgt wiederum aus den Schultern. Verharren Sie **1 Minute** in dieser Position.

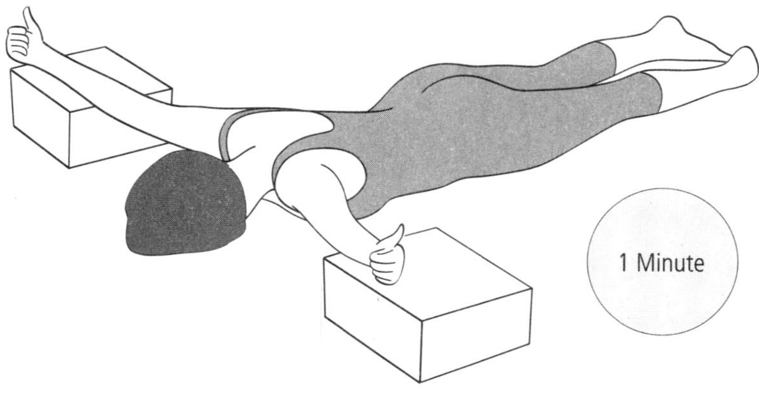

9 Hockdehnung

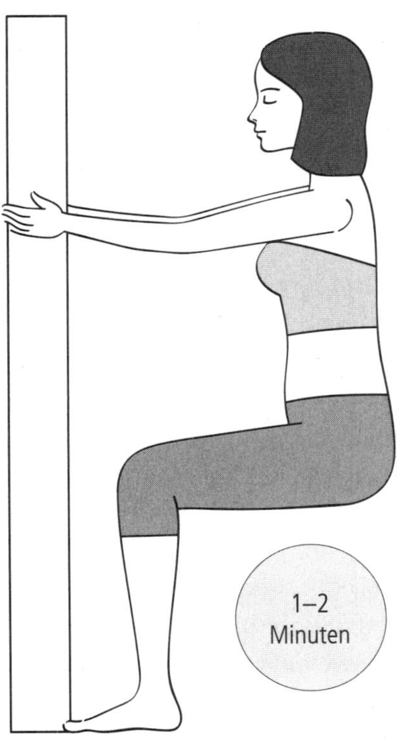

Halten Sie sich mit gestreckten Armen an einem Türrahmen, Geländer oder einer Stange fest, und gehen Sie in die Hocke, bis Knie und Hüften auf gleicher Höhe sind. Idealerweise stehen die Oberschenkel im rechten Winkel zu den Unterschenkeln. Biegen Sie den unteren Rücken durch, und halten Sie den Oberkörper gerade. Halten Sie diese Position **1–2 Minuten**.

Egoscue-Übungsset Nr. 32: Basketball

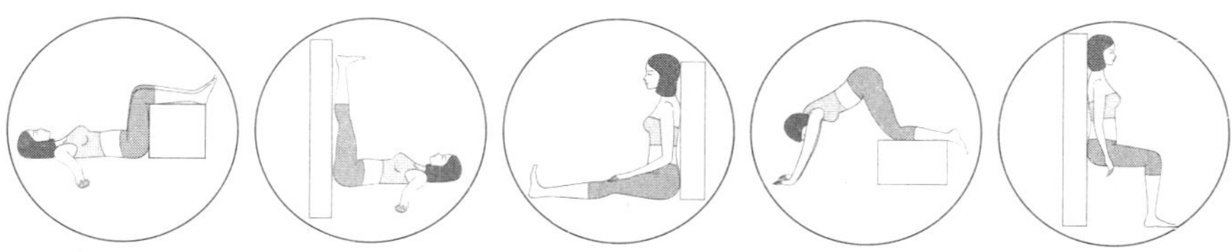

Zeitbedarf der Übungsfolge: 20-25 Minuten
Übungshäufigkeit: einmal morgens sowie vor und nach dem Sport
Gesamtzeitraum: Führen Sie die Übungen so lange durch, bis Sie 48 Stunden schmerzfrei sind. Gehen Sie dann zum allgemeinen Konditionsprogramm von Kapitel 13 über, wobei Sie dieses Übungsset auch später noch gelegentlich vor und nach dem Sport ausführen können.

Basketball wird mit jeder Saison härter und rücksichtsloser gespielt. In der NBA (National Basketball Association) werden pro Spiel immer weniger Körbe aus Distanz geworfen, hauptsächlich, weil die Wurffähigkeiten der Spieler abnehmen. Dreimal dürfen Sie raten warum: Weil die Schultergelenke nicht mehr richtig funktionieren. Schultern die nach vorne hängen, können schwerlich die Arme senkrecht über den Kopf recken, um präzise Würfe anzusetzen.

Um den Verlust dieser Fähigkeiten auszugleichen, müssen die Spieler den Ball aus instabileren Haltungen heraus werfen und zudem versuchen, den Korb aus nächster Nähe zu treffen. Im Eifer dieses »Nahkampfs« wiederum nehmen die Zusammenstöße und Fouls zu.

Besonders verbreitet unter Basketballspielern sind Knie-, Rücken- und Schulterbeschwerden. Das folgende Übungsset vermag zwar nicht das Mannschaftsspiel an sich zu verbessern, wohl aber Ihr individuelles Befinden.

❶ Rückenruhe

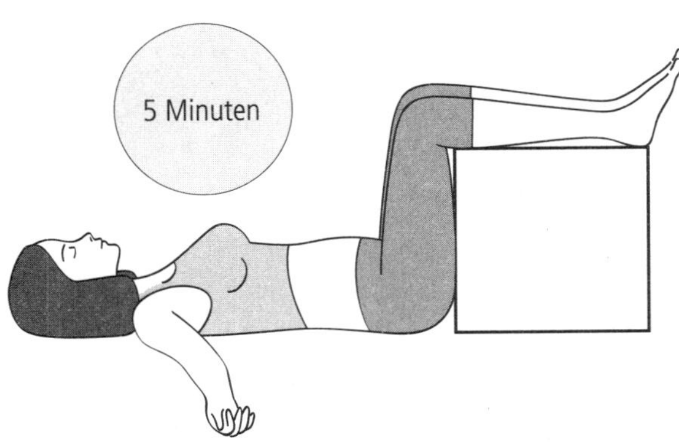

Legen Sie sich auf den Rücken, beide Beine im rechten Winkel über einem Stuhl oder Block. Lassen Sie die Hände, Handflächen nach oben, unterhalb der Schulterlinie auf dem Boden oder Ihrem Bauch ruhen. Lassen Sie den unteren Rücken in den Boden sinken. Atmen Sie mit dem Bauch bzw. Zwerchfell. Halten Sie die Position **5–10 Minuten**.

❷ Wandwinkel

Legen Sie sich auf den Rücken. Lehnen Sie die Beine durchgestreckt in hüftbreitem Abstand gegen die Wand, und spannen Sie die Oberschenkel an. Ziehen Sie Füße und Zehen zu sich heran. Rücken Sie Gesäß und die Kniekehlen, also die Rückseite der Oberschenkel, möglichst nahe an die Wand – je näher, desto besser. Konzentrieren Sie sich darauf, den Oberkörper zu entspannen. Bleiben Sie **3–5 Minuten** in dieser Position.

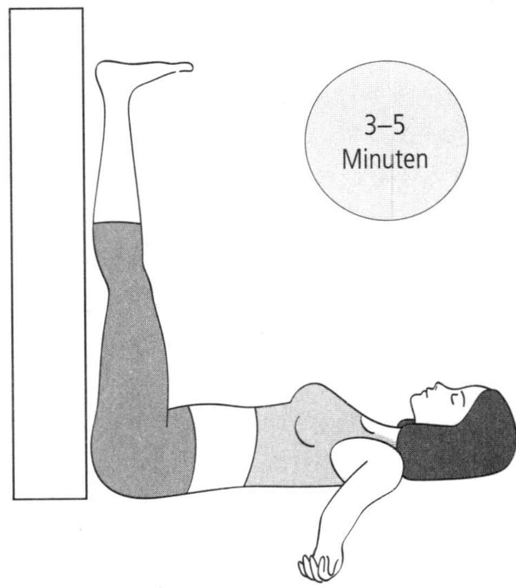

❸ Bodensitzen

Setzen Sie sich auf den Boden, den Rücken gegen eine Wand, die Beinen gerade ausgestreckt. Ziehen Sie die Schulterblätter zueinander, und verharren Sie in dieser Haltung. Heben Sie die Schultern nicht. Spannen Sie die Oberschenkel an, und ziehen Sie die Fußspitzen zu sich heran. Die Arme ruhen entspannt an den Seiten oder auf den Oberschenkeln. Bleiben Sie **3–5 Minuten** sitzen.

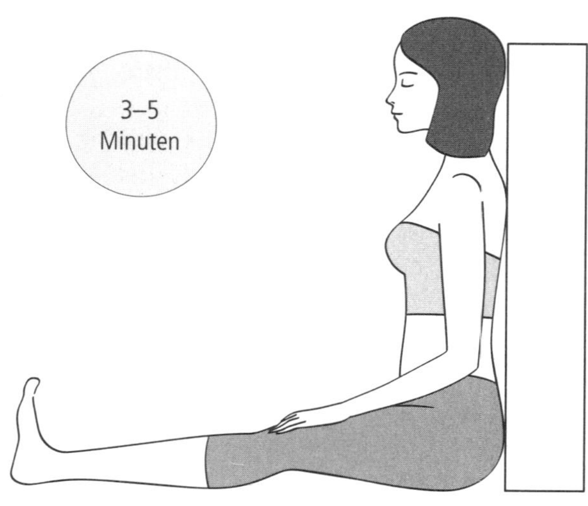

❹ Pferd

Knien Sie sich auf einen festen Schaumstoffblock oder Stuhl. Beugen Sie den Oberkörper vor, und stützen Sie ihn mit den Armen ab, die Handflächen liegen unterhalb der Schultern flach auf dem Boden. Lassen Sie Kopf und Rücken entspannt bodenwärts sinken, sodass die Schulterblätter einander berühren. Bleiben Sie ganz locker, Ihr Rücken darf merklich durchhängen. Lassen Sie die Ellenbogen durchgestreckt. Wandern

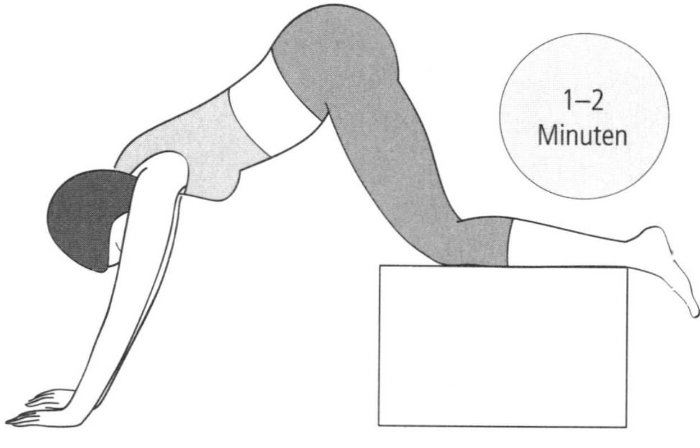

Sie mit den Händen ca. 15–20 cm nach vorn, sodass die Hüften nicht mehr senkrecht über den Knien stehen. Halten Sie die Position **1–2 Minuten**.

5 Luftbank

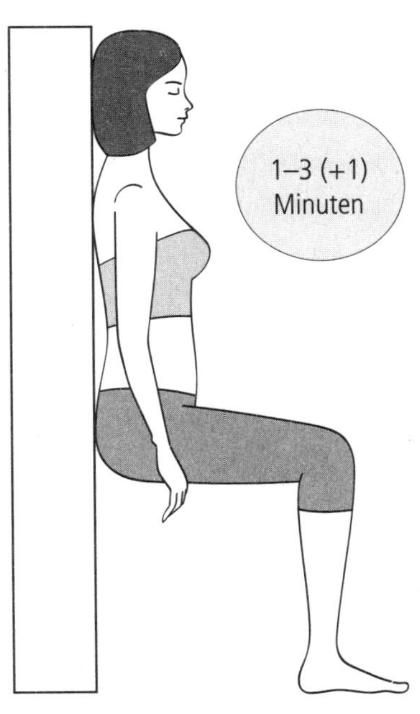

Stellen Sie sich mit dem Rücken an eine Wand. Pressen Sie Hüften und Schultern gegen die Wand, rutschen Sie mit den Füßen vorwärts und mit dem Rücken langsam abwärts in Sitzhaltung. Die Oberschenkel sollten sich im rechten Winkel zum Rumpf befinden und die Knie senkrecht über den Knöcheln stehen, nicht über den Zehen. (Sie dürfen Ihre Zehen nicht sehen.) Bei Schmerzen in den Kniescheiben können Sie mit dem Rücken wieder etwas höher rutschen. Drücken Sie den unteren und mittleren Rücken gegen die Wand. Spüren Sie, wie die Muskulatur an der Oberseite der Oberschenkel arbeitet. Halten Sie die Position **1–3 Minuten**. Gehen Sie danach **1 Minute** umher.

Fitnessstudios

Abschließend möchte ich hier noch kurz auf Fitnessstudios eingehen. Grundsätzlich handelt es sich um eine gute Idee. Und diejenigen, die versuchen, sich darin in Form zu bringen, haben es nicht verdient, dass sie dabei Schaden nehmen. Leider halten diese Einrichtungen oft nicht das, was sie versprechen. Das Problem beginnt mit eingeschränkter Bewegung und setzt sich in den Studios mit eingeschränkter Bewegung fort. Die üblichen Fitnessgeräte sprechen isoliert nur bestimmte Muskelgruppen und Knochenstrukturen an und sind nicht auf eine ausgewogene Stimulation des ganzen Körpers eingerichtet.

Wer sich für Fitnesstraining in einem Studio entscheidet, dessen Bewegungsapparat befindet sich in aller Regel bereits in einem Ungleichgewicht. In den allermeisten Fällen wird er dann an den Trainingsmaschinen jene Körperstrukturen fördern, die ohnehin bereits kräftig ausgebildet sind und die die schnellsten Erfolge versprechen. Dass man zum Lohn für seine Mühe (und das eingesetzte Geld) Fortschritte sehen und spüren will, ist nur allzu natürlich und verständlich.

Schneller als die ausgemusterten Hauptmuskeln reagieren die Ersatzmuskeln auf diese Form von Training, da sie an Belastungen gewöhnt sind. Der StairMaster ist ein gutes Beispiel. Viele Menschen verbringen Stunden an diesem populären Gerät und kräftigen jene peripheren Muskeln, mit denen die Hüften gedreht werden. Das Beugen und Strecken wird hingegen vernachlässigt. Die Muskeln, die das bewerkstelligen könnten und trainiert werden müssten, erschlaffen.

Haben Sie schon einmal von dem »StairMaster-Po« gehört? In der renommierten Zeitung *Washington Post* (Sie erinnern sich: Watergate) wurde das Phänomen ausführlich beschrieben: Insbesondere Frauen verbesserten häufig ihre Figur nicht, im Gegenteil, sie handelten sich durch harte Arbeit am StairMaster und ähnlichen Geräten immer größere Gesäßpartien ein. Das Training kräftigt eben die äußere Muskulatur und lässt die Gesäßmuskeln verkümmern. Nach getaner Arbeit im Fitnessstudio machen die trainierten Muskeln und Muskelgruppen das, was auch Sie täten: nämlich Feierabend. Sie nehmen sich für den Rest des Tages frei.

Überdies widerspricht eine derart isolierte Muskeltätigkeit dem Teamgeist unseres Bewegungsapparats. Wer bestimmte Muskeln herausgreift und stärkt, während er andere ignoriert, programmiert strukturelles Ungleichgewicht vor. An den beliebten Trainingsgeräten für die Bauchmuskulatur muss man darauf gefasst sein, dass man sich statt des ersehnten Waschbrettbauchs eine geschwächte Rückenmuskulatur einhandelt, die eine nach vorne gebeugte Haltung noch zusätzlich befördert.

Der Trend zum »schonenden« Sport hat – leider – auch nicht vor den Fitness- und Sportstudios Halt gemacht. Sportarten bzw. Fitness- und Konditionstraining wie Aerobic, die den Kreislauf kräftig ankurbeln und den Bewegungsapparat nicht schonen, sondern intensiv und ausgewogen rundum beanspruchen, scheinen auszusterben. Für die Gelenke ist diese Entwicklung verhängnisvoll: Wie sollen sie stabil sein, wenn man sie wie Todkranke vor jeder Belastung und Erschütterung verschont?

Falls Sie regelmäßig ins Fitnessstudio gehen und unter Schmerzen leiden, dann sollten Sie das Kapitel zurate ziehen, das die betroffene Körperregion behandelt.

Lassen Sie mich abschließend nochmals betonen: Keine der genannten Sportarten und Betätigungen oder die Gerätschaften verursacht Schmerzen. Die Bewegung, die sie Ihnen verschaffen, ist besser als nichts!

Was wir endlich aufgeben müssen ist die Überzeugung, es sei der Sport, der uns krank macht. Wenn wir zurück in ein bewegliches Leben finden wollen, dann müssen wir aktiv werden. Und das kann uns nichts und niemand abnehmen.

13

Leben heißt: Sich bewegen

Nachdem Sie nun dank der bislang vorgestellten Übungen Ihre Schmerzen in Griff bekommen haben, fragen Sie sich wahrscheinlich, wie Sie diesen Zustand auf Dauer bewahren können. Das gelingt, wenn Sie anwenden, was ich »Ultra Aid« (= allererste Hilfe) nenne: ein lebenslanges Programm, mit dem Sie chronische Schmerzen endgültig besiegen können, wenn Sie es zu Ihrem lebenslangen Begleiter machen.

Erkennen Sie Ihre Bewegungsmuster …

Nichts gegen Erste Hilfe, sie ist für das Überleben sogar unerlässlich. Die moderne westliche Medizin versteht sich äußerst gut auf die Erstversorgung bei Unfällen und plötzlich auftretenden schweren Erkrankungen. Allerdings hat dieses Können dazu beigetragen, dass wir Gesundheitsfürsorge mit Krisenmanagement assoziieren.

Die Behandlungsmethoden und Erste-Hilfe-Maßnahmen dieser Art von Gesundheitsfürsorge sind meist sehr aufwendig und oft sogar drastisch. Sie sind unter bestimmten Umständen angebracht, nicht jedoch zur Routineversorgung. Denn der menschliche Bewegungsapparat verfügt über ein integriertes Erste-Hilfe-System, das ihn die meisten Probleme allein bewältigen lässt.

Wir müssen uns bloß bemühen, seine Funktionsprinzipien zu verstehen, und bereit sein, diese zu unterstützen. Keine Angst, ich will Ihnen kein knallhartes Fitnessprogramm verordnen. Ich möchte lediglich, dass Sie mehr Bewegung in Ihr Leben bringen. Und da Selbsterkenntnis bekanntlich der erste Schritt zur Besserung ist, möchte ich Ihnen vorschlagen, ein Bewegungstagebuch zu führen. Das könnte ungefähr folgendermaßen aussehen:

Vormittag

1. Stunde Aufgewacht, geduscht, angezogen, das Frühstück zubereitet, die Kinder in die Schule gefahren.

2. Stunde In die Arbeit gefahren, Nachrichten auf dem Anrufbeantworter abgehört und zurückgerufen.

3. Stunde Bei einer Sitzung gewesen, den Jahresbericht durchgesehen.
4. Stunde Ein Bewerbungsgespräch geführt, telefoniert, Mittagessen am Schreibtisch.

Nachmittag

5. Stunde Langweilige Sitzung.
6. Stunde Im Taxi zu einem Kunden, über Probleme und Zukunftspläne gesprochen.
7. Stunde Im Taxi zurück ins Büro, Anrufe beantwortet, eine Gesprächsnotiz geschrieben.
8. Stunde Lage- und Postbesprechung mit Ronnie und Alice.
9. Stunde Zum Supermarkt gefahren, eingekauft, nach Hause gefahren.

Abend

10. Stunde Abendessen vorbereitet, gegessen, abgespült.
11. Stunde Chorstunde mit Singprobe.
12. Stunde Chorstunde mit Singprobe.
13. Stunde Heimgefahren, Kindern bei den Hausaufgaben geholfen.
14. Stunde Geschäftlichen Papierkram erledigt, E-Mails durchgesehen.
15. Stunde Ferngesehen, dann ins Bad und ins Bett.

Dieses Tagebuch mag Ihrem Tagesablauf überhaupt nicht entsprechen. Es soll Ihnen lediglich als Beispiel dafür dienen, wie Sie sich Ihrer Tätigkeiten und Bewegungen bewusst werden können. Früher oder später werden Sie regelmäßige Wiederholungen entdecken, sogenannte Muster.

Das Zauberwort heißt »Muster«: Unsere Umwelt schreibt uns mehr denn je vor, ob und wann wir uns bewegen. Diese Muster werden uns so sehr zur Gewohnheit, dass wir sie gar nicht mehr wahrnehmen. Die Tagebuchtechnik macht sie sichtbar, und Sie werden Ihre stündlichen, täglichen und wöchentlichen Bewegungsmuster erkennen. Und was Sie erkennen, das können Sie ändern.

Führen Sie das Tagebuch einige Wochen lang, und machen Sie dann eine Bewegungsanalyse. Schätzen Sie grob ab, wie viel Zeit Sie im Auto, am Schreibtisch und vor dem Fernseher verbringen. Welchen Tätigkeiten gehen Sie nach, wenn Sie sich bewegen, und welche Körperteile sind daran beteiligt? Legen Sie kurze Entfernungen in der Regel zu Fuß zurück? Wenn Sie mit den Händen arbeiten, tun Sie es überwiegend in Taillenhöhe? Bewegen Sie einen Arm übermäßig viel? Diese und ähnliche Informationen sind wertvoll, denn sie zeigen uns nicht nur, was wir tun, sondern auch, was wir nicht tun. Und sie sind nötig, um Muster verändern zu können.

Die meisten Menschen würden spontan vermutlich behaupten, dass sie sich ständig bewegen. Das stimmt wahrscheinlich sogar – mit einer wesentlichen Einschränkung: Sie bewegen zumeist nur wenige Teile des Körpers. Der menschliche Körper ist im Besitz von 187 Gelenken und über 600 Muskeln. Sie alle müssen bewegt werden, damit sie ihre Funktionsfähigkeit nicht verlieren. Das gilt auch für Gelenke mit minimalem Bewegungsspielraum, wie beispielsweise die gelenkigen Verbindungen der Rückgratwirbel mit den Rippen. Wollte man jedes Gelenk und jeden Muskel mindestens einmal am Tag bewusst bewegen, hätte man stundenlang zu tun. Das hielten selbst Fitnessfanatiker auf Dauer nicht durch. Zum Glück sind wir auf ein solches Fitnessprogramm nicht angewiesen! Die Routineübung, die wir alle wohl oder übel ausführen, macht es überflüssig. Und diese Übung heißt: Leben. Viele unserer Muskeln, wie die Herzmuskulatur, arbeiten unwillkürlich; wir müssen sie nicht bewusst durch Signale zur erwünschten Tätigkeit auffordern. Die übrigen Muskeln sind unserem Willen unterworfen. Aber auch sie reagieren, ohne dass es uns Kopfzerbrechen bereitet. Sie, die Haupt- und Nebenmuskeln, sind anfällig für schablonenhaftes Verhalten, da es nun einmal ihr Job ist, unseren Bewegungsapparat zu betreiben, und das moderne Leben ihnen wenig Abwechslung bietet.

Wenn Sie Ihrem Tagebuch entnehmen, dass Ihre Gewohnheiten Ihnen vornehmlich Bewegungen von Händen und Ellbogen vorschreiben, dann wissen Sie, dass unter anderem Ihre Schultern mehr Bewegung benötigen. Das Tagebuch zeigt Ihnen ferner auf, welche Ihrer Körperteile viele Stunden lang und welche bloß wenige Minuten aktiv sind. Je mehr wir eine Struktur beanspruchen, desto stärker wird sie – und desto unausgewogener das Gleichgewicht und die beidseitig symmetrische Funktionsweise unseres Bewegungsapparats. Ein 5 Minuten dauernder Gang zur Toilette alle paar

Stunden vermag nicht ausreichend diejenigen Muskeln und Gelenke zu entlasten, die uns Tag für Tag in Sitzposition halten müssen. Aber immerhin: Sind wir uns erst einmal der Diskrepanzen bewusst, dann können wir etwas dagegen tun.

… und bringen Sie Abwechslung in Ihr Leben

Was kann ich tun?, werden Sie fragen. Nun, es muss gar nicht viel sein. Führen Sie stündlich eine Bewegung aus, die von Ihrem Muster abweicht. Wenn Sie sitzen, stehen Sie auf. Pflegt Ihre Arbeit vor Ihnen zu liegen, so strecken Sie die Arme nach hinten. Wenn Sie ständig die Hände einsetzen, dann vertreten Sie sich kurz die Füße.Andersartige Bewegungen gibt es jede Menge. Pro Stunde eine einzuschieben, das kostet Sie weder viel Zeit noch Anstrengung. Ihr Körper wird es Ihnen danken. All seine Systeme profitieren davon, wenn Sie auf diese Weise vernachlässigte Funktionen bewusst wieder stärken.

Viele gute Vorsätze scheitern schon im Ansatz, weil man zu schnell zu viel erreichen will. Aufwand und Erschöpfung überschatten die angenehmen Seiten, und schon ist es mit der Motivation aus und vorbei. Wenn Sie hingegen nur einmal pro Stunde kurz aus Ihrem Bewegungsschema aus-

So durchbrechen Sie Bewegungsmuster

- Recken Sie die Arme hoch über den Kopf.
- Drehen Sie sich in der Taille nach links und rechts.
- Wenden Sie den Kopf nach links und rechts.
- Blicken Sie zur Decke.
- Setzen Sie sich auf den Boden.
- Knien Sie sich hin.
- Schlagen Sie mit den Armen wie ein Vogel mit den Flügeln.
- Stellen Sie sich auf einen Stuhl.
- Balancieren Sie auf einem Bein.
- Tun Sie, was Raucher nicht lassen können: Verlassen Sie für einige Minuten Ihren Arbeitsplatz, um sich (ohne Glimmstengel) die Füße zu vertreten.

brechen, werden Sie es bald öfter tun wollen. Es wird Ihnen immer mehr Spaß machen und Ihr Lebens- und Selbstwertgefühl heben.

Welches, werde ich oft gefragt, sind die idealen Berufe und Lebensweisen, wenn man Schmerzen und Funktionsstörungen des Bewegungsapparats vermeiden will? Meine Antwort lautet: Alle.

Unser Körper ist so konstruiert, dass wir genauso gut im Straßenbau wie als Banker arbeiten können. Wer körperlich nichts anderes tut, als mit der Schaufel Gräben und Teiche ausheben, entwickelt ebenso Funktionsstörungen wie jemand, der nur am Schreibtisch klebt. Ich könnte keine Arbeit nennen, die verlangt, dass man stundenlang an haargenau ein und demselben Fleck verharrt und Sekunde für Sekunde dieselbe Bewegung ausführt. (Von Auswüchsen, wie sie leider in einigen Ländern der Erde vorkommen, sehe ich hier ab.) Wir sind schließlich keine Roboter und haben die Möglichkeit, in unsere Bewegungsmuster die Abwechslung zu bringen, die unser Bewegungsapparat für den Erhalt seiner Gesundheit benötigt.

Es kommt weniger darauf an, was Sie bei Ihrer Arbeit tun, als darauf, was Sie neben der Arbeit tun.

Eine ideale Arbeit und Lebensweise hat, wer seinem Körper die notwendige Bewegung selbst verschafft. Neulich konnte ich vier Dachdecker bei der Arbeit beobachten. Vormittags kletterten die Männer Leitern hinauf und hinab, kauerten auf dem Dach und schlugen Nägel in Schindeln. Mittags legten sie sich ins Gras und aßen ihre Brotzeit. Dann spielten sie spontan Ball, rannten, wichen einander aus, spielten sich den Ball zu und fingen ihn hoch in der Luft auf. Sie merken, worauf ich hinaus will: Diese Arbeiter wussten ihr Bewegungsmuster zu verändern.

Ein weiteres Beispiel: Eine meiner Bekannten wechselt bewusst den Parkplatz, wenn sie zur Arbeit fährt. Mal parkt sie am Fuß eines steilen Hügels, den sie dann hinauf- und hinabgeht, ein andermal anderthalb Kilometer entfernt, um Gelegenheit zu einem flotten Spaziergang zu bekommen, dann wieder bei einer Grünanlage, um vor der Heimfahrt zu joggen. Manchmal lässt sie das Auto auch in der Garage und fährt Bahn. So muss sie mit jeder Situation andere Funktionen ihres Bewegungsapparats trainieren.

Noch mehr Bewegungsmuster-Durchbrecher

- Tragen Sie Koffer, statt sie auf Rollen zu ziehen.
- Platzieren Sie das Telefon so, dass Sie aufstehen müssen, um den Hörer abzunehmen.
- Öffnen Sie das Garagentor nicht per Fernbedienung, sondern steigen Sie aus dem Auto aus.
- Apropos Fernbedienung: Wie wäre es, auch beim Fernsehen darauf zu verzichten?

Diese Bewegungen – zum Beispiel beim Bahnfahren das Hieven der Aktentasche in das Gepäcknetz – mögen noch so alltäglich erscheinen und nur geringfügig vom Muster abweichen, so richten sie doch erstaunlich viel aus. An dieser Stelle fällt mir Elaine ein, eine ehemalige Tänzerin. Sie war Anfang siebzig, als sie meine Klinik aufsuchte, und in blendender Verfassung. Und sie hatte immer noch auffallend schöne Beine. Elaine verriet uns ihr »Rezept«: Nachdem sie das Tanzen aufgegeben hatte, benutzte sie während der Arbeit stets die Toilette, die ein Stockwerk tiefer lag. So gelang es ihr, allein durch Treppensteigen das Einerlei der Alltagsbewegung aufzulockern. Ähnliches ist leicht jedem von uns möglich. Es liegt einzig an uns, ob wir uns in bewegungsarme Schablonen pressen lassen oder unser Leben mit bewegungsreichen Mustern füllen.

Anders als Erwachsene brechen Kinder Bewegungsmuster instinktiv und aus purem Spaß daran. Um zum Beispiel vom Boden des Esszimmers ein Buch aufzuheben, rutscht ein Kind vielleicht unter Tisch und Stühlen hindurch, statt das »Hindernis« zu vermeiden.

Kinder bringen die einfachsten Dinge auf die abwegigsten Weisen zu Stande, denn sie bewegen sich gern. Sie spielen mit ihrem Körper. Kinder versuchen nicht, sich über ihn hinwegzusetzen. Ein Bewegungsapparat, der seine Fähigkeiten nicht länger erkunden und üben darf, wird nicht wirklich erwachsen, sondern er verkümmert. Er verkümmert, weil wir Spezialisten werden: Mutter, Vater, Generaldirektor, Pilot oder was auch immer.

Die soziale Rolle scheint auch unsere Bewegungsmuster zu prägen. Robert Kennedy, witzelte einer seiner Berater, sei von so vielen Speichelleckern umgeben, dass er nicht mehr wisse, wie man eine Türklinke bedient. Das war natürlich stark übertrieben. Mir geht es hier weder um Kennedy noch seinen Hofstaat, sondern um die Bewegung: Das Öffnen einer Tür kommt dem Bewegungsapparat durchaus zugute, braucht allerdings einen Anreiz. Fehlt der Anreiz, wird die Bewegung unterlassen, die Funktion gestört, das gesamte Leistungsvermögen reduziert – und der Schmerz vorprogrammiert.

Schlafmangel und chronische Schmerzen

Bewegung aktiviert alle Systeme unseres Körpers, Bewegungsmangel trocknet sie aus. Doch die meisten von uns benutzen künstliche Stimulanzien wie Nikotin, Koffein, Zucker und Alkohol, um ihr Leistungsvermögen und ihre Stimmungslagen zu beeinflussen: um morgens in die Gänge zu kommen, um sich anzuregen und in gute Laune zu bringen, aber auch, um zu entspannen und einschlafen zu können. Wer sie dagegen hat, die ideale Arbeits- und Lebensweise, der nutzt Bewegung zur Anregung, zur Beruhigung und als Schlafmittel.

Meiner Erfahrung nach leiden Patienten, die von besonders starken chronischen Schmerzen gequält werden, oftmals auch unter extremem Schlafmangel; Sie sind entsprechend reizbar, ängstlich, unkonzentriert und unkoordiniert. Ich bin indes überzeugt, dass es nicht die Schmerzen sind, die ihnen den Schlaf rauben. Vielmehr war der Schlafmangel vor dem Schmerz da. Er ist Folge von Bewegungsmustern, die den Muskeln zu wenig Arbeit abverlangen, um sie zu ermüden. Wenn Muskeln ihre Funktionen nicht trainieren, steigt ihre Müdigkeitsschwelle. Weil wenig Energie verbraucht wird, benötigen sie weniger Schlaf, um dem Gewebe wieder Energie zuzuführen. Nur zu rasch gerät man in den Teufelskreis von Bewegungs- und Schlafmangel: Weil man sich zu wenig bewegt hat, schläft man schlecht ein, ist anderntags noch träger und findet erst recht keinen Schlaf und so weiter … Dies zieht alle Systeme des Körpers in Mitleidenschaft.

Jedes Muster erzeugt seine Submuster. Verschiebt sich die Müdigkeitsschwelle, führt das eingeschränkte Bewegungsmuster dazu, dass wir später zu Bett gehen (und uns einreden, Nachtmenschen zu sein), zur Entspannung, aus Langeweile, Einsamkeit oder Kummer ein oder zwei Gläschen trinken und einen Mitternachtssnack einschieben oder Schlaftabletten einnehmen. Ein weiteres Submuster konsequenten Bewegungsmangels besteht in der Gewohnheit, sich schlecht zu ernähren und dem Körper zu wenig Flüssigkeit zuzuführen. In diesem Fall benutzen wir Essen und Trinken als Ersatz für die fehlenden Bewegungsanreize. Wenn man um zehn Uhr abends, weil man sich miserabel fühlt, eine Jumbo-Pizza verdrückt und das fast alle Tage, woran liegt es dann wohl, wenn man unaufhaltsam zunimmt und die Blutzuckerwerte schließlich verrücktspielen? An schwacher Willenskraft, am Stress beim Job, an den Genen oder an Bewegungsmangel? Ich plädiere für das Letztere.

Wie Sie sich vielleicht erinnern, ziehe ich es bei meinen Diagnosestellungen vor, zunächst die offenkundigsten und am ehesten zu beseitigenden möglichen Ursachen zu erwägen. Dieses Prinzip wende ich auch in Fällen von Übergewicht und erhöhtem Blutzuckerspiegel an. Unser Körper braucht Flüssigkeit, und zwar viel davon – aber nicht jede! Er braucht Wasser. Muskelgewebe besteht zu 90 Prozent aus Wasser. Wird Trinken zur Ersatzhandlung von Bewegung, pflegen wir Kaffee, Tee, zucker- und alkoholhaltige Getränke zu uns zu nehmen. Das schadet den Muskeln erst recht:

Tanken Sie Wasser!

- ▹ Trinken Sie stets (Mineral-) Wasser zu den Mahlzeiten.
- ▹ Trinken Sie morgens auf nüchternen Magen ein Glas Wasser.
- ▹ Weisen Sie Schlafzimmer, Auto oder andere Bereiche zu Zonen aus, in denen nur Wasser getrunken wird.
- ▹ Halten Sie an Ihrem Arbeitsplatz immer eine Flasche oder einen Krug Wasser bereit.
- ▹ Ersetzen Sie süße Limonaden und Fitnessdrinks durch Fruchtsaft mit Mineralwasser.
- ▹ Trinken Sie an einem Tag pro Woche statt Kaffee, Tee, Limonade u. Ä. nur Wasser.
- ▹ Wenn Sie sich schlapp fühlen: Trinken Sie Wasser – vielleicht ist es bloß das, was Ihnen fehlt!

Durch den Bewegungsmangel bereits um ihre Funktionstüchtigkeit gebracht, müssen sie nun auch noch dursten. Denn die genannten Getränke stimulieren uns hinreichend, bevor sie die Flüssigkeitsreservoire unseres Körpers aufgefüllt haben. Sie feuchten zwar die Kehle an, stillen aber nicht unseren Wasserbedarf.

Auch Ihre Submuster müssen Sie durchbrechen. Wenn Sie ein Bewegungstagebuch führen, so halten Sie darin fest, was Sie essen und trinken. Sie werden feststellen, dass sich Ihre feste und flüssige Ernährung an Tagen, an denen Sie körperlich besonders aktiv sind, qualitativ wie quantitativ verändert. Je bewegungsreicher der Tag ist, desto weniger sind Sie auf künstliche Stimulation angewiesen. An finsteren Regentagen dagegen, an denen Sie untätig daheim hocken bleiben, wird es Sie verstärkt nach Süßigkeiten, Salz und Kaffee verlangen.

Wer zur idealen Arbeits- und Lebensweise gefunden hat, der isst – mit ungetrübtem Genuss –, um den Energiebedarf seines Körpers zu decken, nicht um sich zu stimulieren oder ein Ersatzbedürfnis zu stillen. Und er trinkt viel Wasser. Ob zimmerwarm oder eisgekühlt, mit oder ohne Kohlensäure, die Marke heißt H_2O. Wie viel Ihr Körper benötigt, hängt davon ab, wie viel er sich bewegen muss. Er meldet seinen Bedarf an. Brechen Sie aus Ihrem Muster der Bewegungslosigkeit aus! Sie werden merken, dass Ihr Verlangen nach Wasser sofort steigt. Geben Sie dem hemmungslos nach: Von Wasser können Sie nie genug bekommen.

Hüten Sie sich vor Wiederholung

Gewohnheiten und Routine – man kann auch sagen: Muster – sind ein üblicher Weg, sich Mangelzuständen zu fügen, dem Mangel an Geld, an Zeit, Energie … In dem Maß, in dem es uns an Bewegung fehlt, verlieren wir die Fähigkeit, uns der Umwelt körperlich anzupassen. Diese nachlassende Funktionstüchtigkeit unseres Bewegungsapparats und nicht Faulheit ist es, die uns zu »Gewohnheitstieren« macht, die vor dem Fernseher »abschalten«, Sport lieber am Bildschirm verfolgen als ihn selbst zu betreiben und lieber Auto fahren als ein paar Meter zu Fuß zu gehen.

Aber auch wenn wir uns körperlich fit halten wollen, laufen wir Gefahr, uns eingeschränkte Bewegungsmuster anzueignen. Das geschieht, sobald wir uns wiederholen: zum Beispiel auf immer derselben Route joggen, im Fitnessstudio an ein und denselben Geräten trainieren oder ausschließlich Fahrrad fahren. Wer ewig gleichbleibende Bewegungen ausführt, trainiert womöglich ausgerechnet seine bereits übermäßig ausgebildeten Ersatzfunktionen, die ihn in »angenehmes« Schwitzen bringen. Allerdings: Wer im Bereich des Angenehmen bleibt, bleibt im Bereich seiner Funktionsstörungen.

Ja, Schweiß ist das Weihwasser des Sports. Gleichwohl kann es unter Umständen besser sein, nur mäßig zu schwitzen. Funktionsfreundlich laufen, so heißt ein Programmpunkt des Konditionstrainings, das wir in meiner Klinik Profi- und Amateursportlern anbieten. Denn viele Läufer schaden durch zu hohes Tempo, zu weite Strecken sowie den Einsatz von

Wie Sie bewegungsreich trainieren

- ▹ Wechseln Sie beim Joggen und Gehen die Routen und Ihr Tempo ab.
- ▹ Trainieren Sie zu unterschiedlichen Tageszeiten.
- ▹ Bewegen Sie den Körper rundum: die rechte und linke, obere und untere Körperhälfte.
- ▹ Nehmen Sie sich im Fitnessstudio alle Geräte vor.
- ▹ Welche Geräte, welche Übungen gefallen Ihnen am wenigsten? Setzen Sie sie einmal pro Woche auf Ihr Trainingsprogramm.
- ▹ Verändern Sie die Einstellungen und damit die Anforderungen der Fitnessgeräte.
- ▹ Machen Sie einige Übungen kurz und schnell, andere mit Bedacht.
- ▹ Wechseln Sie Ihre Trainingspartner.
- ▹ Achten Sie auf Wechsel von Räumlichkeit/Umgebung, Boden und Temperatur.
- ▹ Wechseln Sie zwischen »bodenlosen« und Bodenübungen.
- ▹ Trainieren Sie auch barfuß.
- ▹ Verzichten Sie auf Musik und andere künstliche Geräuschkulissen, damit Ihr Körper seinem eigenen Rhythmus lauschen und folgen kann.
- ▹ Treiben Sie den Pulsschlag nicht ständig in die Höhe. Wer nur sein Herz trainiert, vernachlässigt die übrigen Körpersysteme.

Funktionsfreundliches Laufen

- Laufen Sie nicht viel schneller, als Sie gehen könnten.
- Lockern Sie Rumpf, Schultern, Arme und Nacken.
- Atmen Sie mit dem Bauch.
- Neigen Sie sich in der Taille so weit zurück, bis Sie das Gefühl haben, sich »schön aufrecht« zu halten.
- Federn Sie mit Fuß-, Sprung- und Kniegelenken.
- Lassen Sie die Arme im Takt – links, rechts, links – locker gerade vorwärtsschwingen, aber nicht über Taillenhöhe hinaus.
- Setzen Sie die Füße in paralleler Gerade auf, und beachten Sie das Abrollschema Ferse-Ballen-Zehen.
- Zu guter Letzt: Schultern zurück und Kopf hoch! Schauen Sie sich um, und genießen Sie die Aussicht!

Kompensationsmuskeln und instabilen Gelenken ihrer Gesundheit. Wer hingegen funktionsfreundlich läuft, verbraucht weniger Flüssigkeit und bedient sich der zum Laufen bestimmten Funktionen.

Funktionsfreundliches Laufen bedeutet auch, etwaige Joggingmuster zu durchbrechen oder gar nicht erst aufkommen zu lassen. Es eignet sich für fast jeden, der mehr Bewegung in sein Leben bringen möchte. Man kann es 20 Minuten, 2 Stunden oder noch länger betreiben. Ein funktionsgestörter Bewegungsapparat neigt dazu, sich bei starker Anstrengung seiner aktivsten und kräftigsten Muskeln zu bedienen. Anders bei funktionsfreundlichem Laufen: Es fördert das Gleichgewicht der Kräfte zwischen den stärkeren Kompensationsmuskeln und schwächeren Hauptmuskeln.

Bewegung hält Atmung und Stoffwechsel fit

Ein weiteres Muster gilt es unbedingt zu durchbrechen: am Atem zu sparen. Die meisten modernen Menschen haben diese Angewohnheit, und zwar aus demselben Grund, aus dem sie andere Funktionen drosseln: Weil Sauerstoff für sie Mangelware geworden ist. Wie die Flüssigkeits- wird auch die Luftzufuhr durch Funktionsstörungen des Bewegungsapparats verrin-

Eine Atempause

Machen Sie folgende Atemübung morgens nach dem Aufstehen (vor den E-Übungen) und abends vor dem Schlafengehen – und wann immer Sie möchten:

- ▹ Stellen Sie sich aufrecht hin, und lockern Sie durch Schütteln Schultern und Nacken.
- ▹ Lassen Sie die Bauchmuskeln vollkommen entspannt.
- ▹ Schließen Sie den Mund, und atmen Sie tief durch die Nase ein. Füllen Sie die Lungen! Setzen Sie bewusst das Zwerchfell ein.
- ▹ Halten Sie nicht den Atem an.
- ▹ Atmen Sie durch den Mund wieder aus.
- ▹ Atmen Sie auf diese Weise langsam 10-mal ein und aus.
- ▹ Atmen Sie erneut ein. Halten Sie jetzt die Luft in den Lungen, zählen Sie langsam bis zehn, und atmen Sie wieder aus.

gert. Und schon setzt sich ein weiterer Teufelskreis in Gang: je weniger Funktion, desto weniger Sauerstoff und desto weniger Funktion und so weiter. Doch wir können den teuflischen wieder in einen gesunden Kreislauf verwandeln. Dazu müssen wir aufhören, am Atem zu sparen.

Indem wir aus unseren eingeschränkten Bewegungsmustern ausbrechen, verändern wir auch unser Stoffwechselmuster wieder zum Besseren. In Anpassung an den funktionsgestörten Notstand hat sich die Stoffwechseltätigkeit verlangsamt, und das schlägt sich auf unser Wohlbefinden, auf unser körperliches und geistiges Leistungsvermögen und nicht zuletzt auf der Waage nieder.

Der Stoffwechsel ist eine komplizierte Angelegenheit, und ich will hier nur anreißen, wie er mit der Bewegung zusammenhängt. Als Stoffwechsel werden die chemischen Vorgänge bezeichnet, durch die unser Körper laufend Energie umwandelt. Das tut er, indem er Moleküle abbaut oder »verbrennt«. Für den Verbrennungsprozess benötigt er Sauerstoff, und diesen kann er sich nur mithilfe der Muskeln zuführen. Wenn die Muskeln unsere Lungen nicht betätigen, geht uns buchstäblich die Luft zum Leben aus.

Die Rolle der Muskeln beim Stoffwechsel beschränkt sich nicht auf die Sauerstoffversorgung. Jeder einzelne Vorgang, der im menschlichen Organismus abläuft, und jede seiner Funktionen setzt eine Vielzahl chemischer Reaktionen voraus. Daher ist unser Körper pausenlos damit beschäftigt, Energie zu gewinnen und zu verbrauchen. Energie verbraucht er durch Erzeugen von Wärme oder durch Arbeit, und dafür benötigt er die Muskeln. Arbeit, sprich Bewegung, birgt den Vorteil, dass sie die Sauerstoffzufuhr erhöht.

Unser Körper ist dazu bestimmt, dass er arbeitet – und zwar viel: Weshalb sonst machen Muskeln und Knochen 60 Prozent unseres Körpergewichts aus? Für unseren Körper ist Arbeit fürwahr das ganze Leben. Er ist eine Arbeitsmaschine, die von kleinen und großen Muskeln und Knochen in Gang gehalten wird. Muss diese Maschine stillstehen, läuft der Stoffwechsel weiter – sofern ihm genügend Sauerstoff zur Verfügung steht. Und damit sind wir wieder bei der Bewegung. Schwerer Bewegungsmangel unterbindet die in unserem Körper ablaufenden biochemischen Vorgänge, die uns am Leben halten. Er macht uns schwach, lässt uns krank werden und am Ende sterben.

Egoscue-Übungsset Nr. 33: Allgemeines Konditionsprogramm

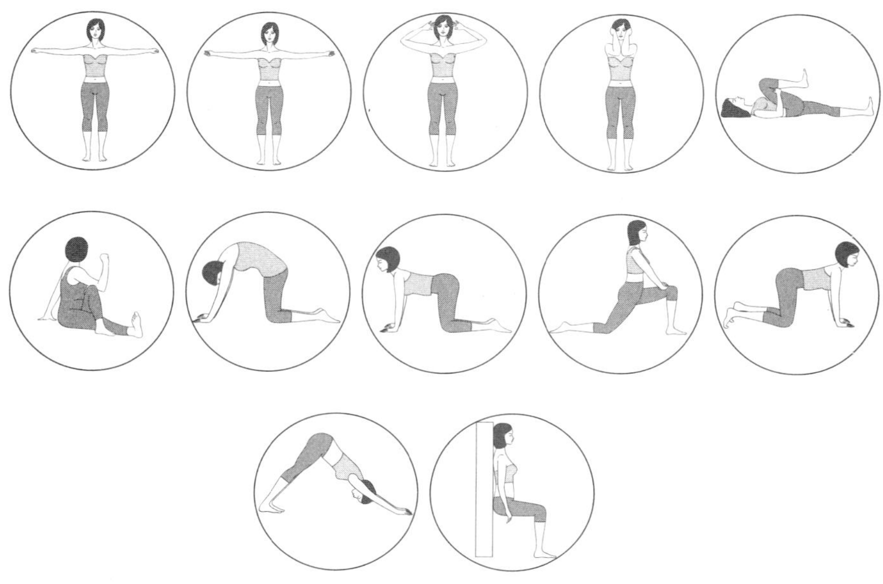

Zeitbedarf der Übungsfolge: 15 Minuten
Übungshäufigkeit: täglich einmal morgens
Gesamtzeitraum: Machen Sie dieses Set zu ihrem lebenslangen Begleiter. Wenn Sie soeben erst eine heftige Schmerzattacke mithilfe der speziellen E-Übungen überwunden haben, sollten Sie fließend zu diesem Übungsset übergehen: Führen Sie es einen Monat lang nur dreimal wöchentlich und an den übrigen Tagen die »alten« Übungen aus. Danach können Sie es täglich ausüben. Sollten Ihre Schmerzen erneut auftreten, dann greifen Sie auf Ihr altes Trainingsprogramm zurück, bis Sie wieder schmerzfrei sind.

Dieses letzte Übungsset dient der Vor- und Nachsorge. Regelmäßig durchgeführt, beugt es Funktionsstörungen des Bewegungsapparats und Schmerzen vor und verhindert Rückfälle. Es legt ein Fundament, auf dem Sie Ihre Körperfunktionen wieder voll auf- und ausbauen können.

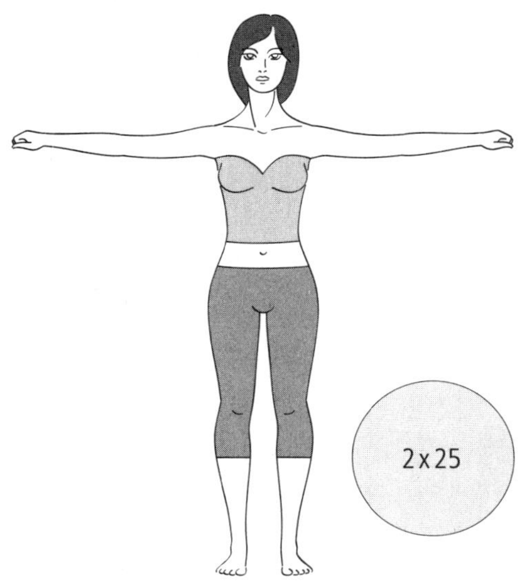

❶ Armkreisel 1

Stellen Sie sich aufrecht hin, den Kopf erhoben, die Füße leicht gegrätscht und parallel. Lassen Sie die Arme seitlich hängen, und machen Sie mit beiden Händen den Golfgriff, die Finger geschlossen, Knöchel gebeugt und Daumen ausgestreckt. Heben Sie die durchgestreckten Arme seitlich bis in Schulterhöhe an, die Handflächen nach unten, die Daumen zeigen nach vorn. Zieht es eine Schulter vor- oder aufwärts, senken Sie die Schultern, bis beide auf einer Höhe bleiben. Schieben Sie nun die Schulterblätter leicht zueinander, und beschreiben Sie mit den Armen Vorwärtskreise (also in Zeigerichtung der Daumen) von etwa 15 cm Durchmesser. Kreisen Sie **25-mal**. Machen Sie **2 Durchgänge** abwechselnd mit Übung Nr. 2.

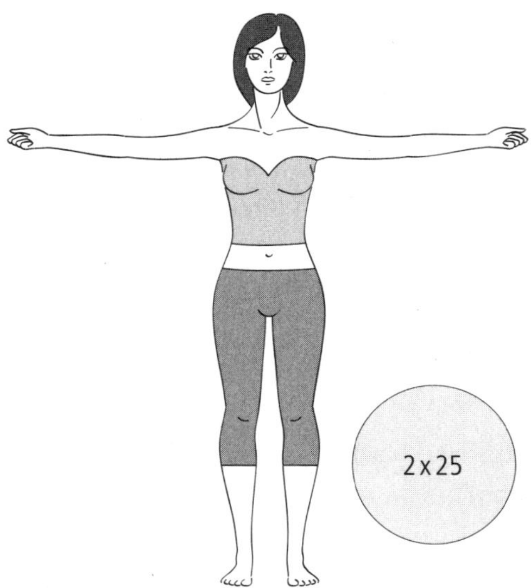

❷ Armkreisel 2

Wenden Sie die Handflächen nach oben, und beschreiben Sie mit nach hinten weisenden Daumen **25 Rückwärtskreise**. Machen Sie **2 Durchgänge** im Wechsel mit Nr. 1.

Diese Übung – manchen fällt sie leicht, andere äußerst schwer – trainiert die Muskeln des oberen Rückens im Zusammenspiel mit den Schultern. Führen Sie sie vor einem Spiegel aus, um zu kontrollieren, dass – wichtig! – die Arme sich auf gleicher Höhe befinden.

3 Ellbogenspange 1

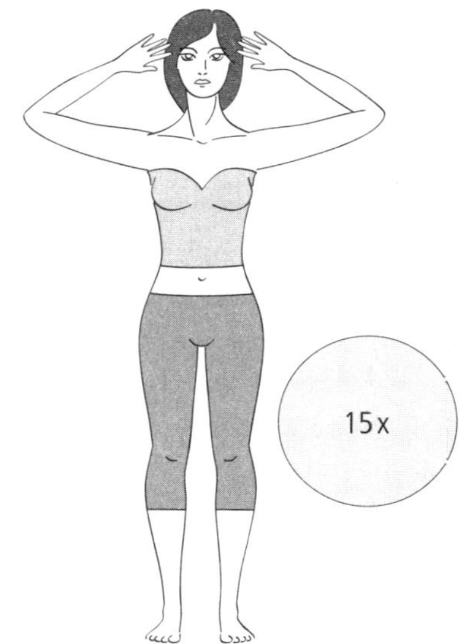

Führen Sie die Hände so zum Kopf, dass die Handflächen von Ihnen fortweisen und die Rückseiten der Mittelglieder der leicht gekrümmten Zeige- und Mittelfinger in Ohrhöhe auf den Schläfen aufliegen. Die Daumen zeigen horizontal nach innen. Ziehen Sie die Ellbogen gleichmäßig und auf Schulterhöhe nach hinten. Schließen Sie jetzt Übung Nr. 4 an.

4 Ellbogenspange 2

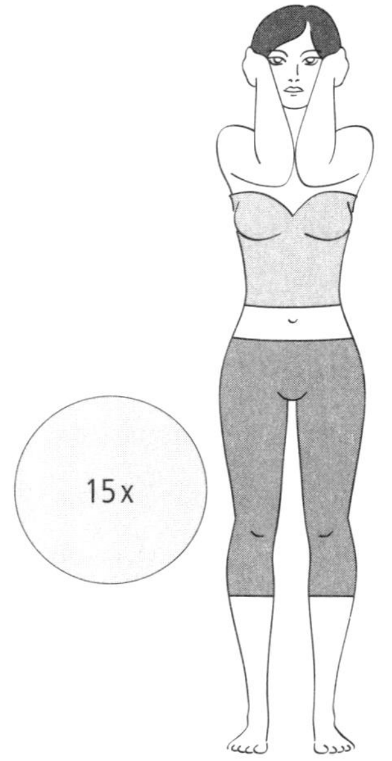

Klappen Sie aus der Ausgangsposition aus Übung Nr. 3 die Ellbogen langsam nach vorn, bis sie sich berühren. Lassen Sie die Finger an den Schläfen, die Daumen gestreckt und den Kopf aufrecht. Bewegt sich der Kopf vor und zurück, dann stellen Sie sich gegen eine Wand und atmen ruhig tief durch. Führen Sie die Bewegung im Wechsel von Übung Nr. 3 und 4 **15-mal** aus.

Diese Übung erinnert die Schultergelenke an ihre Scharnierfunktion – und jedes gute Scharnier muss sich vor und zurück bewegen können.

❺ Fußkreisel und Fußpaddel

Legen Sie sich für die Fußkreisel auf den Rücken. Strecken Sie ein Bein flach auf dem Boden aus, und winkeln Sie das andere zur Brust hin an. Verschränken Sie die Hände unter dem angewinkelten Knie, und drehen Sie den Fuß **20-mal** im Uhrzeigersinn. Das andere Bein bleibt dabei flach am Boden liegen, wobei die Zehen spitz nach oben zur Decke zeigen. Kreiseln Sie anschließend **20-mal** in die entgegengesetzte Richtung. Wiederholen Sie die Übung mit dem anderen Fuß. Achten Sie unbedingt darauf, dass die Bewegung nicht aus dem Knie, sondern ausschließlich aus dem Sprunggelenk erfolgt.

Bleiben Sie für das »Paddeln« wie gehabt auf dem Rücken liegen, ein Bein ausgestreckt, das andere angewinkelt. Ziehen Sie die Zehen des angewinkelten Beins nach oben in Richtung Schienbein, und strecken Sie sie dann wie eine Ballerina spitz nach vorn aus. Wiederholen Sie diese Bewegung auf jeder Seite **20-mal**.

Diese simple Übung fällt schwer, wenn sich die Füße an eine Auswärtsdrehung gewöhnt haben.

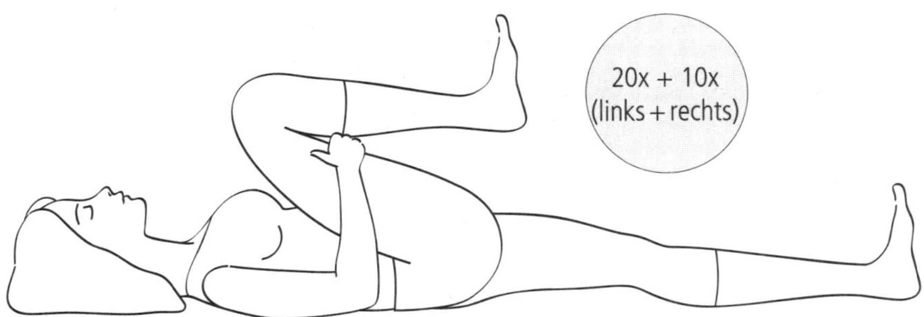

6 Drehsitz

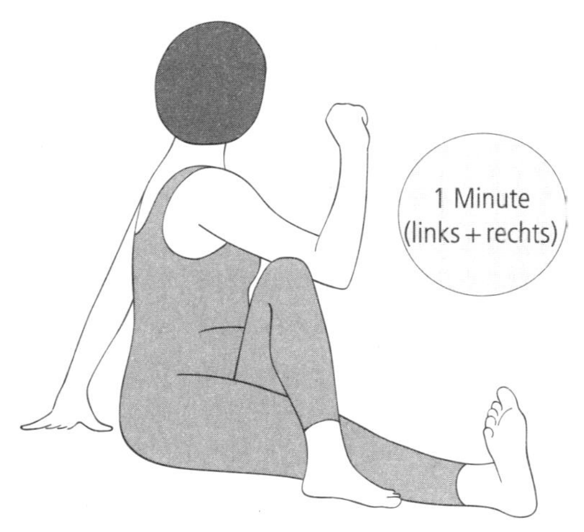

Setzen Sie sich auf den Boden, die Beine gerade ausgestreckt. Winkeln Sie das linke Bein an, und setzen Sie es so über dem rechten ab, dass der linke Fuß flach und parallel zum rechten Bein aufsetzt. Führen Sie den rechten Ellbogen an die Außenseite des linken Knies, und drehen Sie den Oberkörper nach links. Ihr Blick geht über die Schulter nach hinten.
Spannen Sie das gestreckte (rechte) Bein an, und ziehen Sie den rechten Fuß in Richtung Knie an. Atmen Sie ruhig ein und aus. Halten Sie die Position **1 Minute**, und wechseln Sie dann die Seite.
Diese Übung fällt umso schwerer, je stärker die beidseitige Funktionssymmetrie von Hüften und Schultern gestört ist. Ihren Erfolg bemerken Sie daran, dass beide Seiten allmählich gleich reagieren.

7 Hund und Katze 1

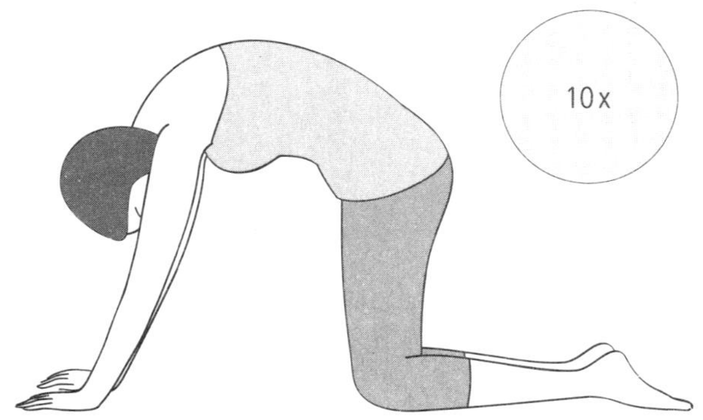

Begeben Sie sich in den Vierfüßlerstand. Die Knie sollten mit den Hüften, die Handgelenke mit den Schultern eine Senkrechte bilden. Halten Sie die Unterschenkel parallel und hüftbreit auseinander. Achten

Sie darauf, dass Ihr Gewicht gleichmäßig verteilt ist. Machen Sie nun einen Katzenbuckel: Wölben Sie, während Sie den Kopf einziehen, den Rücken sanft vom Gesäß bis zum Hals rund nach oben. Gehen Sie nun über zu Übung Nr. 8.

8 Hund und Katze 2

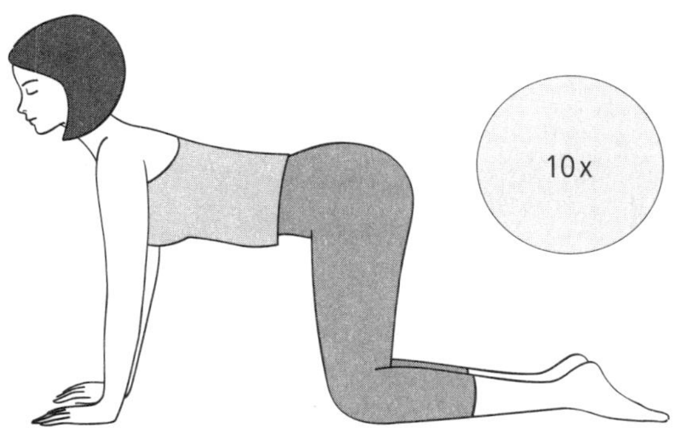

Drücken Sie den Rücken langsam zum Hohlkreuz durch, und heben Sie wie ein wachsamer Hund den Kopf. Spielen Sie **10-mal** Katze und Hund, allerdings nicht im abrupten Wechsel, sondern im fließenden Übergang. Diese Übung sorgt für koordinierte Beuge- und Streckbewegungen von Hüften, Wirbelsäule, Schultern und Hals.

9 Leistendehnung im Knien

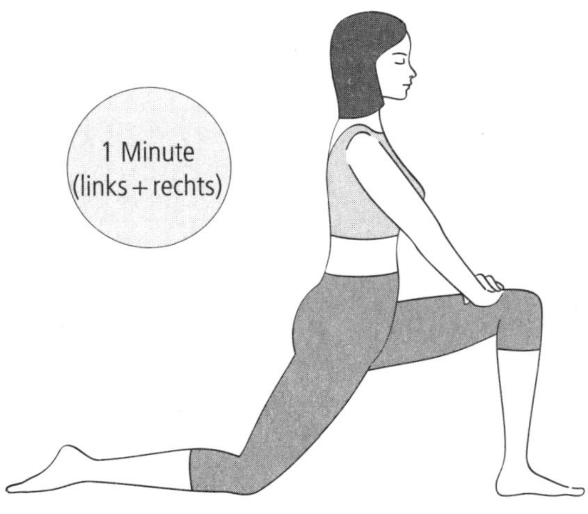

Knien Sie sich auf den Boden, und setzen Sie wie abgebildet einen Fuß weit vor dem Körper auf. Halten Sie den Kopf hoch und den Rücken gerade. Verschränken Sie die Hände, und legen Sie sie, Handflächen nach unten, auf das vordere Knie. Lehnen sich vor. Halten Sie die Hüften gerade, und

verdrehen Sie nicht den Oberkörper. Das vordere Knie soll sich nicht über das Sprunggelenk hinaus bewegen. Halten Sie die Position **1 Minute**, und wechseln Sie dann die Seite.
Diese Übung erinnert die Leistenmuskulatur spürbar an ihre Aufgabe, die Hüften zu stabilisieren.

⑩ Herabschauender Hund 1

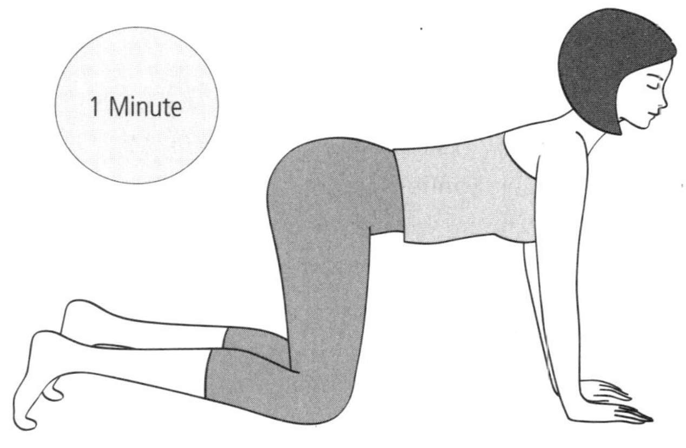

Begeben Sie sich in den Vierfüßlerstand, sodass die Knie mit den Hüften, die Handgelenke mit den Schultern eine Senkrechte bilden. Die Füße sind aufgestellt.
Halten Sie die Unterschenkel parallel und hüftbreit auseinander. Achten Sie auf gleichmäßige Verteilung des Körpergewichts. Schließen Sie jetzt Übung Nr. 11 an.

⑪ Herabschauender Hund 2

Aus der Position Übung Nr. 10 drücken Sie langsam die Beine durch, um Knie und Gesäß anzuheben, bis Ihr Gewicht auf Händen und Füßen lastet. Drücken Sie die Beine weiter durch, bis die Hüften der höchste Punkt sind und Ihr Körper ein gespanntes, stabiles Dreieck bildet; die Knie sollten durchgestreckt, Waden und Oberschenkel angespannt sein.
Die Füße sollen nicht nach außen rutschen, sondern weiterhin auf einer Linie mit den Händen geradeaus zeigen. Die Hände bleiben an ihrem Platz: Krabbeln Sie nicht nach vorn! Der Rücken sollte gestreckt, keinesfalls rund sein, wenn Sie die Hüften nach oben bewegen und die Fersen in Richtung Boden

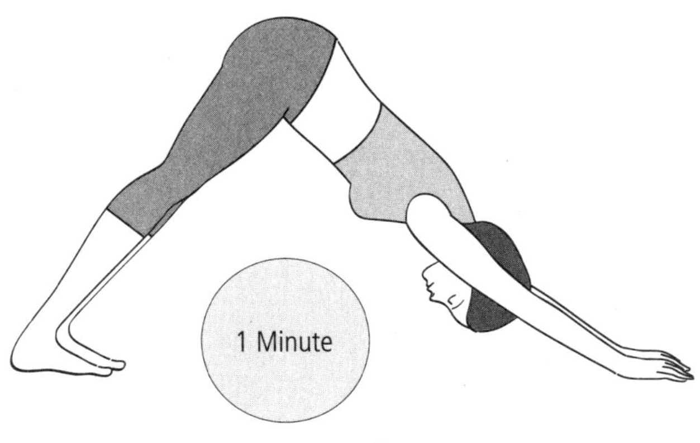

streben. Atmen Sie ruhig ein und aus. Wenn Sie die Fersen nicht ganz auf den Boden absenken können, dann versuchen Sie es so weit wie möglich, während Sie die Beine gestreckt halten. Erzwingen Sie jedoch nichts. Es kann einige Tage oder Wochen dauern, bis Sie die Fersen flach aufsetzen können. Halten Sie die Position **1 Minute**.

Durch diese Übung werden nicht nur einige der kräftigeren, sondern sämtliche rückwärtige Muskeln beansprucht.

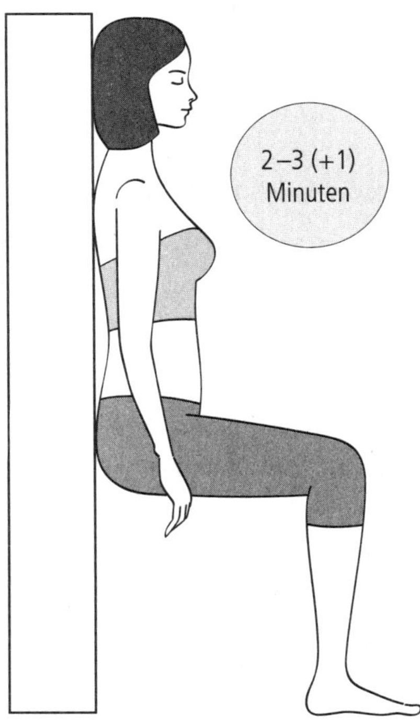

⑫ Luftbank

Stellen Sie sich mit dem Rücken an eine Wand. Pressen Sie Hüften und Schultern gegen die Wand, rutschen Sie mit den Füßen vorwärts und mit dem Rücken langsam abwärts in Sitzhaltung. Die Oberschenkel sollten sich im rechten Winkel zum Rumpf befinden und die Knie senkrecht über den Knöcheln stehen, nicht über den Zehen. (Sie dürfen Ihre Zehen nicht sehen.) Bei Schmerzen in den Kniescheiben können Sie mit dem Rücken wieder etwas höher rutschen. Drücken Sie den unteren und mittleren Rücken gegen die Wand. Spüren Sie, wie die Muskulatur an der Oberseite der Oberschenkel arbeitet. Halten Sie die Position **2–3 Minuten**. Gehen Sie nach dieser Übung **1 Minute** umher.

Diese Übung erinnert die ans Sitzen gewöhnten Muskeln Ihrer Oberschenkel daran, dass sie den Rumpf stützen sollten.

Bewegung bedeutet Leben

Der geniale Bewegungsapparat, mit dem die Natur uns ausgestattet hat, gibt uns alle Chancen, ein gesundes und schmerzfreies Leben zu führen. Freilich reicht es nicht aus, die Chancen zu besitzen. Man muss sie auch ergreifen. Wenn wir uns bewusst sind, dass Bewegung mit »leben« gleichzusetzen ist, dann sollten wir unser natürliches Recht auf Bewegung gegen alle Widerstände verteidigen und uns daran freuen, dass wir uns bewegen dürfen und können.

Nochmals: Sollten Schmerzen wieder auftreten, wollen sie Ihnen signalisieren, dass Ihre Funktionsstörungen noch nicht behoben sind. Nehmen Sie die Spezialübungen wieder auf, bis der Schmerz abgeklungen ist.

Anmerkungen

Kapitel 1

Allgemeine Angaben und Definitionen über die Muskulatur und menschliche Physiologie, die in diesem Kapitel sowie durchgängig in diesem Buch verwendet wurden, beruhen im Wesentlichen auf folgenden Werken:

Cody, John, M. D.: *Visualizing Muscles*. University of Kansas Press, Lawrence, Kansas 1990.

Hensyl, William R., (Hrsg.): *Steadmans Medical Dictionary* (25. Auflage). Williams & Wilkins, Baltimore 1990.

Kahn, Fritz: *Der Mensch, Bau und Funktion unseres Körper,* Müller, Rüschlikon-Zeh 1948.

Solomon, Eldera Pearl, Shmidt, Richard R. und Adragna, Pete James: *Human Anatomy and Physiology* (2. Ausgabe). Saunders College Publishers, New York 1990.

Unsere älteste Vorfahrin, die nachweisbar über einen uns heutigen Menschen ähnlichen Körperbau verfügte – insbesondere über Strukturen, die den aufrechten Gang und Bewegung auf zwei Beinen ermöglichten – heißt Lucy. Ihre Gebeine entdeckte man 1974 in Ostafrika. Ich verwende Lucys Alter – das Fossil dieses Australopithicus ist ca. 3,2 Millionen Jahre alt – in diesem Kapitel und an anderer Stelle, um darauf aufmerksam zu machen, wie alt der menschliche Bewegungsapparat bereits ist. Lucys Bedeutung wurde dokumentiert in: Cavalli-Sforza, Luigi Luca und Cavalli-Sforza, Francesco: *The Great Human Diasporas,* aus dem Italienischen übersetzt von Sarah Thorne, Addison Wesley Publishing Co., New York 1995.

Die Statistik über die Gesamtanzahl von Menschen mit chronischen Schmerzen in den USA stammt von Brownlee, Shannon und Schrof, Joannie M.: »The Quality of Mercy«, *U.S. News & World Report*, 17. März 1997.

Die auf »Zivilisationskrankheiten« etc. bezogenen Zitate entstammen aus Dubos, Rene: *So Human an Animal*, Charles Scribner's Sons, New York 1968.

Kapitel 3

Die erwähnte Studie der Stanford University wurde nach einer Reuters-Meldung, »Bulging Disk not Always Serious« in den Yahoo News, 1997, zitiert.
Die nützliche und wichtige Diskussion über die Gefahren der Missdeutung von Schmerzfreiheit und Gesundheit wurde Cousins, Norman: *Head First: The Biology of Hope and Healing Power of the Human Sprit*, Penguin Books, New York 1998, entnommen.

Kapitel 5

Die Daten zu Sprunggelenken und Verspannungen stammen von Weineck, Jürgen: *Sportanatomie*, perimed-Fachbuch-Verlags-Gesellschaft, Erlangen 1990.

Kapitel 7

Die Vorstellung vom Menschen als »zentaurengleiche Kreatur« wurde von Tudge, Colin: *The Times Before History*, Touchstone, New York 1996, entwickelt.

Daten über *Cox valga* und Hüftbeschwerden stammen von Weineck in *Sportanatomie*, s. o.

Informationen zu klinischen Studien über die Vorteile leichter Übungen zur Beseitigung arthritischer Schmerzen wurden entnommen: *Exercise – A Safe and Effective New Treatment for Knee Osteoarthritis*, National Institute of Health News Release, 31. Dez 1996.

Kapitel 8

Die Methaper eines gefüllten Krapfens ohne Füllung zur Beschreibung von Bandscheibenschäden ist durchaus üblich unter Physiologen und Sportmedizinern. Er findet sich bei Kandel, Joseph, M. D., und Sudderth, David B., M. D.: *Back Pain: What Works*, Prima Publishing, Rocklin, Kalifornien 1996.

Die Studie über Behandlungserfolge bei akuten Schmerzen im unteren Rücken, »*The Outcomes and Costs of Care for Acute Low Back Pain Among Patients Seen by Primary Care Practitioners, Chiropractors, and Orthopedic Surgeons*«, war am 5. Oktober 1995 im Internet als Zusammenfassung eines Artikels im *New England Journal of Medicine*, Band 33, Nr. 14, zu lesen.

Kapitel 9

Die Idee, Dreiecke heranzuziehen, um die strukturelle Interaktion des Torsos zu illustrieren, verdanke ich dem Chiropraktiker King, Wallace E.: *The Spinal Tetrahedron*, Grand Forks, N. D., Morgan Publishing Co. 1991.

Kapitel 10

Für meine Darstellung der Funktionsweise von Elle und Speiche und der Muskeln von Hand und Handgelenk war folgende Publikation sehr hilfreich: Goldberg, Stephen, M. D.: *Clinical Anatomy Made Ridiculously Simple*; Medmaster, Miami 1990.

Kapitel 12

Die Zahlen zum Bewegungsmangel von Amerikanern und über die Verletzungshäufigkeit von Läufern sind dem Artikel »*Exercise for Women*« vom 16. März 1997 im *New England Journal of Medicine*, Band 334, Nr. 20 entnommen.

Den etwas saloppen, aber zutreffenden Begriff »StairMaster-Po« verwendet Jake Tapper in einem Artikel, »*Bummed Out on the StairMaster*«, in der Washington Post vom 19. März 1997.

Über den Autor

Das Entstehen der Egoscue-Methode ist eng verbunden mit der persönlichen Geschichte von Pete Egoscue.

Als Pete Ende der 70er Jahre seinen College-Abschluss in Politischer Wissenschaft machte, hatte er sich zunächst eine Laufbahn als Profi-Footballer in der NFL vorgenommen. Mit 190 cm Körpergröße und 100 kg Körpergewicht war er zwar entsprechend robust gebaut, doch in den Tests bei verschiedenen Clubs zeigte sich, dass er nicht schnell genug auf den Beinen war. Daraufhin meldete er sich freiwillig bei den Marines, um Marineflieger zu werden. Zwei Dinge hatte er bei seiner Verpflichtung jedoch nicht bedacht: Dass seine Sehkraft nicht ausreichte, um Pilot zu werden und …, dass der Vietnamkrieg noch im Gange war. Es kam, wie es kommen musste – er wurde nach Vietnam als Infanterie-Leutnant versetzt und wenig später schwer verwundet. Die Rehabilitation dauerte eine Weile, doch als er schließlich wiederhergestellt war, blieb ihm ein hartnäckiger Schmerz im rechten Bein. Und es begann eine lange Leidensgeschichte, an deren Ende die Diagnose der Militärärzte stand: es müsse sich wohl um einen eingebildeten, psychisch bedingten Schmerz handeln.

Das war die Geburtsstunde der Egoscue-Methode. Pete konnte diese Diagnose nicht akzeptieren, wusste er doch genau, dass physisch irgendetwas mit seinem Bein nicht in Ordnung war. Also fing er an, Anatomie-Bücher, Bücher über Physiologie, Biomechanik und vieles andere zu wälzen – in dem Versuch, wie einst Leonardo da Vinci die Funktionsweise des Körperbaus neu zu entschlüsseln.

Nach und nach begann er, die Zusammenhänge zu verstehen, vor allem aber entdeckte er für sich das Prinzip der Bipolarität des menschlichen Körpers (d. h., dass Menschen zwei Arme, zwei Beine, zwei Augen usw. haben). Darauf und auf der Erkenntnis, dass der Körper ein funktionales System ist – also Muskeln, Knochen, Gelenke und Sehnen bestimmte aufeinander bezogene Funktionen haben, die aufgrund von Umweltanforderungen entstanden sind –, beruht die Egoscue-Methode.

Nachdem sich Pete schließlich selbst geheilt zurück zum Dienst gemeldet hatte, baten ihn immer häufiger Kameraden mit Schmerzproblemen um Hilfe. Jahre der empirischen Verfeinerung der Methode folgten, bis Pete 1981 den Militärdienst quittierte und in San Diego seine erste Praxis aufmachte.

Wie viele radikalen Denker und Pioniere hatte auch Pete es in den ersten Jahren nicht leicht, doch er entwickelte seine Methodik systematisch weiter. 1988 wurde die Egoscue-Methode erstmals der breiten Öffentlichkeit bekannt, als es Pete gelang, den berühmten amerikanischen Golf-Heros Jack Nicklaus von seinen äußerst schmerzhaften Rückenproblemen zu befreien, die dessen sportliche Karriere akut gefährdeten. Die Egoscue-Übungen verhaften Jack Niklaus zu vielen weiteren Jahren erfolgreichen Golfspiels, so zählt er heute zu den ältesten Spielern, die je an einer US Open teilnahmen. Bald danach wurde die Egoscue-Klinik zum Partner der PGA of America, dem Verband der amerikanischen Profi-Golfer.

1992 schrieb Pete sein erstes, eher theoretisches Buch über die Egoscue-Methode. Seitdem hat die Egoscue-Klinik in San Diego nicht nur einen regen Zulauf von Patienten zu verzeichnen, die oftmals seit Jahren unter starken Schmerzen leiden und von der Schulmedizin »aufgegeben« wurden. Auch Footballer und andere Berufssportler sowie deren Trainer pilgern nach San Diego auf der Suche nach einer Methodik, die Verletzungen vermeidet und die Leistung steigert.

Das vorliegende, zweite Buch zur Egoscue-Methode mit den vielen Übungsbeispielen ist für all jene gedacht, die selbst zu Hause etwas gegen den Schmerz tun wollen. In den USA ist es ein Bestseller. Und für Pete bringt der Publicity-Rummel um die Sportstars, die seine Klinik besuchen, die Gelegenheit, sein großes Projekt voranzutreiben, nämlich eine »Bewegungs-Olympiade« in den amerikanischen Schulen in Gang zu setzen.

1999 hat die Egoscue-Klinik ihre Kapazität verdoppelt und damit begonnen, ein Ausbildungsprogramm für Physiotherapeuten und Mediziner anzubieten.

Die Klinik organisiert auch einen Video-Service, über den sich Patienten in aller Welt ein persönliches Übungsprofil erstellen lassen können.

Register der Übungen

Sachregister